审思斋幼幼论丛

儿科肺病证治

汪受传 林丽丽 著

全国百佳图书出版单位

中国中医药出版社

·北京·

图书在版编目（CIP）数据

儿科肺病证治 / 汪受传，林丽丽著 . — 北京：中国中医药出版社，2022.1
（审思斋幼幼论丛）
ISBN 978 – 7 – 5132 – 7304 – 6

Ⅰ . ①儿…　Ⅱ . ①汪…　②林…　Ⅲ . ①小儿疾病—肺病（中医）—中医疗法
Ⅳ . ① R256.1

中国版本图书馆 CIP 数据核字（2021）第 232178 号

中国中医药出版社出版
北京经济技术开发区科创十三街 31 号院二区 8 号楼
邮政编码　100176
传真　010-64405721
保定市中画美凯印刷有限公司印刷
各地新华书店经销

开本 787×1092　1/16　印张 17.75　彩插 0.5　字数 281 千字
2022 年 1 月第 1 版　2022 年 1 月第 1 次印刷
书号　ISBN 978 – 7 – 5132 – 7304 – 6

定价　65.00 元
网址　www.cptcm.com

服 务 热 线　010-64405510
购 书 热 线　010-89535836
维 权 打 假　010-64405753

微信服务号　zgzyycbs
微商城网址　https://kdt.im/LIdUGr
官 方 微 博　http://e.weibo.com/cptcm
天猫旗舰店网址　https://zgzyycbs.tmall.com

如有印装质量问题请与本社出版部联系（010-64405510）

《审思斋幼幼论丛》简介

《中庸·第二十章》曰:"博学之,审问之,慎思之,明辨之,笃行之。"是故"幼幼论丛"以"审思斋"名之。

向古今中医前辈医家取经,向当代儿科同道求宝,以现代儿科临床问题为标的,谨慎思考,有得而后施。《中庸·第二十章》又云:"有弗问,问之弗知,弗措也;有弗思,思之弗得,弗措也……果能此道矣,虽愚必明,虽柔必强。"《审思斋幼幼论丛》集萃了汪受传教授及其弟子传承弘扬江育仁中医儿科学术流派,问道求是的心灵思考和实践历程。有跟师学习心得,有理论求新探索,有辨证论治思路,有方药应用体会,有以中医药处治当代儿科各类疾病的系统总结。五十载学术探求的成果,以 13 个分册集中奉献给中医儿科人,希望对推进中医儿科学术进一步发展产生积极的影响。

《审思斋幼幼论丛》是汪受传教授从医 50 年学术研究和临床实践的系统总结,丛书集中了汪受传教授博学、审问、慎思、明辨、笃行的学术成果。丛书共 13 个分册:《江育仁儿科学派》是汪受传教授对于业师江育仁教授学术建树的系统整理,《汪受传儿科求新》反映了汪受传教授儿科理论和实践探求的主要成就,《汪受传儿科医案》萃集了汪受传教授临证医案,《儿科古籍撷英》是寻求古训采撷精华的积淀,《儿科本草从新》《儿科成方切用》分别介绍了应用中药、古方于现代儿科临床的经验体会,《儿科肺病证治》《儿科脾病证治》《儿科心病证治》《儿科肝病证治》《儿科肾病证治》《儿科温病证治》《儿科杂病证治》则对于儿科各类常见疾病的病因病机、治法方药、防护康复以及临床心得作了全面的介绍。

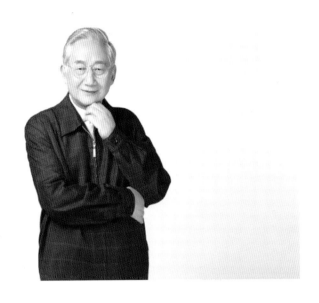

汪受传教授
（2015 年）

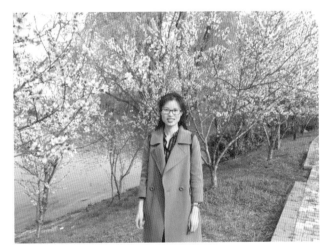

林丽丽博士
（2020 年）

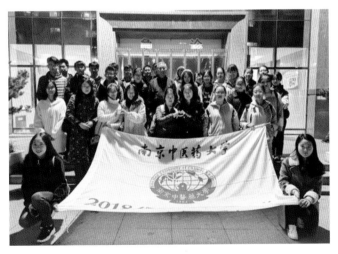

汪受传、林丽丽与南京中医药大学
中医儿科学专业 2018 级学生在一起
（2018 年）

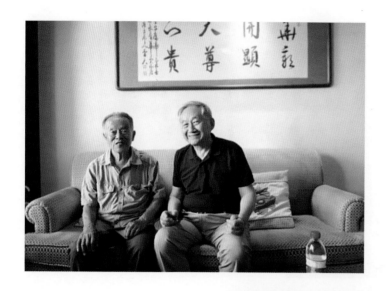

汪受传教授与国医大师王烈
教授在一起（2019 年）

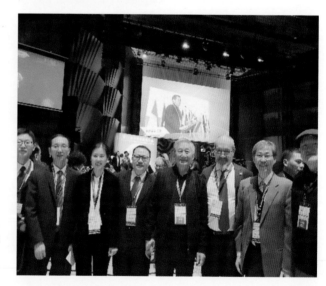

汪受传、林丽丽与美国、法国、新加
坡等国同道参加第 11 届中医儿科国际
学术交流大会（布达佩斯，2019 年）

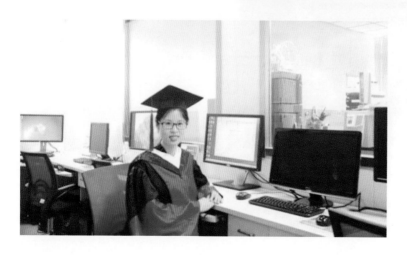

林丽丽博士在组学实验室
（2018 年）

自　序

余踏入岐黄之路已半个世纪。自 1964 年进入南京中医学院（现南京中医药大学），历经六年本科苦读、九载乡里摸爬，1979 年再回母校，先后以研究生、学术继承人身份两次跟师江育仁教授，方得步入儿科殿堂。

每思及历代先贤，之所以学有所成、造福社会，无不出于心系普罗众生。昔扁鹊入赵为带下医、入秦为小儿医，皆为黎民百姓之计；钱乙初辞翰林医学、再请免太医丞，盖为乡里小儿救厄。"老吾老，以及人之老；幼吾幼，以及人之幼。"（《孟子·梁惠王上》）视患者如家人，方成精诚之大医。

仲景六经论伤寒、脏腑论杂病，叶桂卫气营血辨温病传变，吴瑭三焦析温病证候，皆属留神医药、精究方术之得。吾师江育仁教授 20 世纪 30、40、50 年代潜心痧、痘、惊、疳，60、70 年代悉心肺炎、脑炎、泄泻、疳证，80 年代后又专心厌食、复感，是为应时顺势，尊古求新之典范。时代更易、儿科疾病谱不断变化，前辈医家发皇古义、融会新知、与时俱进，值得我辈效仿。

余 20 世纪 60 年代踏入医门，70 年代行医乡间，迭进大小、中西医院，无知无畏，已经独立处治流行性乙型脑炎、流行性脑脊髓膜炎、肝脓肿、麻疹肺炎合并心力衰竭等危重病症，深感前人留下的珍贵医学遗存，若是运用得当，确有回天再造之功。而且小儿虽为孱弱之躯，但脏气清灵，辨证施治得当，随拨随应绝非妄言。再经回校随大家深造，遂立志以弘扬仲阳学术为己任，应对临床新问题，博采各学科新技术，革故鼎新，献身幼科。

老子《道德经·第二十五章》云："人法地，地法天，天法道，道法自然。"一句"道法自然"揭示了"道"的最高境界，就是遵循"自然而然"的客观规律。上古几十万年的探索，5000 年的文明记录，载入了我们中华民族与疾病做斗争的历史成就。时至今日，虽然我们已经能够九天揽月、五洋捉鳖，但正确认识和处理危害人类健康的疾病仍然任重道远，儿科尤其如此。面对临床新情况、新问题，我们需要不断去探索其发生发展的规律，寻求治未病、治已病之道，这是我们中医儿科人的历史使命。

我们这一代中医儿科人，传承于20世纪中医儿科大家，有一定的中医理论与临床积累，又接受了现代相关学科的知识，经历了20世纪下半叶以来的社会变化、儿科疾病谱转变，刻苦求索，形成了承前启后的学术积淀。希望本套丛书作为我和我的门生在学术道路上"博学之，审问之，慎思之，明辨之，笃行之"（《中庸·第二十章》）的真实记录，留下一代中医儿科人问道求是的历史篇章。其是非曲直、璧玉瑕疵，恳请同道惠鉴。

南京中医药大学附属医院

汪受传

戊戌仲秋于金陵审思斋

前　言

"肺者，相傅之官，治节出焉。"肺主气、司呼吸，主宣发肃降，通调水道，朝百脉，调节全身气血运行及脏腑的功能活动。气是生命的本源，"诸气者，皆属于肺"，肺主呼吸之气，也主一身之气。肺主呼吸之气，与大自然融为一体，吐故纳新，成为生命世界万物之灵；肺主一身之气，外达内走，使气血津液环流全身，维持儿童的生长发育及生命功能。

肺居上焦，外合皮毛，开窍于鼻，六淫之邪多从鼻口、皮毛而入。风邪上受、异气所触，犯及肺系，风束肺窍，在鼻部表现为鼻鼽、鼻渊、鼻衄、鼻窒等疾病；喉为肺之门户，外邪必先伤之，在咽喉部表现为乳蛾、喉痹、腺样体肥大、急喉风等疾病；肺为华盖，邪气侵袭，肺先受之，肺气失宣，在上气道表现为感冒；邪犯肺脏，宣肃失司，在下气道表现为咳嗽、肺炎喘嗽、哮喘、肺痈等诸症；肺在五脏之中属娇脏，吸之则满，呼之则虚，其脏清虚，加之小儿肺常不足，柔嫩不耐寒热，肌肤腠理不密，御邪能力不强，肺脏易屡为外邪所伤而发为反复呼吸道感染等病证。

外邪犯肺，正气起而抗争。肺病初期以邪实为主，邪郁肌表，肺气失宣；进而由肺卫入里，一则化热灼津，抑或与湿郁食积相合，滋生痰热，闭阻肺气；正邪交争之际，或正胜而邪却，肺病迅速向愈；或正邪胶着，形成虚实夹杂之证，甚则正不敌邪，而邪毒内陷致病危；后期则多耗气、伤阴，待扶正而康复。肺病治疗，应熟谙小儿稚阴未长、稚阳未充的体质特点，易虚易实、易寒易热的病理特点，脏气清灵、随拨随应的治疗反应，注重护阴扶阳，维护先天与后天之本，掌握疾病转化规律，先期而治，药取轻灵，中病即止，达邪扶正，以平为要。应分清证候主次轻重，表里分施、寒热互佐、宣肃相配，并注意到肺病治在肺而不只在肺，要从整体观点出发，审证求因，辨证论治于五脏求之。

小儿肺系疾病是儿科发病率最高的一类疾病。其最多见者为外邪感染之病，如感冒、咳嗽、肺炎喘嗽等，病原以病毒占多数；又常见风病，如鼻鼽、风咳、哮喘等，为禀赋伏风内潜外风引发而病；在反复呼吸道感染、哮喘缓解期等，又以正气亏虚为主。对于这些肺系疾病，中医药治疗均具有相当的特色与优势。近年来，在大量临床和实验研究的基础上，已经总结出辨证治疗规律，形成了一批循证性临床诊疗指南，有效地规范了临床行为，提高了小儿肺系疾病的防治水平。

本书系统总结介绍了我们多年来对于小儿肺系疾病历史沿革、中西医诊断、病因病机、辨证论治、疾病预防、调护康复等的理论探索、临床总结、实验研究成果，冀在与各位同道分享诊疗思路和论治经验，探讨进一步开展小儿肺系疾病研究的方法，以不断提高我们应用中医药防治小儿肺系疾病的能力和水平，更好地为提高儿童健康水平服务。

汪受传　林丽丽

庚子孟夏于金陵

目　录

绪论

肺病证治概要

小儿肺病是指先天禀赋不足，肺脏柔弱；外感六淫，肺失宣降；饮食不节，痰饮内停；情志失调，抑郁伤肺；邪气稽留，气阴亏损；或失治误治、其他脏腑疾病的传变等病因，引起肺气失调、清宣肃降失职而出现的一系列病证。肺系主要包括上气道如鼻、鼻窦、咽、咽鼓管、会厌及喉，下气道如气管、支气管、毛细支气管、肺泡管及肺泡、肺间质。小儿肺系疾病在上气道为鼻鼽、鼻渊、鼻衄、鼻窒、乳蛾、喉痹、腺样体肥大、急喉风、感冒等病证；外邪上受后易于由表入里、由上而下发展，病入下气道则为咳嗽、哮喘、肺炎喘嗽、肺痈、反复呼吸道感染等病证。

1. 古籍论肺

我国古代很早就有对肺的解剖结构、形态及其功能的描述。《难经》描述了肺的解剖结构及形态。《难经·四十二难》曰："肺重三斤三两，六叶两耳，凡八叶，主藏魄。"清·王清任通过尸体解剖观察，纠正了《难经》对肺脏的认识，与现代解剖所述的肺脏器官十分相近。《医林改错·医林改错脏腑记叙》曰："肺两叶大面向背，上有四尖向胸，下一小片亦向胸，肺管下分为两杈，入肺两叶，每杈分九中杈，每中杈分九小杈，每小杈长数小枝，枝之尽头处，并无孔窍，其形仿佛麒麟菜。"

《黄帝内经》描述了肺的位置及功能。《素问·痿论》曰："肺者，脏之长也，为心之盖也。"《灵枢·九针论》曰："肺者五脏六腑之盖也，皮者肺之合也，人之阳也。"《素问·阴阳应象大论》曰："西方生燥，燥生金，金生辛，辛生肺，肺生皮毛，皮毛生肾，肺主鼻。其在天为燥，在地为金，在体为皮毛，在脏为肺，在色为白，在音为商，在声为哭，在变动为咳，在窍为鼻，在味为辛，在志为忧。忧伤肺，喜胜忧；热伤皮毛，寒胜热；辛伤皮毛，苦胜辛。"肺主气，司呼吸，朝百脉，推动全身气血津液循环，《素问·调经论》曰："肺藏气。"《素问·六节藏象论》曰："肺者，气之本。"《素问·经脉别论》曰："脉气流经，经气归于肺，肺朝百脉，输精于皮毛。毛脉合精，行气于府。府精神明，留于四脏，气归于权衡。"《素问病机气宜保命集·病机论第七》进一步阐释："肺之形，象人肩，二布叶，一小叶，中有二千四空行列，以分布诸脏清浊之气。"

由此可知，中医学对"肺"的认识，既涵盖了现代解剖学的肺脏，也包括整个呼吸系统的生理和功能，又可扩延至全身的气血津液循环，周而复始。气为生命之根本，肺主呼吸之气，也主一身之气，保证气血津液环流全身，构成了中医学肺脏系统。肺系的基本功能可归纳为肺主气，司呼吸；肺气通于鼻；咽喉为肺之门户；肺主宣发肃降、通调水道，外合皮毛以卫外；肺主治节、朝百脉；与脾胃、心、肾、大肠等脏腑关系密切又相互为用。

肺主气。气是生命的根本。《难经·八难》曰："故气者，人之根本也，根绝则茎叶枯矣。"肺主呼吸之气，也主一身之气。《类经·卷三·藏象类》曰："诸气皆主于肺，故曰气之本。"《太平圣惠方·卷第六·治肺气不足诸方》曰："夫脏腑之精，皆上注于肺，肺主于气。"《黄帝内经素问注证发微·卷一·六节藏象论第九》曰："诸气皆属于肺。故吾身之气以之为本。"《医灯续焰·卷一·寸口大会男女定位第五》曰："肺主一身之气，气非呼吸不行，脉非肺气不布。"《太平圣惠方·卷第六·治肺脏伤风冷多涕诸方》曰："肺主气，气之所行，循环经络。"《明医指掌·卷三·喘证第九》曰："夫肺为五脏华盖，主持诸气，所以通荣卫，统脉络，合阴阳。"《丹溪心法附余·咳嗽》曰："肺主气，运行血液周流一身，金也。"肺司呼吸的功能是否正常，直接影响着体内外气体交换、体内气机运行和全身的生命活动。《医门法律·卷六·肺痈肺痿门》曰："人身之气，禀命于肺，肺气清肃，则周身之气莫不服从而顺行。"《素问·至真要大论》曰："诸气膹郁，皆属于肺。"《内经知要·卷下》解释道："膹者，喘急上逆，郁者，否塞不通。肺主气，气有余者，本经自伏之火，气不足者，则火邪乘之；虚实之分，极易淆误，所当精辨。"认为肺气膹郁的主症为气机不利、喘急上逆，并有虚实之分。

肺气通于鼻。肺主气，开窍于鼻。鼻作为气体出入的通道，与肺直接相连。正如《素问·金匮真言论》曰："西风生于秋，病在肺，俞在肩背；……西方白色，入通于肺，开窍于鼻，藏精于肺。"《脉义简摩·卷八》曰："肺居最上，为脏腑之华盖。口鼻相通，息之出入，气之升降，必由于此，故肺主气。"《血证论·卷六·喘息》曰："肺居上焦，制节五脏，开窍于鼻，以通外气，以敛内气。"《中西汇通医经精义·上卷》曰："气管总统于肺，而上通于鼻，以主呼吸。"鼻的通气和嗅觉必须依赖肺气。正如《素问·五脏别论》曰："胃者，水谷之海，六腑之大源也……是以五脏六腑之气味，皆出于胃，变见于气口。故五气入鼻，藏于心肺，心肺有病，而鼻为之不利也。"《灵枢·脉度》曰："五脏常内阅于上七窍也，故肺气通于鼻，肺和则鼻能知臭香矣。"肺气郁闭，则鼻窍不利，往往有气喘、鼻翼扇动等症状。如《灵枢·本神》曰："肺藏气，气舍魄，肺气虚则鼻塞不利，少气；实则喘喝，胸盈仰息。"《灵枢·五阅五使》曰："鼻者，肺之官也……故肺病者，喘息鼻张。"

　　咽喉为肺之门户。《黄帝内经》描述了咽、喉各部位的生理功能，如《灵枢·忧恚无言》曰："咽喉者，水谷之道也；喉咙者，气之所以上下者也；会厌者，声音之户也……悬雍垂者，音声之关也；颃颡者，分气之所泄也。"咽属胃系、喉属肺系，但咽喉相通，故又称咽喉为肺之门户，是天地之气入肺的必经通道，喉主天气，咽主地气，天地之气通过咽喉，首先入于肺、脾胃。正如《素问·六节藏象论》所说："天食人以五气，地食人以五味，五气入鼻，藏于心肺……五味入口，藏于肠胃。"《类经·卷二·阴阳类》说："天气，清气也，谓呼吸之气；地气，浊气也，谓饮食之气。清气通于五脏，由喉而先入肺；浊气通于六府，由嗌而先入胃。"《重楼玉钥·诸风秘论》曰："咽在后主食，喉在前主气……喉主天气属肺金……咽主地气属脾土。"喉为肺系所属，与肺相通，《疮疡经验全书·卷一》说："喉应天气，乃肺之系也。"《医学入门·内集卷一脏腑·脏腑条分》曰："肺系喉管，而为气之宗；肺主气……为气之本也。"五脏六腑特别是肺、脾胃病变常反映于咽喉，肺气充沛，则喉的功能正常，呼吸通畅，语音洪亮，正如《重楼玉钥·喉科总论》曰："喉者空虚，主气息出入呼吸，为肺之系，乃肺气之通道也。"若肺经风热或肺气虚弱，功能失调，可引起各种咽喉病变。《太平圣惠方·卷三十五》曰："肺脾壅滞，风邪热毒积蓄在内，搏于经络。"《杂病源流犀烛·卷二十四》曰："喉燥痛，水涸上炎，肺金受克故也。"喉咙者，脾胃之候也。《太平圣惠方·卷三十五》曰："脾胃有热，则热气上冲，致咽喉肿痛。"临床上常见的热性咽喉病，多属于胃腑热盛之证。如《疮疡经验全书·卷一》说："胃经受热，胃气通于喉咙，故患喉痈。"

　　肺气宣发肃降，外合皮毛，通调水道。肺之气机，向上向外为宣发、向下向内为肃降。肺气宣发，可使体内浊气呼出体外、腠理开疏排汗泄污，由鼻吸入之自然界清气与脾所散之精气相合布散到周身。肺气肃降，纳入自然界之清气、通调水道下输膀胱，与宣发功能相合而为腠理开合之总司、全身气机运行之枢纽。正如《素问·六节藏象论》说："肺者，气之本，魄之处也，其华在毛，其充在皮，为阳中之太阴，通于秋气。"《太平圣惠方·卷第六·治肺气头面四肢浮肿诸方》说："夫肺者，内主于气，外应皮毛。"《明医指掌·卷三·咳嗽证第八》说："夫肺居至高之上，主持诸气，属金而畏火者也……外主皮毛，司腠理开合。"《太平圣惠方·卷第六·治肺气喘息诸方》说："夫肺为四脏之上盖，通行诸脏之精气，气则为阳，流行脏腑，宣发腠理，而气者皆肺之所主也。"《素问·经脉别论》曰："饮入于胃，游溢精气，上输于脾。脾气散精，上归于肺，通调水道，下输膀胱。水精四布，五经并行，合于四时五脏阴阳，揆度以为常也。"《医灯续焰·卷十一·水病脉证第七十》曰："肺居上焦，属金，主气，为水之化源，行荣卫而出治节，故水得以通调也。"所以，肺气之功能首在呼吸出入，又主腠理开合、水精输布，对于体内外气体交换、全身精气运行、水气通调，保障儿童生长发育、全身生命活动至关重要。

肺主治节、朝百脉。肺主气，气调则营卫脏腑无所不治，肺气可通行经络，辅佐心脏调节气血的运行，调治全身。正如《素问·灵兰秘典论》所说："肺者，相傅之官，治节出焉。"《素问·经脉别论》曰："食气入胃，散精于肝，淫气于筋。食气入胃，浊气归心，淫精于脉。脉气流经，经气归于肺，肺朝百脉，输精于皮毛。毛脉合精，行气于府。"《黄帝内经素问直解·五脏生成篇·诸气者皆属于肺》曰："诸气者，周身营卫外内之气也，肺为脏长，受朝百脉，故诸气者皆属于肺。"《类经·藏象类·十二官》曰："肺主气，气调则营卫脏腑无所不治，故曰治节出焉。"《内经知要·卷上·藏象》曰："淫于脉者，必流于经，经脉流通，必由于气，气主于肺，而为五脏之华盖，故为百脉之朝会。"肺气调畅则周身气血通畅，正如《辨证奇闻·卷二痹证门》曰："肺，相傅之官，治节出焉。统辖一身之气，无经不达，无脏不转，是肺乃气主，肺病则气病，气病则肺病。"《冯氏锦囊秘录·卷四·方脉发热证论合参》说："百病多生于气也。夫人身之所持以生者，此气耳。源出中焦，总统于肺，外护于表，内行于里，周流一身，顷刻无间……及其为病，则为冷气、滞气、上气、逆气、气虚诸变证矣。"《温病条辨·上焦篇·湿温》说："惟以三仁汤轻开上焦肺气。盖肺主一身之气，气化则湿亦化也。"《医林改错·气血合脉说》说："治病之要诀，在明白气血，无论外感、内伤……所伤者无非气血。"诸家论说阐明了肺主治节的广泛调控作用，与各脏共调气血以维护全身正常生理功能的重要性。

肺与脾胃、心、肾、大肠等脏腑关系密切且相互为用。肺为五脏之华盖，内荣肠胃，肺与大肠相表里。正如《中藏经·论肺脏虚实寒热生死逆顺脉证之法第二十八》说："肺者，魄之舍，生气之源，号为上将军，乃五脏之华盖也。外养皮毛，内荣肠胃，与大肠为表里，手太阴是其经也。"《灵枢·小针解》说："浊气在中者，言水谷皆入于胃，其精气上注于肺，浊溜于肠胃。"《灵枢·本输》说："肺出于少商，少商者，手大指端内侧也，为井木……肺合大肠，大肠者，传道之府。"肺为气之主，肾为气之藏，正如《仁斋直指方论·卷八·咳嗽》说："肺出气也，肾纳气也，肺为气之主，肾为气之藏。"《冯氏锦囊秘录·杂症·方脉肿胀合参》说："然气主于肺，肺为诸气之司，生于胃，胃为化源之所，原于肾，肾为根本之地。"五脏六腑皆可导致肺病，出现咳嗽、气喘等症状，正如《素问·咳论》说："黄帝问曰：肺之令人咳何也？岐伯对曰；五脏六腑皆令人咳，非独肺也……人与天地相参，故五脏各以治时感于寒则受病，微则为咳，甚则为泄为痛。乘秋则肺先受邪，乘春则肝先受之，乘夏则心先受之，乘至阴则脾先受之，乘冬则肾先受之……肺咳不已，则大肠受之，大肠咳状，咳而遗失……此皆聚于胃，关于肺，使人多涕唾而面浮肿气逆也。"

历代儿科医家对于小儿肺病如咳嗽、哮喘、肺炎喘嗽、鼻鼽、鼻渊、鼻衄、鼻窒等病证的辨证论治有大量论述。钱乙《小儿药证直诀·脉证治法》立儿科肺病辨证纲领："肺主喘。实则闷乱喘促，有饮水者，有不饮水者；虚则哽气，长出气。"又阐述了肺病虚实证候的论治方法，如《小儿药证直诀·咳嗽》说："夫嗽者，肺感微寒。八九月间肺气大旺，病嗽者，其病必实，非久病也。其证面赤、痰盛、身热，法当以葶苈圆下之。若久者，不可下也。十一月、十二月嗽者，乃伤风嗽也，风从背脊第三椎肺俞穴入也，当以麻黄汤汗之。有热证，面赤、饮水、涎热、咽喉不利者，宜兼甘桔汤治之……有肺虚者，咳而哽气，时时长出气，喉中有声，此久病也，以阿胶散补之。"朱震亨论述了小儿肺病重症的论治方法，如《幼科全书·惊风》曰："小儿肺胀喘满，胸膈气急，两胁扇动，陷下成坑，两鼻窍张闷乱咳嗽……此为脾风也。若不急治，或不识症，死在旦夕，宜先用牛黄夺命散治之，后用白虎汤调之。"《太平圣惠方》描述了小儿各类肺病的辨证用方，如《太平圣惠方·卷第八十三·治小儿咳逆上气》说："治小儿咳逆上气，心胸壅闷，不欲乳食，紫苏子散方……治小儿咳逆上气，睡卧不安，五味子散方。"《太平圣惠方·卷第八十九·治小儿鼻痛诸方》说："治小儿鼻痛，不闻香臭，龙脑散方……治小儿肺脏伤冷，鼻流清涕，前胡散方……治小儿脑户伤于风冷，鼻内多涕，精神昏闷，甘菊花散方……治小儿心肺壅热。脑干无涕。时有烦躁。牛黄散方。"

"肺主气"是对肺功能的高度概括，涵盖了肺主呼吸，主宣发肃降，通调水道，朝百脉，主治节，主皮毛，与大肠相表里等多项功能。"肺主气"理论一直在中医儿科理论和临证中发挥着重要作用，肺所主之气是构成人体及维持人体生命活动的根本，万病皆由气生，气机不畅导致各种病理变化；固护肺卫之气以御外邪是养生防病的重要方法；调畅肺气、调和气血，给我们认识和处理肺系病证提供了指导。

2. 审思心悟

小儿脏腑薄，肌肤嫩，藩篱疏，易感外邪，易患肺系疾病。小儿肺系疾病的诊疗应把握"肺脏娇嫩清虚"的生理特征；抓住小儿"肺气易郁易损、热易蕴肺、痰饮留肺、伏风泛肺"的病理特点，治疗上始终以"畅达肺气"为要，调理气机，解寒热、化痰饮、疏外风、平伏风，攻补分施，贯穿阴阳平和理念，予辛温辛凉并施、解表清里双解；理脾助运为助，不可一味壅补；强调攻不伤正，补不碍滞，重视宣畅气机；合理应用小儿外治之法，内外合治，多能获得较好疗效。

儿科肺病可分为肺体损伤、肺窍失常两大类。肺体损伤，多为外感六淫之邪直犯肺部，以风邪为先导，夹寒、热、燥、暑、湿诸邪致病，产生感冒、咳嗽、肺炎喘嗽、肺痈、哮喘等疾病。肺窍失常，外感病邪常为起发因素，但随之肺经邪郁而上犯肺窍，犯于鼻窍可致鼻鼽、鼻渊、鼻衄、鼻室等诸疾；上熏咽喉，可致乳蛾、喉痹、腺样体肥大等病证；若风热疫毒邪气内郁，与痰火上逆于喉间，而"痰涎壅盛，喉窍闭阻"亦可出现急喉风危重之候等。上、下气道病变皆归属肺病，脾胃、心、肝胆、肾、大肠等脏腑病变又常因肺病传变而来或者与肺病同时或先后发生，所以肺病在肺而又不仅仅在肺，五脏生克乘侮，与肺系疾病发病及病情转化皆密切相关。

肺病的病因可以分为先天因素和后天因素、外感病邪和正气不足，或两者兼而有之。先天因素主要责之先天禀赋不足或禀赋有异，如母孕期体弱多病或情志不遂致先天涵养未充，早产或难产等损伤小儿，或有家族遗传特禀质等。后天因素以外感六淫、疫疠之气为主，饮食不节、起居失常、情志失调则助邪为病，疾病迁延、他脏疾病传变或失治误治也是肺病产生或加重的常见病因。

关于先天因素致病，针对儿科临床过敏性疾病好发的特点，我们提出了"伏风"的新概念。即部分儿童乃特禀体质，其直系亲属即为特异性体质，有过敏性疾病史，小儿禀受于父母之伏风潜于体内，平时可能深伏而无病，一旦后天为外风、异气所感，则引发伏风而发病。最常见者如风束肺窍为鼻鼽、风束肺络为风咳、风痰郁肺为哮喘，以及风泛肌肤为湿疹、荨麻疹等。此类疾病病因之"风"，虽然包含外风在内，但根本原因则在于伏风，其发病多为两风相合，且因患儿伏风内潜之特禀质，疾病屡发而难以根除，形成所谓"夙疾"。

肺系疾病病因多由外邪侵袭、他脏病变传变，或正气亏虚、卫外不固、正不敌邪，或外风、伏风相合而发病。病机关键在于肺气失调，宣发肃降失司，影响肺主气、司呼吸、外合皮毛、通调水道等生理功能，导致呼吸出入失常、腠理开合失司、气血运行不利、水精输布不畅、水道通调失职等病变。其伤于外邪者，以风寒、风热居多；因于伏风者，以束窍、气郁多见；由于内伤者，则以气虚、阴伤为常。另外，小儿肺系疾病多夹痰，可由肺气不利津液失输、热灼阴津凝聚、脾湿不化上泛等不同病机形成，痰浊内生之后，又常与诸邪相结合，如风痰、痰热、痰湿等，形成新的病因，使病情加重或迁延难愈。所以，肺系疾病的病机演变，以"风""气""痰"为中心，随邪、正交争、力量对比而演变转化。

肺系疾病的临床表现，外感表证以恶寒、发热、头痛、全身酸痛为主要表现，在于肺窍以鼻塞、流涕、喷嚏、咽喉肿痛为常见症状，入于肺脏则以咳嗽、气喘、痰鸣、鼻扇为典型证候。历代对于肺病主症尤重于"喘"，如《素问·通评虚实论》说："乳子中风热，喘鸣肩息者……"是《黄帝内经》专论儿科疾病不多的条文之一，描述了婴儿外感风热后气喘痰鸣的证候。《伤寒论·辨太阳病脉证并治》说："发汗后，不可更行桂枝汤。汗出而喘，无大热者，可与麻黄杏仁甘草石膏汤主之。"强调了外感病发表之后，虽然汗出热减，但若出现喘证，是邪毒入里，当属清热肃肺平喘止咳治疗之麻黄杏仁甘草石膏汤证。《小儿药证直诀·脉证治法》更是明确指出，儿科肺病的辨证纲领是"肺主喘"。所以，诊查肺系疾病，是否有喘及喘之轻重、虚实，是辨识疾病在表入里、证情缓急轻重的要领。

肺病的基本病机包括：①宣降失常：肺失宣发主要由外感因素引起，包括外感风寒、外感风热、外伤燥邪、湿郁肌表等四类；肺失肃降，主要表现为肺气上逆而喘促，通调失职则水道不利，造成水饮内停或风水泛滥。②主气失调：主要表现为肺气郁闭呼吸不利、精气津液输布失常和气滞血瘀三个方面。③肺脏虚怯：包括三类。肺气虚则呼吸无力、动则喘息，腠理不密、津液不行、血行不利；肺阳虚以卫阳不足为主，卫阳虚表失固护而恶风畏寒、易感外邪，营阴失守而津液外泄，寒凝血滞而肢冷瘀紫；肺阴虚可致肺失濡养、津少失润、虚火内炎等病证。

儿科肺病的诊断辨证应重视四诊合参而又各有其重点。望诊包括：①望面色：气阳不足者面色㿠白；阴虚火炎者面色潮红。②望咽喉：咽部是否红肿是辨别外感风寒、风热的要领。闻诊在婴幼儿尤其重要：①闻啼哭声：首要区别是生理性还是病理性啼哭，头痛引起者哭声尖厉刺耳，腹痛引起者哭声忽缓忽急。②闻咳嗽声：咳声浅者多肺气失宣；咳重而频作多肺气失肃；咳声重浊为痰阻肺络；干咳为阴虚燥咳。问诊以询问家长为主，要了解家族史、喂养史、生长发育史，特别要详细询问现病史。切诊须知小儿正常脉率，脉诊辨浮、沉、迟、数、有力、无力及是否有脉律不整为主，按诊可按主诉重点检查相关部位。在四诊诊查结合理化检查的基础上，按外感病辨卫气营血、内伤病辨五脏六腑，再分八纲辨证分析其整体病机变化，来判别疾病证候。

肺系病证的治疗，须掌握标本缓急，遵循"急则治其标，缓则治其本"与扶正、祛邪的原则。若外邪犯肺，当遵实者泻之以宣肺散邪为主法；肺气壅塞，痰湿阻肺，当泻肺降气，化痰去壅；邪热乘肺，肺失肃降，当清肺泄热，肃肺化痰。肺、脾、肾虚者，虚则补之，肺气不足，往往伴有脾虚不足之证候，当予培土生金，脾肺并补；若肺肾气虚，肾不纳气当补肾纳气；水湿不化泛为水肿当肃肺、运脾、温肾以行水。肺与大肠相表里，若脏腑同病，可以宣上通下以祛邪安正。

麻黄为肺经圣药，调气首选。外可开泄腠理、疏风驱寒，上可宣通鼻窍、散风利气，内则宣肺解郁、止咳宽胸，下则降气平喘、通调水道，其又为风病要药，有消外风、抑伏风之功。所以，仲景治外感病、肺系病首推麻黄，以之为君者有麻黄汤、麻黄杏仁甘草石膏汤、小青龙汤、大青龙汤、越婢汤、麻黄连翘赤小豆汤等多方之设。细揣仲景以麻黄与诸药配伍用于不同肺病之方证本义，对于我们今天以麻黄为主治疗各种肺系疾病有醍醐灌顶之功。

儿科肺病常见证候及治法如下。

（1）风寒袭肺证：鼻塞流清涕，喷嚏，咳嗽或气喘，痰稀色白多泡沫，口不渴，恶风寒，或有发热，头痛身痛，咽部淡红，舌苔薄白而润，脉浮紧。治以辛温解表散寒，以荆防败毒散为主方，轻症可用葱豉汤、重症可用麻黄汤。本证总以汗出方能解表散寒，但小儿又需注意得汗则止，不可峻发其汗而有亡阳之虞。兼咽痒加蝉蜕、木蝴蝶消风止痒；咳嗽加桔梗、白前宣肺止咳；痰多加半夏、陈皮燥湿化痰；舌苔白腻加藿香、苍术化湿和胃。本证易于由寒化热，或表寒未解里已化热，则当合大青叶、黄芩、贯众、石膏等清宣肺热。

（2）风热犯肺证：鼻塞流黄涕，咳嗽，咯痰黄稠，不易咳出，甚则气喘鼻扇，常伴发热微恶风寒、口渴欲饮、咽红肿痛、烦闹不安等症，舌边尖红，苔薄黄，脉浮数。治以辛凉解表清热，热重选银翘散，咳重选桑菊饮。如《温病条辨·杂说》所说："治上焦如羽，非轻不举。"宜取轻清发散之剂，不可早用苦寒之品。在以辛凉解表药物为主的同时，宜加少许辛温之品，以助发汗解表之力，其表束少汗加荆芥、头痛较剧加白芷、身痛不已加羌活、恶心呕吐加紫苏叶。另外，鼻塞流涕加辛夷、防风疏风宣窍；咳嗽有痰加前胡、黛蛤散止咳化痰；咽痛加牛蒡子、虎杖利咽止痛；高热加鸭跖草、石膏清宣肺热；兼有腑实加大黄、枳实通腑泄热；热毒深重加贯众、蚤休清热解毒。

（3）风束肺窍证：特禀质患儿冒受外风之后，鼻塞，鼻痒，流涕，喷嚏，眼痒，肤起皮疹，皮肤瘙痒，舌苔薄白。治以消风宣窍，方取苍耳子散加减。常用药：川芎、白芷疏外风；苍耳子、辛夷宣鼻窍；刺蒺藜、五味子抑伏风；桂枝、细辛散风寒。喷嚏连作加炙麻黄、防风温通肺窍；清涕量多加苍术、鱼脑石燥湿止流；涕转黄浊加金银花、胆南星清化风痰；肌肤瘙痒加地肤子、徐长卿祛风止痒。本证缓解后宜予继续调理，如用玉屏风散补肺固表御风、桂枝汤温卫和营散风、刺蒺藜散外风抑伏风。

（4）热结咽喉证：外感风热之后，发热，咽喉红肿、疼痛，乳蛾肿痛，甚至腐化成脓，夜间打鼾，舌质红，舌苔黄，脉浮数。治以清肺利咽，方取五味消毒饮加减。常用药：金银花、连翘疏风解热；薄荷、牛蒡子清热利咽；蒲公英、败酱草解毒消痈；皂角刺、天花粉消肿排脓；桔梗、浙贝母利咽化痰等。声音嘶哑加木蝴蝶、玄参清利咽喉；咽痒加蝉蜕、白芷消风止痒；咽干加胖大海、麦冬润肺利咽；咽部红肿加赤芍、牡丹皮凉血消肿；咽肿痛甚加虎杖、土牛膝解毒消肿。

（5）痰热壅肺证：发热，咳嗽，气喘，鼻翼扇动，痰液黄稠难咯，甚则咳吐脓血，面赤口渴，烦闹不安，大便秘结，小便黄少，咽喉肿痛，舌质红，舌苔黄或黄腻，脉滑数。治以清热涤痰，开肺定喘，以麻黄杏仁甘草石膏汤合葶苈大枣泻肺汤加减。两方均为仲景经方。麻黄杏仁甘草石膏汤以麻黄为君，取其宣肃肺气，用蜜炙麻黄，一般用量在3g左右。葶苈大枣泻肺汤中葶苈子泻肺涤痰，降气平喘之功胜。表热未清加薄荷、淡豆豉清宣表热；咳嗽加杏仁、前胡宣肺止咳；痰盛加浙贝母、天竺黄清化痰热；喘促加紫苏子、地龙泻肺平喘；热重加黄芩、鱼腥草清肺泄热；咽喉肿痛加土牛膝、蒲公英利咽消肿；热盛便秘加虎杖、大黄或礞石滚痰丸通腑泻火；唇指青紫者，加川芎、丹参利气活血。

（6）痰湿阻肺证：咳嗽气喘，痰多色清质稀，或有喉中哮鸣，或兼形寒流涕，舌质淡，苔白滑，脉滑。治以肃肺涤痰，止咳平喘，以三拗汤合三子养亲汤加减。炙麻黄为平喘止咳要药，兼表寒未散者加荆芥、防风疏风散寒；鼻塞流涕者加辛夷、苍耳子宣通肺窍。咳嗽加白前、远志止咳化痰；痰多加法半夏、陈皮、茯苓燥湿化痰；哮喘加细辛、干姜、地龙解痉平喘。

（7）肺脾气虚证：面㿠神疲，形寒声怯，咳嗽气短，咳声无力，咳甚气喘，动则加剧，常有自汗，易于外感，舌质淡，舌苔薄白，脉弱。治以补肺固表，健脾益气，予玉屏风散合异功散加减。黄芪补肺气、健脾气为君，宜蜜炙而重用，配白术、防风益卫固表。异功散健脾益气、理气化湿补运兼施，助黄芪为功。卫阳不足而形寒多汗，加桂枝汤温卫和营；汗出溱溱加煅龙骨、煅牡蛎敛汗固表；痰多加法半夏、橘红、茯苓燥湿化痰；咳嗽加百部、紫菀、远志宣肺止咳；大便不实加苍术、炒山药、炒扁豆健脾益气；纳差加焦山楂、焦六神曲、炒麦芽和胃消食。若见动则喘促，咳嗽无力，气短心悸，形寒肢冷，是肺肾阳虚，当肺肾同治，治以温肾纳气，方用金匮肾气丸合人参五味子汤加减。

（8）阴虚肺热证：形体消瘦，潮热盗汗，手足心热，午后颧红，口咽干燥，或声音嘶哑，干咳无力，痰少而黏，或痰中带血，舌红少津，舌苔少，脉细数。治以养阴润肺，以沙参麦冬汤加减。常用南沙参、麦冬、玉竹养阴润肺；桑白皮、百合、款冬花润燥止咳；地骨皮、天花粉、鳖甲滋阴清热。咽干声嘶加胖大海、玄参、板蓝根、罗汉果润肺利咽；颧红潮热加知母、白薇、生地黄养阴清热；干咳不止加天冬、百部、川贝母润肺止咳；咯痰黄稠加黄芩、浙贝母、竹沥清肺化痰。

3. 研究进展

近几十年来，小儿肺病的中医药防治研究大量开展，取得了显著的成绩。基础理论研究提出了一系列新观点、新理论；临床研究有众多名中医经验总结和按照现代临床研究方法产生的成果；实验研究引进现代先进技术手段，逐步明确了中医药治疗小儿肺系疾病的靶标、启发了学术发展的思路。以下仅就我们团队的研究工作成果作简要介绍。

通过多年的临床实践和科学研究，我们认识到，中医药治疗小儿肺系疾病不仅在历史上，而且在当代以至将来确有其特色与优势，值得大力弘扬。小儿肺系疾病主要分为两大类：一类是以外邪侵袭为主的感染性疾病，包括以喉部为界而分的上气道和下气道的各种"炎"性疾病；另一类是与正气不足或正邪相争在体内产生异常反应有关的免疫性疾病，包括机体免疫功能变态反应的过敏性疾病和机体免疫功能低下所产生的易罹外感、反复发作的疾病。

儿科肺系感染性疾病多发的根本原因在于小儿脏腑娇嫩（尤其是肺脏娇嫩）、形气未充、御邪力弱的正气不足因素，但其发病的直接因素则是来自于体外的邪气侵袭。所以，寻求治疗儿科肺系感染性疾病之道在于祛邪而安正。现代研究已经表明，引起肺系疾病的邪气即致病微生物有病毒、细菌、支原体、真菌等多种，而对于这些不同病原体产生的疾病中医药辨证论治均有良好的效果。我们在临床上观察到，对于细菌感染引起的感冒、烂乳蛾、鼻渊、肺炎喘嗽等中医药治疗不仅有直接抑菌作用，还有着解热、通窍、消痈、活血消肿、修复组织损伤、调节免疫功能等多靶点效应，且药品不良反应较抗生素少。不足之处在于治疗这类疾病的汤药一般味苦而带来了一部分儿童服药困难的问题。

病毒感染在儿科肺系感染性疾病中占多数，多年的研究表明，中医药治疗小儿肺系病毒感染性疾病确有优势。在病毒感染占90%的感冒中，疏风解表治疗兼有治标解除表证、治本抗御病邪的作用，特别是对于近年来引起广泛重视的时疫感冒（流行性感冒），我们提出了清瘟解毒的辨证治疗方法（见《儿科温病证治》），取得了良好的效果。

1996～2008年我们先后主持完成了江苏省社会发展计划项目"清肺口服液治疗小儿病毒性肺炎的临床及机理研究"（BS96052）、"十五"国家科技攻关计划课题"小儿肺炎中医证治规律研究"（2001BA701A16b）、"十五"国家科技攻关计划课题"中医药治疗病毒性肺炎疗效评价方法研究"（2004BA716B03），通过临床大样本数据挖掘，提炼出"小儿肺炎从热、郁、痰、瘀论治"的学术观点，提出清热、开郁、化痰、活血为主的治疗法则。

经四中心480例住院患儿的临床调查分析，明确小儿病毒性肺炎的证候分布：痰热闭肺证360例（占75.00%），风热郁肺证78例（占16.25%），风寒郁肺证14例（占2.92%），肺脾气虚证15例（占3.13%），阴虚肺热证13例（占2.71%）。在此基础上，进一步研究了各项指标与证型之间的函数关系，得出了风寒郁肺证、风热郁肺证、痰热闭肺证、阴虚肺热证、肺脾气虚证各证型的 Bayes 判别函数，对小儿病毒性肺炎中医辨证客观化具有一定价值。又通过对不同病原体（RSV/ADV/IFV/PIV）感染的小儿肺炎常见证型（痰热闭肺证、风热郁肺证、风寒郁肺证）的血浆、尿液样本进行代谢组学检测，首次建立了基于氨酰 tRNA 生物合成、甘油磷脂、鞘脂代谢相关的不同证型、不同病原体肺炎的代谢物谱库，挖掘了儿童肺炎易感性的物质基础，为小儿病毒性肺炎的代谢组学病理、中医诊断与辨证分型提供了一定的客观依据。

自主研制了治疗小儿病毒性肺炎痰热闭肺证的清肺口服液，以西药利巴韦林注射液为对照，两期6中心、分层区组随机、平行对照507例临床研究结果显示，清肺口服液组总疗效、痊愈率、痊愈显效率均优于利巴韦林注射液组（$P < 0.05$）。另一期以清开灵注射液与儿童清肺口服液为试验组、利巴韦林注射液与复方愈创木酚磺酸钾口服液为对照组的6中心、区组随机、平行对照206例临床研究，表明试验组治疗病毒性肺炎痰热闭肺证的有效性、安全性和卫生经济学评价均优于对照组。证实了中医药治疗小儿病毒性肺炎的临床优势。

主持实验研究，2001年国家自然科学基金"清肺口服液对腺病毒3I、7b型相关

基因调控影响的研究"（30171171）、2004 年国家自然科学基金"金欣口服液对 RSV
感染生命周期影响及分子机制研究"（30772822）、2010 年国家自然科学基金"金欣
口服液对 RSV 活化诱导的 TLRs 信号转导通路作用机制研究"（81072840）等。发现
清肺口服液及其精简方金欣口服液不仅可以参与抗病毒，还可以参与肺部免疫、炎
症反应。清肺口服液可有效升高病毒攻击后人胚肺成纤维细胞的 Bcl-2 的异常降低、
下调 TNF-α、TGF-β1、PDGF-BBmRNA 的异常增高。金欣口服液不仅作用于膜
融合环节，还参与调节机体免疫及组织细胞功能，通过抑制 F 蛋白表达，阻止病毒
与细胞、细胞与细胞的膜融合；推迟或减轻细胞病变；早期可通过调控 Bcl-2、Bax
的表达阻止呼吸道合胞病毒（RSV）抑制凋亡、晚期可通过抑制 Fas、FasL 基因过量
表达而拮抗 RSV 引起的过度凋亡；可拮抗 RSV 引起的细胞内钙离子超载及活性氧
异常升高，维持钙离子内环境稳定、保护线粒体改善能量代谢；调节 ICAM-1 表达，
缓解 RSV 感染后细胞的异常变化；金欣口服液可抑制 RSV 诱导的急性期 TLR3/IRF3
信号通路过度激活从而防止 IFN-β 的高表达引起免疫损伤，同时维持 IFN-β 表达
发挥抗病毒作用；金欣口服液对 TLR4（TLR7）/MyD88/NF-κB/ 炎症因子通路也有
一定的调控作用，还可通过调控负反馈因子 SOCS1、A20 间接稳定激活 TLRs 通路。
我们的上述研究成果，结合病毒基因调控、病毒感染生命周期影响及病毒固有免疫
模式识别受体 TLRs 信号通路等研究中药复方抗 RSV 病毒机制，从不同靶标揭示了
清肺口服液、金欣口服液治疗病毒性肺炎的疗效机理。

　　提出儿童肺系过敏性疾病属于以伏风为患的"风病"一类，"以消风法为主治
疗儿童过敏性疾病"，分列散邪消风法、除湿消风法、凉血消风法、养血消风法、豁
痰消风法、固表御风法六法。以消风宣窍法为主治疗小儿鼻鼽，自拟方消风宣窍汤，
临床观察治疗小儿鼻鼽 218 例，疗程 3 月，消风宣窍汤试验组总有效率 92.8%、开
瑞坦对照组总有效率 82.9%，两组比较有统计学意义（$P < 0.05$），试验组优于对照
组。实验研究证实消风宣窍汤可明显减轻变应性鼻炎（Allergic rhinitis，AR）模型豚
鼠的症状，降低鼻腔分泌物中 EOS 数和 MC 数，显著下调 AR 豚鼠的血清 IgE、组
胺的含量，降低 Th2 细胞因子 IL-4、IL-5、IL-6 的含量，上调血清 Th1 细胞因子
IFN-γ、IL-12 的含量，其作用机制可能是通过调节 Th1/Th2 免疫失衡，减少 IgE
的生成和组胺的释放发挥抗过敏作用。

以消风宣肺法治疗小儿风咳（咳嗽变异性哮喘），自拟方金敏汤，用酮替芬为对照，疗程两周，观察了金敏汤试验组 40 例、酮替芬对照组 20 例的对照试验疗效，结果试验组愈显率 72.50%、总有效率 92.50%，对照组愈显率 50.00%、总有效率 85.00%，试验组均优于对照组（$P < 0.05$）。动物实验表明金敏汤能够降低致敏豚鼠血清 IL-5 及 MDA 水平，同时使 SOD 水平升高，说明其具有免疫调节的作用，可减少氧自由基的生成和释放，从而减轻气道炎症的反应，降低气道高反应性，为其治疗作用机理提供了实验依据。

对于小儿哮喘，提出肺脾肾气阴阳不足、风痰内伏为夙因，外风引动伏风、风痰郁肺为发作主要机理的学术观点。在传统发作期、缓解期的分期方法之外增加迁延期，并以发作期邪盛实证、迁延期虚实夹杂、缓解期正气亏虚为分证的主要依据。消风豁痰、降气平喘为发作期治法，调补肺脾肾、扶正御风为缓解期治法，迁延期二者兼施的治疗原则。在以江育仁教授经验方固本防哮饮治疗哮喘缓解期肺脾气虚证有效的基础上，通过团队成员赵霞教授等一系列实验研究，证明固本防哮饮有改善肺功能、减轻气道炎症、调节机体免疫等治疗效应。

以大量临床和实验研究为基础，应用团队开发的循证性中医临床实践指南编制技术方法，主持制订了一批儿科肺系疾病临床诊疗指南，包括 2011 年发布的国家科学技术部项目《小儿急性上呼吸道病毒感染中医诊疗指南》《小儿病毒性肺炎中医诊疗指南》，2012 年国家中医药管理局颁布实施的《小儿感冒中医临床诊疗指南》《小儿乳蛾中医临床诊疗指南》《小儿支气管炎中医临床诊疗指南》《肺炎喘嗽中医临床诊疗指南》《小儿哮喘中医临床诊疗指南》《反复呼吸道感染中医临床诊疗指南》，2019 年颁布实施的《小儿鼻鼽中医临床诊疗指南》等。对于总结现代中医儿科肺系疾病临床研究成果，指导儿科肺系疾病中医药防治，规范临床行为，提高临床诊疗水平发挥了积极的作用。

4. 学术展望

近年来，儿科肺系疾病发病率仍呈现不断上升的趋势，给我们儿科工作者提出了新的挑战。发挥中医学"治未病"的优势，在小儿肺系疾病中扩大应用，是我们的发展方向之一。小儿肺病的易感性与儿童体质有密切的关系，其易感体质的形成与先天因素包括父母双方的遗传、胎儿在母体内的孕育情况有关，也与后天因素包括环境因素、调护因素、饮食营养因素等相关。小儿体质因素决定着肺病的常见证型、传变及转归。

肺病作为中医儿科优势病种，在未病先防方面首先要从天人相应理论出发，总结古代医家的经典论述、结合当今儿童保育现状加强研究。纠正错误的育儿观点，指导科学育儿的方法。如对于"时见风日""要得小儿安，常带三分饥和寒""春捂秋冻""慎防外感"等观点要作出合理的阐释，进行预防学研究，拿出有说服力的证据，大力宣传、推广应用。

要研究小儿体质与肺系疾病的相关性，尤其是特禀质、气虚质、阳虚质、阴虚质、痰湿质、阳热质与其好发肺系疾病的关系、发病后的好发证候及转化特点，以便提出对不同体质儿童有针对性的未病先防、既病防变、瘥后防复的有效方法。现代研究证实，小儿体质的偏颇现象可从免疫失衡、易感基因过度表达等角度来阐释，通过调节免疫，改善体质偏颇，降低易感基因的表达，可显著减少儿科肺病的发病率。小儿体质学也与免疫学、基因学密切相关，从免疫学、基因学探讨小儿偏颇体质以及方药调理，可以减少肺病的发病率，也为中医儿科的学术发展提供了新的路径。

中医药在常见儿科肺系疾病治疗中的优势需要进一步发挥，临床研究是未来相当长时间的研究重点。病毒性感冒、病毒性肺炎等病毒性疾病，鼻衄、风咳、哮喘、反复呼吸道感染等免疫性疾病，都已经有较多的研究积累证实了中医药治疗的有效性、安全性，但还需要扩大研究成果，深化临床和实验研究。临床研究要采用 RCT研究、队列研究、真实世界研究、大数据分析等方法，研究更为有效、安全的方剂、药物及多种疗法。对于儿童这一特定的群体，需要研发更多疗效好又使用方便的中成药，需要研究更为方便有效的外治疗法。在临床研究中，一定要遵循中医药整体观点、辨证论治的思维方法，虽然我们也有必要了解中医治法对于改善各种临床症状的效应，但必须将这些特定效应综合起来放到整体调节的思路中去认识，绝不能从中医学整体观、辨证观认识论退化到还原论思路上去。

中药治疗小儿感染性肺病的研究，要采用先进的实验技术方法，通过不同靶标的研究来探讨其作用机制，筛选、开发更为有效的药物。例如，对中医药治疗肺系病毒感染性疾病的研究，要明了中医药治疗不仅直接参与抗病毒的整个过程，而且通过免疫调节发挥间接抗病毒作用和直接抗病毒作用。直接抗病毒包括阻止病毒侵入细胞、抑制病毒复制、直接杀灭病毒等。免疫调节抗病毒中药既可以驱除外感六淫之邪，又可改善患儿先天禀赋及体质、调和营卫、维持气血阴阳平衡、减少脏腑功能紊乱等。

机体过激的免疫、炎症为小儿鼻衄、哮喘等疾病的重要病理机制，中医药调控肺部免疫、炎症可显著改善小儿鼻衄、哮喘等疾病的临床症状。中药单体及复方作为治疗鼻衄的有效药物，目前的研究重点多集中在两个方面：①通过与 Toll 样受体（TLRs）通路相契合，从而发挥抗炎、抑制细胞凋亡、促进免疫细胞防御等作用。②调节 Th1/Th2 免疫失衡，减少 IgE 的生成和组胺的释放发挥抗过敏作用。中医药免疫研究可基于 TLRs 受体及相关信号通路或调节 Th1/Th2 免疫失衡来开展。

近 10 年来，一系列针对中医药防治小儿哮喘的临床及实验室研究均证明，中医药可改善肺功能、减轻气道炎症、调节机体免疫、降低患儿呼吸道感染次数，针对发作期、迁延期、缓解期的不同证候筛选有效方药、优化治疗方案还有许多工作可做。中医药的疗效机制表现在蛋白水平上为多途径调节肺泡巨噬细胞，对肺泡巨噬细胞的极化、炎症因子释放和促纤维化因子分泌的抑制作用，表现在病理水平上多为减轻气道炎症、抑制气道重塑等。研究可集中于抑制肺组织炎症、抑制杯状细胞化生和改善气道重塑、调节哮喘易感基因、调控"肠道菌 – 短链脂肪酸 –Tregs 轴"等，以上均可能是小儿哮喘防治中较有前景的研究策略。

"肺与大肠相表里"是中医学脏腑表里学说的重要组成部分之一，临床指导意义广泛。肺与大肠在生理、病理上相互作用、相互影响，肺肠相关理论指导临床治疗有许多成功的实例。现代多学科、多途径围绕"肺与大肠相表里"这一理论的实质进行了探讨研究。伴随着微生物组学研究的进展，西医学提出了"肺 – 肠"轴的概念。"肺 – 肠"轴是"肺与大肠相表里"的现代延伸，我们团队将此理论扩展至"肺 – 肠轴"微生态、代谢性炎症等，利用定植于这两个器官中的微生物菌群作为联系枢纽，构成了一个连接肺部与肠部的双向轴，即一方面肠道菌群对肺部疾病的发生发展有影响，另一方面肺部疾病，特别是感染性疾病造成的菌群紊乱也能通过免疫调节影响消化道。"肺 – 肠轴"理论给临床诊断和治疗提供了"肺病治肠、肠病治肺"的新思路，进一步诠释了中医学"肺与大肠相表里"的科学性。未来伴随着样品处理方法的更新、测序技术的进步和测序结果解读深度的提高，该领域可能会带来肺部疾病预防和治疗的革命性进展。

　　儿科肺系疾病的中医药防治研究已经有了比较扎实的基础，还有着很大的学术发展空间。小儿肺病作为中医儿科优势病种，一直都是学科领域的研究重点，有实力带领中医儿科向着深层次、高水平不断发展！

第一章

感　冒

【概述】

感冒亦称"伤风"，因小儿感受外邪，从鼻口或皮毛而入，致肺卫功能失调所致，临床表现主要为恶寒、发热、头痛、鼻塞、喷嚏、流涕，多兼有咳嗽，可伴全身酸痛、恶心、呕吐、泄泻等症。《小儿药证直诀·脉证治法》明确提出了"伤风"病名。小儿"感冒"病名见于宋代杨仁斋《仁斋直指小儿附遗方论》。感冒是小儿时期最常见的外感性疾病之一，发病率占儿科门诊疾病的首位，其中婴幼儿的发病率更高。因小儿肺脏娇嫩，脾常不足，神气怯弱，肝火易亢，感邪之后，易出现夹痰、夹滞、夹惊的兼夹证。本病一年四季均可发病，以冬、春两季多发，在季节变换或气候骤变时更易发病。中医药治疗感冒有良好的疗效。

中医学对感冒的病因病机早有相关论述。如《黄帝内经》已经认识到外感风邪引起感冒症状。《素问·骨空论》说："风从外入，令人振寒、汗出、头痛、身重、恶寒。"《时病论·春伤于风大意》说："风为六气之领袖，能统诸气，如当春尚有余寒，则风中遂夹寒气，有感之者是为风寒；其或天气暴热，则风中遂夹热气，有感之者是为风热。"《医宗金鉴·幼科杂病心法要诀·暑证门》说："小儿伤暑，谓受暑复感风寒也。"关于感冒的病机，多认为正气亏虚、卫外不固，风邪侵袭。《幼科释谜·感冒》云："感冒之原，由卫气虚，元府不闭，腠理常疏，虚邪贼风，卫阳受摅。"《素问·玉机真脏论》指出："是故风者百病之长也，今风寒客于人，使人毫毛毕直，皮肤闭而为热，当是之时，可汗而发也。"小儿感冒与成人感冒的区别是常见兼夹证，正如《婴童百问·第五十二问》云："夫小儿伤寒，得之与大人无异，所异治者，兼惊而已，又有因夹惊而得。"

西医学认为感冒属于急性上呼吸道感染，简称上感。上感的病变部位主要在鼻、鼻咽和咽部。致病微生物 90% 以上为病毒，有鼻病毒、呼吸道合胞病毒、流感病毒、副流感病毒、腺病毒、柯萨奇病毒、EB 病毒、单纯疱疹病毒、埃可病毒、冠状病毒等。病毒感染后可继发细菌感染，最常见为溶血性链球菌，其次为肺炎球菌、流感嗜血杆菌等，肺炎支原体亦可引起，并有增加的趋势。上感分一般类型和特殊类型。一般类型上感可骤然起病，病程 3 ～ 5 天。特殊类型上感常见：①疱疹性咽峡炎：由柯萨奇病毒所致，好发于夏秋季。表现为高热、流涎、咽痛，咽腭弓、悬雍垂、软腭等处可见 2～4mm 大小的疱疹，周围红晕，疱疹破溃后形成小溃疡，病程 1 周左右。②咽 – 结合膜热：由腺病毒 3、7 型所致，好发于春夏季，多呈高热，咽痛，咽部充血，眼部刺痛，一侧或两侧滤泡性眼结膜炎，颈部、耳后淋巴结肿大，病程 1～2 周。感冒经积极治疗、休息，预后一般良好，如感染向下蔓延可致气管炎、支气管炎及肺炎。如溶血性链球菌引起的上呼吸道感染易发生急性扁桃体炎，或继发急性肾炎、风湿热等，病毒性上呼吸道感染还可能继发病毒性心肌炎，应给予足够的重视。

感冒又可以分为四时感冒（普通感冒）和时疫感冒（流行性感冒）两类。时疫感冒因感受疫疠之气而病，具有传染性、流行性的特点，所以本丛书将其归入《儿科温病证治》中论述。

【病因病机】

小儿感冒的发病内因责之于小儿肺常不足，卫外不固，腠理疏薄，抗病力弱，正气亏虚。外因责之于感受风邪，风为百病之长，风邪常兼夹寒、热、暑、湿、燥邪，时邪疫毒等致病。当小儿正气不足、机体抵抗力低下时，加之气候变化，寒温交替，调护失宜等外因，外邪便乘虚而入，发为感冒。

1. 感受风寒

风寒之邪，由皮毛或鼻口而入，束于肌表，郁于腠理。寒主收引，致使肌肤闭郁，卫阳不得宣发，导致发热、恶寒、无汗；寒邪郁于太阳经脉，经脉拘急收引，气血凝滞不通，则致头痛、身痛、肢节酸痛；寒邪束肺，肺气失宣，气道不利，则致鼻塞、流涕、咳嗽等症。

小儿感冒之后易于传变，即使是外感风寒，正邪相争，寒易化热，或表寒未解，已入内化热，也可形成寒热夹杂之证。

2. 感受风热

风热之邪，由鼻口或皮毛而入，侵犯肺咽。邪在卫表，卫气不畅，则致发热较重、恶风、微有汗出；咽喉为肺胃之门户，风热上乘咽喉，则致咽喉肿痛；风热之邪上扰，则头痛；热邪客于肺卫，肺气失宣，则致鼻塞、流涕、喷嚏、咳嗽等症。

3. 感受暑湿

夏暑当令，长夏多湿，暑为阳邪，暑多夹湿，暑湿之邪束表困脾，而致暑邪感冒。暑邪外袭，卫表失宣，则致发热、无汗；暑邪郁遏，清阳不升，则致头晕或头痛；湿邪遏于肌表，则身重困倦；湿邪困于中焦，阻碍气机，脾胃升降失司，则致胸闷、泛恶、食欲不振，甚至呕吐、泄泻。

感受时行疫邪所致之时疫感冒另论。

感冒的病变部位主要在肺卫。病机关键为肌表失疏，肺气失宣。肺主皮毛，司腠理开合，开窍于鼻，外邪自鼻口或皮毛而入，客于肺卫，致卫表失司，卫阳受遏，肺气失宣，出现发热、恶风寒、鼻塞流涕、喷嚏、咳嗽等证候，发为感冒。小儿感冒病变常累及于脾、心、肝，出现夹痰、夹滞、夹惊的兼夹证。

小儿肺常不足，肺失清肃，气机不利，津液凝聚为痰，痰阻气道，则为感冒夹痰。

小儿脾常不足，饮食不节，感冒之后，往往影响运化功能，致乳食停滞不化，阻滞中焦，则为感冒夹滞。

小儿神气怯弱，肝气未盛，感邪之后，热扰心肝，引动肝风，扰乱心神，易致睡卧不宁，惊惕抽风，则为感冒夹惊。

感冒发热不退、咳嗽加重者，要注意病位由表入里的转化，尤其是风热感冒证，若不能及时清解，易于转化为咳嗽，甚至肺炎喘嗽。某些感冒患儿病邪由肺而影响及心、肾或其他脏腑经络，可以发生心悸、水肿、痹证等变证。

【临床诊断】

1. 诊断要点

（1）气候骤变，冷暖失调，或与感冒病人接触，有感受外邪病史。

（2）发热，恶寒，鼻塞流涕，喷嚏，微咳，头痛，全身酸痛等为主症。

（3）感冒伴兼夹证者，可见咳嗽加剧，喉间痰鸣；或脘腹胀满，不思饮食，呕吐酸腐，大便失调；或睡卧不宁，惊惕抽搐。

（4）实验室检查：①血常规：病毒感染者，白细胞总数正常或偏低；合并细菌感染者，白细胞总数及中性粒细胞增高。②病原学检查：鼻咽部分泌物病毒核酸扩增或桥联酶标法检测,可作病毒学诊断。咽拭子培养可有病原菌生长;链球菌感染者,血中抗链球菌溶血素"O"(ASO)滴度增高。

2. 鉴别诊断

(1)急性传染病早期:多种急性传染病的早期都有类似感冒的症状,如麻疹、幼儿急疹、水痘、百日咳、流行性脑脊髓膜炎等,应根据流行病学史、临床表现、实验室检查等加以鉴别。

(2)急喉瘖(急性感染性喉炎):本病初起仅表现发热、微咳,声音嘶哑,病情较重时可闻犬吠样咳嗽及吸气性喉鸣。

【辨证论治】

1. 辨证要点

本病辨证,重在辨风寒、风热、暑湿,表里、虚实。四时感冒与时疫感冒的全身症状轻重程度不同;若反复感冒,体质虚弱,汗多,畏寒,多为虚实夹杂证。感冒的兼症,不论轻重,其证候多与感冒有关,感冒缓解,兼症减轻。若感冒减轻而兼症加重,辨证时应注意有无其他病证。

(1)辨别四时感冒与时疫感冒:四时感冒一般肺系症状明显,全身症状较轻,无流行趋势;时疫感冒一般肺系局部症状较轻,而全身症状较重,有在同一地区流行传播的特点。

(2)辨别感冒证候属性:根据发病季节及流行特点,冬春二季多为风寒、风热感冒;夏季多为暑邪感冒;冬末春初,发病呈流行性者多为时疫感冒。

(3)辨别风寒与风热:如具有肺卫表证而唇舌咽不红者为风寒;具有肺卫表证伴唇舌咽红者为风热。

(4)辨别暑热与暑湿:暑邪感冒发热较高,无汗或少汗,口渴心烦为暑热偏盛之证;若胸闷,泛恶,身重困倦,食少纳呆,舌苔腻为暑湿偏盛之证。

(5)辨别表证与里证:感冒以肺卫表证为主,起病急,发热,恶寒,无汗或少汗,烦躁不安,头痛,肢体酸痛,其病在肺卫;若见恶心,呕吐,腹胀,腹痛,大便不调,面红目赤,则有里证,其病肺脾同病。

(6)辨别实证与虚证:感冒为外感疾病,病在肌表肺卫,属表证、实证;若反复感冒，体质虚弱，易出汗，畏寒，伴感冒见证时为虚实夹杂证、无感冒见证者为虚证。

（7）辨别兼夹证候：除有表证外，兼见咳嗽较剧，咳声重浊，喉中痰鸣，舌苔白腻，脉浮滑等表现者为夹痰；兼见脘腹胀满，不思乳食，呕吐酸腐，口气秽浊，大便酸臭等为夹滞；兼见惊惕啼叫，睡卧不宁，甚或惊厥，舌尖红，脉弦数等为夹惊。

2. 治疗原则

《幼科释谜·感冒》说："当其感冒，浅在肌肤，表之则散，发之则祛，病斯痊矣。"疏风解表为感冒基本治则，根据不同证型分别采用辛温解表、辛凉解表、清暑解表等治法。兼症的治疗应在解表基础上，分别佐以化痰、消积、镇惊之法。小儿为稚阴稚阳之体，解表需要发汗，但汗泄又不可太过，防止耗损津液甚至亡阳。小儿感冒属性易寒从热化，或热为寒闭，形成寒热夹杂证，单用辛凉药汗出不透，单用辛温药助热化火，故常以辛凉、辛温药并用，透热外出，同时根据寒热轻重而用药各有侧重。体质虚弱者可采用扶正解表法，益气、养阴以助正气驱邪外泄。本病除内服汤药外，还常使用中药成药、针灸、刮痧、药浴等方法治疗。

3. 证治分类

（1）主要证候

①风寒感冒

证候 发热轻，恶寒重，无汗，头痛，身痛，鼻流清涕，喷嚏，咳嗽，口不渴，口唇淡，咽无明显红肿及疼痛，舌淡红，苔薄白，脉浮紧，指纹浮红。

辨证 本证常发生于寒冷季节，由风寒之邪外袭而致。以恶寒，无汗，鼻流清涕，咽不红，脉浮紧或指纹浮红为特征。表寒重者恶寒无汗，头痛肢体酸痛。若患儿素蕴积热，复感风寒之邪，则可见恶寒、头痛、身痛、流清涕，面赤唇红、口干渴、咽红、舌质红、苔薄黄等外寒里热之证。小儿感冒风寒，邪盛正实者，正邪交争激烈，易于化热，演变转化为热证。

治法 辛温解表散寒。

方药 荆防败毒散加减。常用荆芥、防风、羌活、紫苏叶解表散寒；桔梗宣肺利咽；前胡宣肺化痰；甘草调和诸药。

头痛明显加白芷、葛根散寒止痛；恶寒无汗加麻黄、桂枝解表散寒；咳声重浊加白前、紫菀宣肺止咳；痰多加法半夏、陈皮燥湿化痰；呕吐加姜半夏、旋覆花降逆止呕；纳呆、舌苔白腻去甘草，加藿香、厚朴化湿和胃；外寒里热证加黄芩、石膏、板蓝根清解内热。

②风热感冒

证候　发热重，恶风，有汗或少汗，头痛，鼻塞，流浊涕，喷嚏，咳嗽，痰稠色白或黄，口干渴，口唇红，咽红肿痛，舌质红，苔薄黄，脉浮数，指纹浮紫。

辨证　本证可因感受风热之邪引起，也可由风寒感冒转化而来。以发热重，鼻塞流浊涕，咯痰黏稠，咽红，舌质红，苔薄黄，脉浮数或指纹浮紫为特征。表热重者高热，咳嗽重，痰稠色黄，咽红肿痛。咽部是否红肿，为本证与风寒感冒的鉴别要点。

治法　辛凉解表清热。

方药　银翘散加减。常用金银花、连翘解表清热；薄荷、桔梗、牛蒡子、大青叶疏风散热，宣肺利咽；荆芥、淡豆豉辛温透表，助辛凉药散表达邪外出；芦根、竹叶清热生津除烦。

高热加石膏、栀子、黄芩清热；热毒较重加贯众、蚤休清热解毒；咳嗽重，痰稠色黄加桑叶、前胡、浙贝母、黛蛤散宣肺止咳祛痰；咽红肿痛加虎杖、蒲公英、玄参清热利咽；大便秘结加大黄、枳实通腑泄热。

③暑邪感冒

证候　发热，无汗或汗出热不解，头晕，头痛，鼻塞，身重困倦，胸闷，呕恶，口渴心烦，食欲不振，或有呕吐、泄泻，小便短黄，舌质红，苔黄腻，脉滑数，指纹紫滞。

辨证　本证发于夏季，由感受暑湿之邪而致。以发热，头痛，身重困倦，食欲不振，舌质红，苔黄腻为特征。偏热重者高热，头晕、头痛，口渴心烦，小便短黄；偏湿重者身热不扬，有汗或汗出热不解，身重困倦，胸闷，泛恶，食欲不振，或呕吐、泄泻。

治法　清暑解表化湿。

方药　新加香薷饮加减。常用香薷发汗解表化湿；金银花、连翘清热解暑；厚朴行气化湿；白扁豆健脾和中，化湿消暑；荷叶清暑化湿。

偏热重者加黄连、栀子清热泻火；偏湿重加佩兰、藿香祛暑化湿；呕吐加竹茹、姜半夏降逆止呕；泄泻加葛根、黄连、黄芩、苍术清肠燥湿。

（2）兼夹证候

①夹痰

证候 感冒兼见咳嗽较剧，痰多，喉间痰鸣，舌苔滑腻，脉浮数而滑。

辨证 本证以咳嗽加剧，痰多，喉间痰鸣为特征。属风寒夹痰者痰白清稀，恶寒，无汗，或有发热，头痛，舌淡红，苔薄白，脉浮紧或指纹浮红；属风热夹痰者痰稠色白或黄，发热，恶风，微汗出，口渴，舌质红，苔薄黄，脉浮数或指纹浮紫。

治法 辛温解表，宣肺化痰；辛凉解表，清肺化痰。

方药 在疏风解表的基础上，风寒夹痰证加用三拗汤、二陈汤，常用炙麻黄、杏仁、法半夏、陈皮、白前等宣肺化痰。风热夹痰证加用桑菊饮加减，常用桑叶、菊花、瓜蒌皮、浙贝母、天竺黄、黛蛤散等清肺化痰。

②夹滞

证候 感冒兼见脘腹胀满，不思饮食，呕吐酸腐，口气秽浊，大便酸臭，或腹痛泄泻，或大便秘结，小便短黄，舌苔厚腻，脉滑或指纹紫滞。

辨证 本证以脘腹胀满，不思饮食，大便不调，小便短黄，舌苔厚腻，脉滑为特征。食滞中焦则脘腹胀满，不思饮食，呕吐或泄泻；食积化腐，浊气上升则口气秽浊，大便酸臭。

治法 疏风解表，消食导滞。

方药 在疏风解表的基础上，加用保和丸加减。常加用焦山楂、焦六神曲、炒谷芽、炒麦芽、鸡内金消食化积；莱菔子、枳壳导滞消积。若大便秘结，小便短黄，加大黄、枳实通腑泄热，表里双解。

③夹惊

证候 感冒兼见惊惕，龀齿，惊叫，哭闹不安，睡卧不宁，甚至骤然抽搐，舌质红，脉浮弦或指纹青滞。

辨证 本证以惊惕哭闹，睡卧不宁，甚至抽搐为特征。心肝热重者舌质红，脉弦数。

治法 解表清热，镇惊息风。

方药 在疏风解表清热的基础上，加用镇惊丸加减。常加用羚羊角粉、钩藤、防风、僵蚕、蝉蜕、刺蒺藜清热镇惊。另加服羚珠散或小儿牛黄散。

【其他疗法】

1. 中药成药

（1）午时茶颗粒：每袋 6g。每服 < 3 岁 3g，1 日 1 ～ 2 次；> 3 岁 3g，1 日 2 次。用于风寒感冒夹滞证。

（2）小儿感冒舒颗粒：每袋 6g。每服 1 ～ 3 岁 3g，1 日 4 次；4 ～ 7 岁 6g，1 日 3 次；8 ～ 14 岁 6g，1 日 4 次。用于风热感冒证。

（3）小儿感冒颗粒：每袋 6g、12g。每服 < 1 岁 6g、1 ～ 3 岁 6 ～ 12g、4 ～ 7 岁 12 ～ 18g、8 ～ 12 岁 24g，1 日 2 次。用于风热感冒证。

（4）小儿柴桂退热颗粒：每袋 4g。每服 < 1 岁 2g、1 ～ 3 岁 4g、4 ～ 6 岁 6g、7 ～ 14 岁 8g，1 日 4 次。用于风热感冒证。

（5）小儿豉翘清热颗粒：每袋 2g。每服 6 个月 ～ 1 岁 1 ～ 2g、1 ～ 3 岁 2 ～ 3g、4 ～ 6 岁 3 ～ 4g、7 ～ 9 岁 4 ～ 5g、> 10 岁 6g，1 日 3 次。用于风热感冒证、风热夹滞证。

（6）藿香正气口服液：每支 10mL。每服 < 3 岁 5mL、> 3 岁 10mL，1 日 2 次。用于暑邪感冒证。

（7）清开灵颗粒：每袋 3g。每服 < 1 岁 1.5g、1 ～ 3 岁 3g、3 ～ 6 岁 4.5g、6 ～ 13 岁 6g，1 日 2 ～ 3 次。用于时疫感冒证。

（8）羚珠散：每支 0.6g。每服 6 月 ～ 1 岁 0.3g，8 小时 1 次；1 ～ 3 岁 0.6g，12 小时 1 次；> 3 岁 0.6g，8 小时 1 次。连服 2 天。用于有感冒夹惊史者，感冒发热初起即服。

（9）小儿牛黄散：每袋 0.9g。每服 0.9g，1 日 2 次。< 1 岁酌减。用于有感冒夹惊史者，感冒发热初起即服。

2. 针灸疗法

（1）针法：取大椎、曲池、外关、合谷。头痛加太阳，咽喉痛加少商。用泻法，

1日1～2次。用于风热感冒证。

（2）灸法：取大椎、风门、肺俞。用艾炷1～2壮，依次灸治，每穴5～10分钟，以表面皮肤潮热为宜，1日1～2次。用于风寒感冒证。

3. 刮痧疗法

取前颈、胸部、背部，首先涂抹刮痧油，刮拭5～10分钟，均以操作部位发红出痧为宜。适用于3岁以上体质壮实儿童。用于风热感冒证。患皮肤疾病者忌用。

4. 拔罐疗法

在大椎、肺俞穴拔罐，1日1次。用于风寒感冒证。注意：留罐时间不宜太长，防止皮肤烫伤。

5. 药浴疗法

（1）羌活、独活、防风、紫苏叶、白芷、葱白、淡豆豉各30g，桂枝20g，细辛15g。煎水3000mL，候温沐浴。1日1～2次。用于风寒感冒证。

（2）金银花、连翘、柴胡、桑叶、大青叶、蝉蜕、栀子各30g，薄荷20g。煎水3000mL，候温沐浴。1日1～2次。用于风热感冒证。

（3）金银花、连翘、淡豆豉、鸡苏散、生石膏、板蓝根各50g，香薷、柴胡、扁豆花、防风各30g。煎水3000mL，候温沐浴。1日1～2次。用于暑邪感冒证。

6. 灌肠疗法

主要用于风热感冒证，尤其适用于小儿不能服药时。常用药：柴胡、大黄、薄荷、荆芥、防风、石膏、黄柏、黄芩、金银花、连翘等。外寒里热可加桂枝、细辛；夹湿加藿香、佩兰、苍术；夹滞加枳实；夹惊加钩藤、蝉蜕。药物按小儿口服用量，加水浓煎至所需量（30～100mL/次），保留灌肠，保留20～30分钟。1日1～2次。

【**防护康复**】

1. 预防

（1）经常户外活动，呼吸新鲜空气，多晒太阳，加强锻炼。

（2）随气候变化，及时增减衣服。

（3）避免与感冒患者接触，感冒流行期间少去公共场所。

2. 护理

（1）注意观察病情变化，保证患儿呼吸道通畅。

（2）居室保持空气流通、新鲜。

（3）保证睡眠充足，增加白天的休息时间。

（4）饮食宜清淡、易消化，适量多饮水，忌食辛辣、冷饮、肥甘厚味。

3. 康复

（1）积极采取以上各项治疗、护理措施，让患儿顺利地度过发病期。

（2）监测患儿症状，继续采取必要的药物治疗、推拿等措施调理，促使患儿康复。

（3）对反复呼吸道感染的患儿要在恢复后及时采取调理措施，扶助正气，增强御病能力。

【 **审思心得** 】

1. 循经论理

小儿感冒是中医优势病种之一，历代医家给我们留下的大量诊疗经验临床应用行之有效。中医药关于感冒的外因、内因病因理论是天人相应学说的直接引用，以肺为主、兼及他脏的病机理论是整体观点的具体体现。正确判断病因病机、寒热属性、疾病预后对小儿感冒诊治、遣方用药具有重要意义。

《幼科释谜·感冒》云："感冒之原，由卫气虚，元府不闭，腠理常疏，虚邪贼风，卫阳受摅。"外邪侵犯机体是否引起发病，关键在于正气的强弱。小儿本身脏腑薄、藩篱疏，当卫外功能减弱，肺卫调节失司，稍有不慎吹风受凉，则易感邪发病。《素问·太阴阳明论》载："伤于风者上先受之。"肺为华盖，其位最高，司呼吸，开窍于鼻，外合皮毛，主腠理开合，其气娇，不耐邪侵，故外邪入侵，肺卫首当其冲。小儿正气亏虚、卫外不固，以风为首的六淫病邪或时邪病毒，从鼻口或皮毛而入，侵袭人体。因风性轻扬，卫表不和，故见恶寒发热、头身痛、全身不适等症；肺失宣降，鼻咽为肺之门户，所以表现为鼻塞、流涕、喷嚏、咽痛、咳嗽等证。值得注意的是，《小儿药证直诀·脉证治法》对于"伤风"的论述，不仅指出了常见的肺、脾证候，并提出了"伤风兼脏：兼心则惊悸。兼肺则闷乱，喘息哽气，长出气，嗽。

兼肾则畏明。各随补母，脏虚见故也。"对于感冒后易于出现的兼症作出了明确的警示。

儿科诊查不同于成人，问、闻、切诊易受干扰，故望诊历来备受重视，如《万氏秘传片玉心书·活幼指南赋》所说："口不能言，脉无可施，惟形色以为凭。"小儿感冒望诊以望神色、审苗窍最为重要，是辨别病因、证候的主要依据。小儿感冒恶寒常不能主诉，但可以从面白、哆嗦、欲近衣被、蜷缩母怀等察觉；发热则可从面肤红赤、烦闹不安望而知之。从咽喉乳蛾是否红赤、鼻流清涕或黄浊涕、舌苔薄白或薄黄可以辨别风寒证、风热证；暑邪感冒除发于夏季外，则以舌质红、苔黄腻为特点。另外，感冒夹惊者往往先见凝神、瞪目、惊悸，而后方才神昏抽搐；感冒夹滞者脘腹胀满、大便不化是诊查要点。

小儿感冒的证候以风热感冒居多，其产生原因在于外感六淫以风夹热邪多见，且小儿一旦感邪之后正气反应敏捷，正邪交争而热势易炽，并非因小儿阳气旺盛而发热。暑邪感冒仅指夏至之后、立秋以前所患感冒，如《素问·热论》所说："先夏至日者为病温，后夏至日者为病暑。"暑与热同具炎热共性，又有暑多夹湿之特性。风寒感冒由于风寒袭于肺卫，多见于冬季，但贪凉小儿在夏日午夜后着凉者亦不少见，本证起病急骤，寒象毕露，若及时给予辛温解表可迅速随风寒疏散而康复，若不能及时疏解则常因复为温邪所犯、正气抗邪而寒从热化。

2. 证治有道

小儿感冒病因以外感风邪为主，风邪犯人，先袭肺卫皮毛，如《素问·咳论》说："皮毛者，肺之合也，皮毛先受邪气，邪气以从其合也。"肺卫受邪之后，郁遏于表，腠理失疏，必当疏泄腠理，即以疏风解表为治疗的基本法则。凡小儿感冒，以退热为家长与医生共同关切的主要结局指标，如何先解其热？《素问·至真要大论》提出："其在皮者，汗而发之。"发汗解表可以驱邪外泄、降温安正，是解热的有效方法。所以，提出疏风发汗解表为感冒治疗第一要义。同时，顾护脾胃切不可忽视，心惊肝风须克制于先，早截邪毒可防病传变。

针对感冒风邪，治宜疏而不宜遏，即疏风解表之法。《温病条辨·杂说》强调："治上焦如羽，非轻不举。"故解表药多取药性升、浮的花、叶轻清之品。《小儿药证直诀》用大青膏治小儿伤风发搐，则已开小儿感冒使用大青治疗之先河。又当根据风寒、风热、风暑证候的不同，分别采用辛温、辛凉、祛暑药物。虽然风热、风暑皆属阳热之邪，治疗当以疏风解热清暑为主，但欲解表必需疏泄腠理，在发汗解表方面则辛温药物更胜一筹，所以，吴瑭治风温银翘散中用荆芥、治暑温"汗不出者"新加香薷饮中用香薷皆是此意。

风寒感冒证治以辛温解表散寒。《伤寒论》有麻黄汤之设，柯韵伯《伤寒来苏集·伤寒附翼》谓："此为开表逐邪发汗之峻剂也。"儿科因小儿本腠理疏松，恐疏泄太过而伤阴甚至亡阳，故以麻黄、桂枝配伍发汗解表仅在风寒束表重证方才使用，且得汗则止。常用方为荆防败毒散加减，取荆芥、防风、白芷、羌活、紫苏叶之类，其中荆芥、防风疏风清热解表功胜，白芷、羌活解肌止头痛、身痛力强，紫苏叶则解表兼以和中止呕。咳嗽加桔梗、白前宣肺止咳；流涕加辛夷、川芎宣通肺窍；纳呆加生姜、焦六神曲温中运脾；呕吐加姜半夏、旋覆花降逆止呕；脘痞苔腻加草果、苍术、厚朴除湿化痞。若寒包热郁加黄芩、贯众、石膏清其内热。

风热感冒证依《温病条辨》太阴温病治法，治以辛凉解表清热。《温病条辨·上焦篇·风温，温热，温疫，温毒，冬温》曰："太阴风温，但咳，身不甚热，微渴者，辛凉轻剂桑菊饮主之。"又曰："太阴风温、温热、温疫、冬温，初起恶风寒者，桂枝汤主之；但热不恶寒而渴者，辛凉平剂银翘散主之。"再谓："太阴温病，脉浮洪，舌黄，渴甚，大汗，面赤，恶热者，辛凉重剂白虎汤主之。"明确指出了辛凉轻剂、平剂、重剂的主要应用指征：桑菊饮"但咳，身不甚热，微渴"；银翘散"但热不恶寒而渴"；白虎汤"脉浮洪，舌黄，渴甚，大汗，面赤，恶热"。实际应用多以银翘散为主方加减，取金银花、连翘解表清热；薄荷、大青叶疏风散热，桔梗、牛蒡子宣肺利咽；荆芥、淡豆豉辛温透表；芦根、竹叶清热生津除烦。咳嗽重加桑叶、菊花、前胡宣肺止咳；痰稠色黄加浙贝母、瓜蒌皮、黛蛤散清化痰热；咽红肿痛加虎杖、蒲公英、玄参清热利咽。其热势高者合石膏、知母、甘草退热保津；贯众、黄芩、蚤休清热解毒；大便秘结加大黄、枳实通腑泄热。

暑邪感冒证治以清暑解表，因暑多夹湿，故常加化湿之品。按《温病条辨·暑温》治法："手太阴暑温，如上条证，但汗不出者，新加香薷饮主之。"方取金银花、连翘清热解暑，又加辛温解表、化湿和中之香薷、厚朴、扁豆花。暑为阳热之邪，为何用辛温之品？吴瑭有精辟的解释："温病最忌辛温，暑病不忌者，以暑必兼湿，湿为阴邪，非温不解，故此方香薷、厚朴用辛温，而余则佐以辛凉云。"随证加减：偏热重者加薄荷、黄连、栀子清热泻火；偏湿重加藿香、佩兰、苍术祛暑化湿；恶心呕吐加竹茹、姜半夏、陈皮降逆止呕；泄泻加葛根、黄连、黄芩、六一散清肠化湿。暑热已经耗气伤阴者则宜用《温热经纬》清暑益气汤加减治疗。

小儿感冒在主证之下易于发生兼证，治疗应在主证处方用药之外，配合使用治疗兼证的药物。

夹痰证咳嗽痰多，喉间痰鸣，宜按主证的寒热属性选加燥湿化痰方药。常用者温化寒痰用二陈汤，姜半夏、陈皮、茯苓、旋覆花等；清化热痰用黛蛤散加浙贝母、瓜蒌皮、竹沥等。

夹滞证兼见脘腹胀满，不思饮食等症。治疗在解表的基础上加消食导滞之品，食滞用保和丸、乳滞用消乳丸。常用如麦芽消乳积、山楂消肉食积、六神曲化谷食积、莱菔子消麦面之积、鸡内金消米薯之积、谷芽健脾消食积等可随证选用，腹胀者要加用消食除胀药物如枳实、砂仁、木香、陈皮等。

夹惊证属于急惊风一类，为风热引动肝风，多见于发热初起体温迅速上升阶段。治疗应在疏风解表清热基础上加用蝉蜕、钩藤、僵蚕、刺蒺藜等息风之品。但惊风发作之时，急需制止惊厥，可先针刺人中、合谷、太冲、大椎等穴，强刺激手法，重者则需使用10%水合氯醛加温生理盐水保留灌肠，或安定静脉缓慢注射抢救。对于有热性惊厥发作史、感冒发热时有惊风先兆者，近年来我们预先开给羚珠散（由羚羊角粉、珍珠粉、牛黄、僵蚕、朱砂、琥珀、胆南星、冰片、石菖蒲油组成），嘱患儿在下次发热之初或见到热惊端倪时便及时服用，收到了防惊于未发的良好效果。

第二章

鼻衄

【概述】

鼻鼽，尚有鼽、鼽嚏、鼽窒、鼽鼻、鼽水等别称。最早记载见于《礼记·月令》："季秋行夏令……民多鼽嚏。"《素问·脉解》提出"鼻鼽"病名："所谓客孙脉，则头痛、鼻鼽、腹肿者，阳明并于上，上者则其孙络太阴也，故头痛、鼻鼽、腹肿也。"鼻鼽主证可见于《素问玄机原病式·六气为病》："鼽者，鼻出清涕也……嚏者，鼻中因痒，而气喷作于声也。"小儿鼻鼽临床表现为突发或反复发作的鼻痒、喷嚏、流清涕、鼻塞等鼻部症状。随着生存环境和生活方式的改变，过敏体质小儿逐年增多，本病的发病率呈逐年上升趋势。本病可常年发病，亦可呈季节性发作，冬、春季多发，具有反复发作的病史，部分病人常伴发过敏性结膜炎、风咳、哮喘、湿疹等过敏性疾病，可有家族史。

历代医家对鼻鼽病因病机的论述多从"寒热"或"脏腑虚损"等方面立论，笔者在此基础上，提出小儿鼻鼽发病应首先从伏风内潜、外风引发、肺窍不利出发，结合寒热虚实、脏腑辨证。《素问·风论》曰："故风者，百病之长也……风者，百病之始也。"风邪为六淫之首，此为外风。广义外风可包括各种致敏因素，如接触异味、异物，包括花粉、尘螨、动物皮毛、油漆涂料、鱼虾螃蟹，以及各种环境污染物等等。以上均属虚邪贼风。《灵枢·五变》云："肉不坚，腠理疏，则善病风。"小儿脏腑娇嫩，形气未充，藩篱疏薄，最易感触风邪，外风致病，多先犯肺，鼻为肺之外窍，常先受病。清·程钟龄在《医学心悟·鼻》中说："鼻流清涕者，肺风也。"外风犯肺，肺窍不利，常见鼻塞流涕、喷嚏、鼻痒等症。外风与内风常相合致病，正如《西溪书屋夜话录》所云："凡人必先有内风而后外风，亦有外风引动内风者。"

笔者经多年临床观察分析总结提出：患儿特禀质先天禀赋有异，形成"伏风"内潜的体质在本病病因中占有重要的地位，外风屡犯则常为诱发因素，两风相合引起鼻鼽发病。伏风来自先天，平时潜伏体内而不外发，但因患儿为特禀质，即过敏性体质，若为外风、异气所感则易于发病。外风见于四季而为春季主令，于正常小儿无碍，但对于特禀质儿童则常常引动伏风，束于肺窍，致鼻塞不通、鼻腔作痒、鼻涕流注、喷嚏频作。经过治疗，可以疏解外风、平抑伏风，使疾病获得缓解，但因伏风内潜夙因未除，一旦再为外风、异气所触便随时复发。外风常兼寒、热、燥、湿诸邪，加之小儿体质虚、实、寒、热的区别，故鼻鼽流涕有清涕、黄涕、无涕或涕多之不同表现。伏风致病，不仅为鼻鼽，也可为其他"风病"，故患儿常合并风咳、哮喘、湿疹等疾病。

西医学中的变应性鼻炎、血管运动性鼻炎、嗜酸性粒细胞增多性非变应性鼻炎等可归于本病范畴。变应性鼻炎属于 I 型变态反应性疾病，主要是因机体接触变应原（如气候突变、接触粉尘、花粉、不洁气体等刺激）之后出现的一种非感染性鼻黏膜炎性疾病，多由肥大细胞和免疫球蛋白 E（IgE）介导所致，常表现为突发或反复发作的鼻痒、喷嚏、流清涕、鼻塞等鼻部症状，对患者的日常生活影响较大。血管运动性鼻炎作为非变应性鼻炎的主要类型，其症状与变应性鼻炎极为相似，多为鼻部自主神经功能失衡、血管反应性增强而出现的应激性疾病，与情绪变化相关，常在清晨起床时鼻部症状突然发作，辅助检查示鼻分泌物嗜酸性粒细胞阴性，变应原检测及特异性 IgE 抗体阴性。嗜酸性粒细胞增多性非变应性鼻炎临床表现和鼻腔检查与变应性鼻炎基本一致，鼻腔分泌物中可找到较多的嗜酸性粒细胞，但变应原检测及特异性 IgE 抗体阴性，其发病病因不明。西医临床主要采取包括第二代 H1 抗组胺药、局部鼻用皮质类固醇、减充血剂、白三烯受体调节剂等非特异性治疗以及特异性的脱敏治疗，虽具有一定效果，但病情容易反复且不能根治。

中医药治疗鼻鼽在远期疗效、防止鼻鼽反复发作、减少哮喘等合并症出现以及安全性等方面均有着一定的优势。近年来研究发现，中医药治疗鼻鼽对于调控 TLRs/NF-κB 信号通路有重要的作用，而 TLRs 作为 Toll 样受体，在气道过敏反应中发挥着重要的作用。NF-κB 可单独或与其他核转录因子协同，通过免疫的调节和对炎症因子及炎症介质之间的级联放大瀑布效应，在免疫反应和炎症中起枢纽作用。中医药治疗可从调节免疫、调节神经内分泌、抗炎、抗过敏等多个角度出发阐释其作用机制，为中医药临床治疗小儿鼻鼽提供了一定的药理证据及研究基础。

【病因病机】

小儿鼻鼽内因责之于先天禀赋有异，伏风内潜，肺、脾、肾三脏功能失调，脏腑虚损，致腠理疏松，卫表不固，不耐外风、异气；外因责之于风邪、寒邪或异气侵袭。肺居上焦，鼻为肺之窍，皮毛主于肺，外风由鼻口或肌肤犯肺，引动伏风，两风相合，最常引起肺窍不利、肺气失宣。风扰鼻窍则瘙痒难忍，风束肺窍则鼻塞不通，气郁欲宣而喷嚏连作，伴寒湿则清涕横流。伏风久潜难消，一旦引发，则易病而难息，所以，鼻鼽常病程迁延或反复发作，难以痊愈。

1. 肺气虚寒，卫表不固

小儿肺常不足，素体肺气虚寒者卫表不固，易为风寒所袭，与伏风相合，郁遏肺气，津液通调失职，鼻窍阻塞，遂致鼻痒、喷嚏频频突发、流清涕、鼻塞，嗅觉减退，畏风怕冷，自汗，气短懒言，语声低怯，面色苍白，或伴见咳嗽痰稀，舌质偏淡或淡红，苔薄白，脉虚弱。下鼻甲肿大，鼻黏膜淡红或苍白，鼻道水样分泌物。

2. 脾气虚弱，清阳不升

小儿脾常不足，脾主运化水湿，脾虚者常水湿不化，生于脾而贮于肺，一旦为外风、异物所触，水湿夹伏风上冲鼻窍，遂致鼻痒、喷嚏发作、清涕频流、鼻塞，嗅觉减退。同时患儿常表现面色萎黄，食少纳呆，消瘦，腹胀，大便溏薄，四肢倦怠乏力，舌淡胖，舌边齿痕，苔薄白，脉弱。鼻黏膜淡红或苍白，下鼻甲肿大，鼻道水样分泌物。

3. 肾阳不足，温煦失职

肾阳不足则全身失于温煦，卫外无能，易于冒受外风、引动伏风，遂致鼻痒、喷嚏频频突发、流清涕、鼻塞，嗅觉减退，面色苍白，形寒肢冷，腰膝酸软，神疲倦怠，小便清长，舌质淡，苔白，脉沉细。鼻黏膜淡白或苍白，下鼻甲肿大，鼻道水样分泌物。

4. 肺经郁热，上犯鼻窍

肺经由反复外感或体质因素而伏热者，外感风热之邪，引发伏风，则易于从阳化热。肺经郁热，邪热再犯，鼻窍不利，遂致鼻痒、喷嚏频频突发、涕粘白或微黄、交替性鼻塞，嗅觉减退，易作鼻衄，可伴恶风、发热、咳嗽，溲黄，舌质红，苔薄黄，脉浮数。鼻黏膜偏红，鼻甲肿胀。

5. 肺脾肾虚，风痰留着

小儿肺脾肾不足，肺气虚不能固表御风、脾气虚水湿不化、肾阳虚阳失守护，风痰久留内着，遂致鼻痒、喷嚏、流清涕或浊涕、鼻塞常年久发，嗅觉减退，可伴咽痒、眼痒、皮肤瘙痒，或合并气喘，咳吐痰涎，面色少华，恶风畏寒，纳差便溏，舌质淡，苔薄白或腻，脉滑。鼻黏膜淡白，鼻甲肿胀。

【临床诊断】

1. 诊断要点

（1）本病可常年发病，亦可呈季节性发作，冬、春季多发。具有反复发作的病史，部分患儿可有湿疹、荨麻疹、支气管哮喘等过敏性疾病史、家族史。

（2）本病以清水样涕、鼻痒、鼻塞、喷嚏为主要临床症状，每天症状持续或累计约1小时以上。可伴有眼痒、结膜充血等眼部症状。症状严重的患儿可有所谓的"变应性敬礼"动作，即为减轻鼻痒和使鼻腔通畅而用手掌或手指向上揉鼻。

（3）在发作期常见鼻黏膜苍白、水肿，少数鼻黏膜充血，鼻甲肿大，鼻腔水样分泌物。部分患儿可出现：①变应性黑眼圈：由于下眼睑肿胀而出现的下睑暗影；②变应性皱褶：由于经常向上揉搓鼻尖而在鼻部皮肤表面出现横行皱纹。在间歇期以上特征不明显。

（4）血常规：外周血白细胞总数正常，嗜酸性粒细胞可增高。鼻腔分泌物嗜酸性粒细胞可呈阳性，鼻腔分泌物肥大细胞（嗜碱粒细胞）可呈阳性。皮肤点刺试验、血清特异性 IgE 检测、血清学过敏原检测均有助于本病的诊断。

2. 鉴别诊断

（1）伤风鼻塞：是以鼻塞、流涕、喷嚏为主要症状的鼻病，不具有突然发作、很快消失的特点，常伴有发热、恶寒等全身症状，病程较短。

（2）鼻息肉：患儿的鼻腔镜检查可见一侧或双侧鼻腔有单个或多个表面光滑、灰白色或淡红色的半透明赘生物，以此为主要临床表现。

【辨证论治】

1. 辨证要点

本病辨证，在伏风内潜，风痰束窍共同证候的基础上，再以寒、热、虚、实，结合肺、脾、肾论证。鼻痒、喷嚏、鼻塞、流涕，是小儿鼻鼽风束肺窍病机共同的证候特点。肺气虚寒证、肺经伏热证为外因与内因相合发病，喷嚏频频突发表现更甚，又因病证寒、热属性的不同，前者流清涕量多，后者则更多见黏稠涕或黄浊涕。脾气虚弱证、肾阳不足证以脾肾亏虚、伏风内潜为主要病机，因而病程迁延，喷嚏时发而连作，皆流清涕。兼有症状则表现出所病脏腑及虚实的区别。

（1）辨别肺气虚寒与肺气虚弱：肺气虚寒卫表不固则畏风怕冷、自汗；肺气虚弱则气短懒言、语声低怯、面色苍白。

（2）辨别肺经伏热与肺热熏窍：肺经伏热，热灼肺津则咽痒、口干烦热；肺热熏窍则见鼻衄、咽红。

（3）辨别脾气虚弱与肾阳不足：脾气虚弱，气血不充则面色萎黄、四肢倦怠乏力；运化无力则食少纳呆、消瘦、腹胀、大便溏薄。肾阳不足，阳失温煦则面色苍白、形寒肢冷；鼓动无力则腰膝酸软、神疲倦怠；膀胱失摄则小便清长、夜尿频或遗尿。

（4）鼻内镜检查协助微观辨证：正常鼻黏膜为淡红色，表面光滑湿润而有光泽。一般肺气虚寒证鼻黏膜淡红或苍白，下鼻甲肿大，鼻道水样分泌物；肺经伏热证鼻黏膜色红，鼻甲肿胀；脾气虚弱证鼻黏膜淡红或苍白，下鼻甲肿大，鼻道水样分泌物；肾阳不足证鼻黏膜淡白或苍白，下鼻甲肿大，鼻道水样分泌物。

2. 治疗原则

本病乃外风、伏风相合束于肺窍而发作，治当以消风宣窍为基本法则。同时需分辨寒热虚实，兼析肺、脾、肾三脏而随证施治，如虚实夹杂、寒热并存着，应注意兼顾。发作期当攻邪以治其标，予疏风宣肺利窍为主；缓解期伏风内潜为隐患，当补虚以固其本，在补益肺脾肾之时亦不可忘记消伏风、御外风，此为治本之策。本病属于顽疾，宜坚持较长时间随证治疗以期逐步改善其体质而减轻、减少发作，争取长期缓解而痊愈。

3. 证治分类

（1）肺气虚寒，卫表不固

证候 鼻痒，喷嚏频频突发，流清涕，鼻塞，嗅觉减退，畏风怕冷，自汗，气短懒言，语声低怯，面色苍白，或见咳嗽痰稀，舌质偏淡或淡红，苔薄白，脉虚弱，指纹浅淡。鼻内镜示：下鼻甲肿大，鼻黏膜淡红或苍白，鼻道水样分泌物。

辨证 本证由肺气虚寒，卫表不固，风寒乘虚而入，引发伏风，肺窍不利而作。

以鼻痒，喷嚏频发，流清涕，或鼻腔分泌物清稀，鼻黏膜淡红或苍白，伴面色苍白、畏风怕冷、舌质淡、苔薄白为特点。

治法 温肺散寒，益气固表。

方药 温肺止流丹加减。常用黄芪、党参补肺益气；荆芥、桂枝温经散寒；细辛、辛夷疏风宣窍；刺蒺藜、五味子敛抑伏风；桔梗载药上行。

冒受风寒、鼻塞较重者加麻黄、紫苏叶疏风散寒；鼻痒甚加蝉蜕、苍耳子祛风通窍；流清涕多加藿香、苍术辛温燥湿；肤痒加防风、地肤子消风止痒；多汗加煅龙骨、煅牡蛎收敛止汗。

（2）脾气虚弱，清阳不升

证候 鼻痒，喷嚏频频发作，流清涕，鼻塞，嗅觉减退，面色萎黄，食少纳呆，消瘦，腹胀，大便溏薄，四肢倦怠乏力，舌淡胖，齿痕舌，苔薄白，脉弱，指纹色淡。鼻内镜示：鼻黏膜淡红或苍白，下鼻甲肿大，鼻道水样分泌物。

辨证 本证患儿平时即为脾虚之体，再冒风寒、异气而发病。以反复发作鼻痒、喷嚏频发、流清涕、鼻黏膜淡红或苍白，伴面色萎黄、倦怠乏力、纳呆便溏、舌质淡、舌体胖嫩、苔薄白为特点。

治法 益气健脾，升阳通窍。

方药 补中益气汤加减。常用党参、炙黄芪、白术、炙甘草健脾益气；升麻、柴胡升举清阳；陈皮、苍术理气化湿；辛夷、白芷通阳宣窍。

畏风恶寒加桂枝、川芎温经散寒；大便溏薄加藿香、干姜、益智仁温中燥湿；脘腹饱胀加砂仁、木香行气消胀；食欲不振加焦山楂、炒谷芽健脾消食；多汗加碧桃干、浮小麦益气固表。

（3）肾阳不足，温煦失职

证候 鼻痒，喷嚏频频发作，流清涕，鼻塞，嗅觉减退，面色苍白，形寒肢冷，腰膝酸软，神疲倦怠，小便清长，舌质淡，苔薄白，脉沉细，指纹淡。鼻内镜示：鼻黏膜淡白或苍白，下鼻甲肿大，鼻道水样分泌物。

辨证 本证多见于病程较长的患儿，部分小儿可有早产等先天不足或哮喘等疾病反复发作病史。以鼻痒，喷嚏频发，流清涕，鼻黏膜苍白，伴面色苍白、形寒肢冷、小便清长、舌质淡为特征。

治法 温补肾阳，通利鼻窍。

方药 真武汤加减。常用药制附子、细辛、生姜温肾助阳，以化气蠲饮；炒白术、茯苓健脾利湿；白芍、五味子酸敛伏风。

大便溏薄加肉豆蔻、补骨脂温肾助阳；小便清长或遗尿加益智仁、乌药温肾缩尿；鼻痒多嚏加乌梅、辛夷抑风通窍；清涕长流加苍术、桂枝通阳除湿；畏风易感加炙黄芪、防风补肺固表；多汗加煅龙骨、煅牡蛎敛汗固表。

（4）肺经伏热，上犯鼻窍

证候 鼻痒，喷嚏频频突发，流涕黏白或黄浊，鼻塞，嗅觉减退，可伴有咳嗽、咽痒、咽红、口干烦热，或见鼻腔干燥、鼻衄，舌质红，苔黄，脉数，指纹浮紫。鼻内镜示：鼻黏膜偏红，鼻甲肿胀。

辨证 本证多见于特禀质兼阳热质的患儿。以鼻痒，喷嚏频发，鼻涕黏白或黄浊，鼻黏膜偏红、鼻甲肿胀、鼻腔干燥，伴面红唇赤、口干烦热、咽痒、或见鼻衄、舌质红、苔黄、脉数为特征。

治法 清宣肺气，通利鼻窍。

方药 辛夷清肺饮加减。常用石膏、知母、黄芩、栀子清泻肺经伏热；辛夷、苍耳子开宣肺气，通利鼻窍；麦冬、百合养阴润肺。

咽红肿痛加金银花、连翘、薄荷清肺解毒；鼻流浊涕、黄涕加鱼腥草、鱼脑石、龙胆疏风清热；头晕头痛加白芷、野菊花、蔓荆子祛风止痛；咳嗽有痰加桑白皮、前胡、桔梗清肺化痰止咳。

（5）肺脾肾虚，伏风内潜

证候 或见面白多汗，易罹外感；或见面黄纳差，体弱乏力；或见畏冷肢凉，尿频清长。不耐外风、异气，每有所触则鼻塞、鼻痒、喷嚏、流清涕发作，可伴咽痒、眼痒、皮肤瘙痒，或合并风咳、哮喘、湿疹等病症，舌质淡，苔薄白，脉无力，指纹色淡。鼻内镜示：鼻黏膜淡白，鼻甲肿胀。

辨证 本证各有或兼有肺虚、脾虚、肾虚证候，以易为外风、异气感触而发作鼻鼽为共同特点，且常兼见其他风病，病程迁延。其肺虚者以肺气亏虚、卫阳不足证候为主；脾虚者以气虚失运、水湿不化证候为主；肾虚者以阳失温煦、易为寒中证候为主。

治法　补肺固表、健脾益气、温补肾阳，同时消抑伏风。

方药　肺虚伏风用玉屏风散合桂枝龙骨牡蛎汤加减，常用炙黄芪、白术、防风、桂枝、白芍、苍耳子、川芎、刺蒺藜、煅龙骨、煅牡蛎等。脾虚伏风用异功散合二陈汤加减，常用党参、茯苓、法半夏、陈皮、苍术、白术、紫苏、辛夷、胆南星、地龙等。肾虚伏风用金匮肾气丸加减，常用熟地黄、山茱萸、牡丹皮、山药、肉桂、制附子、细辛、五味子、豨莶草等。

【其他疗法】

1. 中药成药

（1）辛芩颗粒：每袋 5g。每服 1～3 岁 2.5g、>3 岁 5g，1 日 2～3 次。用于肺气虚寒证。

（2）玉屏风颗粒：每袋 5g。每服 1～3 岁 1/3 袋、3～7 岁 1/2 袋、>7 岁 1 袋，1 日 3 次。用于肺气虚证。

（3）补中益气口服液：每支 10mL。每服 <6 岁 5mL、>6 岁 10mL，1 日 2～3 次。用于脾气虚证。

（4）桂附地黄丸：每瓶 200 丸。每服 <6 岁 4 丸、>6 岁 6 丸，1 日 2 次。用于肾阳不足证。

（5）鼻渊通窍颗粒：每袋 15g。每服 <10 岁半袋、>10 岁 1 袋，1 日 3 次。用于肺经伏热证。

2. 针灸疗法

（1）体针：选迎香、印堂、风池、风府、合谷等为主穴，以上星、足三里、禾髎、肺俞、脾俞、肾俞、三阴交等为配穴。每次主穴、配穴各选 1～2 穴，用补法，留针 20 分钟。虚寒证可加灸。

（2）耳穴贴压：选神门、内分泌、内鼻、肺、脾、肾、肾上腺、皮质下等穴，王不留行籽贴压，两耳交替，每次取 3～5 穴。

3. 穴位敷贴

选用白芥子、细辛、辛夷、甘遂、冰片等药物研粉，生姜汁调成膏状，敷贴于大椎、迎香、肺俞等穴位。

【防护康复】

1. 预防

（1）锻炼身体，增强免疫能力，防止吹风受凉。

（2）注意室内卫生，经常除尘去螨，勤晒被褥，避免与宠物接触。

（3）注意观察，寻找诱发因素，若有发现，应尽量避免。在寒冷、扬花季节出门戴口罩，减少和避免各种尘埃、花粉的刺激；避免接触或进食易引起机体过敏之物，如海鲜、虾蟹、羽毛、兽毛、蚕丝等，忌辛辣刺激食物、热带水果等。

（4）经常按摩迎香穴。

2. 护理

（1）煎煮中药嘱患者趁热服用，勿服凉药。

（2）在鼻腔冲洗过程中，首先做好冲洗指导，教会患者冲洗方法，控制好药液温度，切忌过热冲洗，以免损伤黏膜。对于不能很好自行冲洗的患者，护理人员帮助使用鼻腔冲洗器。

（3）向患儿家长宣传防治相关知识，嘱患儿家属配合治疗，定期复诊。

3. 康复

（1）积极采取以上各项治疗、护理措施，让患儿顺利地渡过急性期。

（2）监测患儿症状，继续采用必要的药物治疗、针灸推拿等措施调理，促使患儿康复，并在缓解期继续调理以减少复发。检查过敏原，尽量加以避免。

（3）对部分并发哮喘、风咳、湿疹、反复呼吸道感染等疾病的患儿要综合辨证，采取调理措施，扶助正气，增强御病能力，抑制、消除伏风，以图长期缓解甚至痊愈。

【审思心得】

1. 循经论理

鼻鼽在我国古代《礼记》《素问》等典籍中已有记载。《素问玄机原病式·六气为病》说："鼽者，鼻出清涕也……嚏，鼻中因痒而气喷作于声也。"明确了本病主症。古人论本病病因以寒证居多，如《景岳全书·鼻证》认为感受风寒："凡由风寒而鼻塞者,以寒闭腠理,则经络壅塞而多鼽嚏。"《辨证录·卷三》所言肺气虚寒:"人有鼻流清涕,经年不愈,是肺气虚寒。"也有论及肺热,如《素问玄机原病式·六气为病》曰:"鼽者……肺热甚则出涕。"或者脾虚、肾虚,如《素问·宣明五气》:"肾为欠为嚏。"可见古代医家已经对于本病概念、主症、常见病因有较多的论述。但其反复发作的原因与特禀质有关则未见到明确的历史记载。

本病发作的主要诱因与外感风邪有关。《临证指南医案·风》云:"经云:风为百病之长。盖六气之中,惟风能全兼五气,如兼寒则曰风寒,兼暑则曰暑风……"现代对外风的含义有所拓展,凡皮肤接触或呼吸道吸入的致敏原均可归属于广义的外风范畴,包括吸入性、接触性、感染性、季节性(花粉)、食入性等外来致敏原,以及环境因素、物理因素(冷刺激、运动)等。小儿肺脏娇嫩、卫外不固,最易为风邪所伤,风邪犯鼻,引动先天之伏风,肺窍不利,则鼻塞、流清涕、喷嚏,"风盛则痒"故鼻痒,甚则合并目痒、皮肤瘙痒等症状。

我们自2008年起提出了广义外风、内潜伏风产生儿童过敏性疾病的新概念,2016年系统论述了"从风论治儿童过敏性疾病",2018年对"小儿鼻鼽辨证论治"做了专题阐述。在传统风病的基础上,明确提出儿童过敏性疾病与特禀体质先天禀赋有异相关的病因新学说,认为鼻鼽发病为伏风内潜、外风引发,两风相合而产生,因而需以疏解外风、平抑伏风的消风法为基本治疗法则。这些论述充实了小儿鼻鼽病因病机、辨证论治的学说,已经获得越来越多儿科同道的认同。

鼻鼽证候的发生及演变、转化与患儿体质有密切关系。伏风为先天禀赋、家族体质有异,即特禀质(过敏性体质),在儿科颇为常见,且有日渐增多之趋势。伏风平素深伏体内,疏之不散、息之难平,一有风邪侵袭,或者接触异味、异物,则伏风随之被引动而发病。风为百病之长,外感六淫之风邪常兼杂寒、暑、湿、燥、火诸邪而侵袭人体,引起"虚处受邪",其风寒引发鼻鼽者常见为肺气虚寒证,风热引发鼻鼽者常见为肺经伏热证。除特禀质伏风凤因外,患儿若是兼肺气虚质则卫表不固而恶风多汗、易罹外感呈现肺气虚寒证;若是兼脾气虚质则水湿水谷不化而清涕量多、纳差形瘦呈现脾气虚弱证;若是兼肾气虚质则阳气失于温煦而畏寒肢冷、清涕长流呈现肾阳不足证;若是兼阳热质则内热郁蒸而面红唇赤、鼻涕黄浊呈现肺经伏热证。其中肺气虚卫阳不足易于外感风寒发为肺气虚寒证,风寒化热或者外感风热与阳热质相合发为肺经伏热证，肺气虚与脾气虚相兼而为肺脾气虚证，卫阳虚与肾阳虚相兼而为肾肺阳虚证，此类病机相合、证候相兼皆属临证常见。

由此可见，小儿鼻鼽的共同病机为伏风内潜，肺、脾、肾不足，由外风引发而产生不同的演变和转化。其证候当从伏风、外风、寒热、虚实，以及以肺为主、结合脾肾来辨别。对于这类疾病治疗的目标，应定位为谋求发病轻、少发病，若能达到较长时期不发病，即缓解，甚至经调理后长期缓解不发病，也可能获得临床治愈。

2. 证治有道

小儿鼻鼽乃外风、伏风相合束于肺窍而发作，治当以消风宣窍为基本法则。紧扣病机，急则治其标，缓则治其本，补其不足，泻其有余，合理选方用药，随症加减，方能显效。《素问·至真要大论》指出："风淫于内，治以辛凉，佐以苦，以甘缓之，以辛散之。"发作期以疏风利窍、宣肺消风治标为主，根据所夹寒、热不同，或以辛散温通，或以辛凉宣通；缓解期伏风内潜为隐患，宜扶正消风治本，治以补肺健脾、调和营卫以御风，或益气固表防风、或养阴润肺御风、或温振阳气却风，在补益肺脾肾之时均不可忘记消伏风、防外风，此为治本之策。

急则治其标。《灵枢·五阅五使》曰："鼻者，肺之官也。"鼻为气体出入之门户，清阳之气从鼻窍而入，故称"清窍"，司嗅觉、助发音，为肺系所属。小儿鼻鼽的病位在肺，属上焦疾病，余认为其治疗当遵"治上焦如羽，非轻不举"的用药原则。临证多用辛散升提宣通鼻窍之祛风药，辛可宣展肺气，升则直达病所，所谓"高巅之上，惟风可到"，而施以质轻味薄性平之品，正合小儿"脏气清灵，随拨随应"的用药特点。根据发作期患儿不同证候，用药注重因势利导，从表向上散邪外出的基础上，施以疏风宣肺通窍之法。小儿鼻鼽发作期症见骤然鼻塞或鼻塞加重，鼻痒，甚至目痒、皮肤痒，清涕如注，喷嚏连作频发，咳嗽、咳痰，寐中张口呼吸。此为"伏风内潜""外风触发"共同导致肺窍不利的结果。

笔者临证治疗本病，在审证求因、审因论治的前提下，选择疏风宣肺、消风利窍之药，自拟消风宣窍汤为主方加减变化，用于鼻鼽发作期，收到良好的效果。消风宣窍汤药物组成：炙麻黄、桂枝、辛夷、苍耳子、五味子、乌梅、胆南星、广地龙。该方由四个药对相伍而成，分析如下。

麻黄、桂枝二药配对，首见于《伤寒论》，相须为用，辛温宣窍力强，可解表散寒、疏风宣肺、平抑伏风、透达鼻窍，通鼻塞、消鼻痒、减清涕、制喷嚏。因生麻黄发汗作用较强，而本病患儿常见有自汗、盗汗等症，故临证多用炙麻黄，汗出过多者则不用，常用剂量 2～4g。炙麻黄轻清上浮，专疏肺郁，宣泄气机，疏外风、抑伏风，为消风宣肺第一要药。现代药理研究认为其含有麻黄碱，对鼻黏膜血管有显著的收缩作用，从而改善鼻腔通气，减少鼻涕渗出、促进分泌物引流，还有一定的抗过敏作用，其挥发油有抗炎效应。桂枝辛散温通，透营达卫，外散风寒，内助卫阳。现代研究认为桂枝可抑制 IgE 所致的肥大细胞脱颗粒释放介质，具抗过敏作用。

辛夷、苍耳子配伍出自《济生方》苍耳子散，原方用治鼻渊肺经风热。辛夷，性温味辛，质轻浮，入肺、胃经，具有散风寒、通鼻窍功效。众多实验研究证明，辛夷具有良好的抗过敏作用，作用机制与拮抗过敏介质（过敏性慢反应物质 SRS-A、组胺 His、血小板活化因子 PAF），阻止肥大细胞脱颗粒，以及减少过敏物质释放、下调其受体 mRNA 表达等有关。苍耳子辛窜通窍，祛风止痛，透脑化浊，为常用的鼻科要药，《本草纲目》谓其有"蒸脑止涕"作用，沈金鳌《要药分剂》称："苍耳子：治鼻渊、鼻瘜，断不可缺，能使清阳之气上行巅顶也。"通过对血液的变化观察表明，苍耳子能稳定肥大细胞膜，抑制介质释放。两药合用共奏消风通窍止浊之功，兼为引经之药。二药合用尤适于鼻痒流涕、不闻香臭、喷嚏频作等过敏症状明显者。苍耳子若过量服用有临床出现全身无力、头晕、恶心、呕吐、腹痛、厌食、面色苍白、脸庞浮肿等副作用的报道，严重者可以出现呼吸衰竭、循环衰竭、肾功能衰竭甚至死亡。文献报道中毒量在每日 30g 以上，《中华人民共和国药典》规定用量不超过 9g，我们临床用于儿童一般掌握在 3～6g，未发现过中毒反应。

乌梅、五味子配伍使用，皆属味酸敛肺抑风之品。乌梅酸涩收敛，化阴生津，具抗过敏、止涕等功效。现代实验研究发现乌梅对豚鼠的蛋白质过敏性及组织胺休克，具有对抗作用。五味子酸甘而温，益气敛肺，补肾养阴。《神农本草经》谓其"主益气，咳逆上气，劳伤羸瘦，补不足，强阴，益男子精"。现代药理学证实五味子能够调节 T 淋巴细胞，抑制过敏反应。二药均能敛肺、涩肠、固肾，相须伍用，收敛耗散之肺气、抑制伏风之上泛，促使鼻黏膜炎症吸收，正气得以扶补、机体免疫力增强、有效提高抗过敏能力，防止或减少本病的复发。但需要注意的是，若患儿痰湿壅盛，则不宜早用收敛之品。

胆南星、广地龙配对使用，为植物药与虫类药相伍，两药功效有相通之处，攻逐风痰，相配可起到协同作用。胆南星性凉味苦，主清热定惊，擅消风痰。地龙咸寒，引药入络，搜风止痒，化痰解痉。现代研究认为地龙中含次黄嘌呤具有对抗组胺作用，明显抑制玫瑰花结形成，具有免疫抑制作用；含琥珀酸，可减少血清中的 IgE 抗体形成。二药合用，相辅相成，共奏消风化痰、通络宣窍之功。此药对尤其适用于鼻鼽并发哮喘的小儿，症见咳嗽气喘，喉中痰鸣，鼻窍不通，喷嚏流涕等，协同增效，可两病同治。

消风宣窍汤通过加减变化，可以用于小儿鼻鼽发作期的各种证候：风寒表证明显者加荆芥、防风疏风解表；风热表证明显者加金银花、薄荷、蝉蜕疏风清热；鼻塞重者加川芎、细辛辛温宣窍；清涕量多者加苍术、藿香燥湿止流；鼻干瘙痒者加白芍、生地黄益阴润窍；痰多色黄者加浙贝母、黄芩、黛蛤散清化痰热；干咳少痰者加南沙参、麦冬、天冬润肺止咳；皮肤瘙痒者加地肤子、刺蒺藜消风止痒；伴见湿疹者加徐长卿、白鲜皮消风除湿。曾用消风宣窍汤为主治疗小儿鼻鼽 218 例，疗程 3 个月，消风宣窍汤试验组总有效率 92.8%，开瑞坦对照组总有效率 82.9%，两组比较有统计学意义（$P < 0.05$），试验组优于对照组。

采用卵白蛋白（OVA）溶液制作小鼠变应性鼻炎模型，利用 GC-MS 分析消风宣窍汤干预后对模型小鼠脾脏样本代谢谱的影响，共鉴定出 45 种代谢产物发生显著变化。研究结果表明，消风宣窍汤可通过调控苯丙氨酸、酪氨酸和色氨酸的生物合成，β - 丙氨酸代谢相关的脾脏代谢物，使其趋于回归，从而发挥治疗变应性鼻炎的作用。

缓则治其本。小儿鼻鼽缓解期证候为肺、脾、肾不足，伏风内潜，所以，在发作期病情缓解后，应当继续治疗，调补肺、脾、肾以防御外风，同时消抑伏风。如《医宗金鉴·删补名医方论》柯琴曰："故治风者，不患无以驱之，而患无以御之；不畏风之不去，而畏风之复来。"

缓解期肺气亏虚、伏风内潜证治以补肺固表、消抑伏风，选方玉屏风散加味。兼卫阳不足者多汗而汗出身凉，易冒风寒，合桂枝龙骨牡蛎汤加减温卫固表；以肺气亏虚为主者冷热交替时鼻鼽易发，合苓桂术甘汤加减温阳健脾；偶冒风寒者恶风畏寒、鼻塞流涕，速用桂枝汤加味解肌发表；兼肺咽阴虚者咽痒喉干、干咳时作，加蝉蜕、青果、麦冬润肺利咽；兼肺咽结热者咽部疼痛、乳蛾红肿，加虎杖、蒲公英、败酱草清热利咽；兼风泛肌肤者肤起湿疹瘙痒，加地肤子、白鲜皮、徐长卿除湿止痒。此外，各方中均常选加蝉蜕、苍耳子、辛夷、胆南星、僵蚕、地龙等消风之品。

缓解期脾气亏虚、伏风内潜证治以健脾益气、消抑伏风，选方异功散加味。涕多苔腻加苍术、藿香、法半夏化湿利窍；脘胀痞满加枳实、莱菔子、木香消积除胀；食欲不振加焦山楂、焦六神曲、炒谷芽消食开胃；口干苔少加南沙参、麦冬、玉竹益胃生津。方中常选加徐长卿、乌梢蛇、豨莶草、川芎、白芷等消风之品。

缓解期肾气亏虚、伏风内潜证治以温补肾阳、消抑伏风，选方金匮肾气丸加减。兼卫阳不足加桂枝、白芍、甘草温卫和营；兼脾阳不振加干姜、益智仁、砂仁温补脾阳；大便稀溏加炒白术、补骨脂、肉豆蔻温阳止泻；小便清长或遗尿加益智仁、乌药、桑螵蛸温肾缩尿。同时常选加桂枝、细辛、五味子、乌梅、辛夷、刺蒺藜、地肤子等消风之品。

第三章

鼻窒

【概述】

"鼻窒"病名首见于《素问·五常政大论》："大暑以行，咳嚏，鼽衄、鼻窒。"又称"鼻塞""鼻齆""齆鼻"等。多因起居不慎，冷暖失调，或过度疲劳，风寒或风热袭表伤肺，邪壅肺系，肺失清肃，邪聚鼻窍，邪热伏肺，久蕴不祛，致邪热蕴结鼻窍，鼻失宣通，气息出入受阻而为病。临床表现主要为鼻塞时轻时重，或双侧鼻腔交替堵塞，反复发生，经久不愈，流浊涕反复发作等症，日久还能造成头痛、头晕、记忆力下降、目胀、咽喉肿痛、嗅觉减退等，是比较常见的慢性鼻病。本病病程长、迁延不愈且容易复发，已成为学龄期儿童常见的慢性病之一，大部分患者都是由于急性鼻炎治疗不及时不彻底和使用不正确的擤鼻方法造成的，临床发病率较高，严重影响着儿童的生活、学习。

中医学对鼻窒的病因病机早有相关论述。《素问玄机原病式·六气为病》说："鼻窒，窒，塞也……但见侧卧上窍通利，下窍窒塞。"指出了鼻塞为本病的主要症状特点。《诸病源候论·鼻病诸候》说："肺主气，其经手太阴之脉也，其气通鼻。若肺脏调和，则鼻气通利而知香臭；若风冷伤于脏腑，而邪气乘于太阴之经，其气蕴积于鼻者，则津液壅塞，鼻气不宣调，故不知香臭，而为齆也。"《四圣心源·卷八》说："鼻病者，手太阴之不清也。肺窍于鼻，司卫气而主降敛。宗气在胸，卫阳之本，贯心肺而行呼吸，出入鼻窍者也。"《四圣心源·卷八》说："鼻病者，手太阴之不清也。肺窍于鼻，司卫气而主降敛。宗气在胸，卫阳之本，贯心肺而行呼吸，出入鼻窍者也。肺降则宗气清肃而鼻通，肺逆则宗气壅阻而鼻塞。"可见本病病机与肺脏功能失调密切相关，多因正气亏虚，外邪侵袭肺窍，邪毒留滞鼻窍而为病。《灵枢·脉度》中说："五脏常内阅于上七窍也，故肺气通于鼻，肺和则鼻能知臭香矣……五脏不和则七窍不通。"《本草纲目·主治第四卷·鼻》又指出："鼻窒，是阳明湿热，生息肉。"《东垣试效方·卷五》说："若因饥饱劳役损伤脾胃，生发之气既弱，其营运之气不能上升，邪害空窍，故不利而不闻香臭也。宜养胃气，使营运阳气宗气上升，鼻则通矣。"《脉经·肝足厥阴经病证第一》说："肝主胸中，喘，怒骂，其脉沉，胸中必窒，欲令人推按之，有热，鼻窒。"《重楼玉钥·足少阳胆经穴》说："主治脑风头痛，恶风，鼻室不通。"鼻室发病不仅与肺脏密切相关，五脏不和、虚损皆可导致本病。

本病相当于西医学的慢性鼻炎，由鼻黏膜血管慢性扩张、黏膜水肿、纤维组织增生使黏膜肥厚或腺体分泌增强，黏性分泌物堵塞鼻道所致，病理改变为鼻黏膜深层血管慢性扩张，通透性增加。若表现为鼻黏膜的慢性充血肿胀，称慢性单纯性鼻炎；若发展为鼻黏膜和鼻甲骨的增生肥厚，称慢性肥厚性鼻炎。慢性单纯性鼻炎以间歇性或交替性鼻塞为特点，鼻涕量略多，呈黏液性，检查见下鼻甲黏膜肿胀，呈红色，表面光滑，触之柔软，有弹性，若用 1% ～ 2% 麻黄素液滴鼻使鼻黏膜收缩，则鼻甲迅速缩小，一般适合于非手术治疗，消除水肿和祛除分泌物改善恢复黏膜纤毛功能是治疗本病的根本。慢性肥厚性鼻炎以持续性鼻塞为特点，鼻涕量多，呈黏液性或黏脓性，不易擤出，检查见下鼻甲黏膜肥厚，呈暗红色，表面不平，呈结节状或桑椹样，触之硬实，无弹性，局部用血管收缩剂后黏膜收缩不明显，适合于手术治疗。

中医药治疗鼻室疗效确切。现代药理研究表明，金银花、鱼腥草、黄芩、薄荷等对多种致病细菌、真菌、病毒有抑制作用。辛夷有抗炎、抗病原微生物、收敛保护鼻腔黏膜，并促进黏膜分泌物吸收的作用。苍耳子具有抗炎及收缩鼻血管，促进鼻腔通气引流作用。黄芪能提高和促进机体免疫功能，改善鼻腔的血液循环及营养状况，提高机体抗病能力。薄荷具有祛痰、抗炎镇痛、促进黏膜炎症吸收等作用，薄荷中薄荷醇的刺激作用导致器官产生新的分泌，使稠厚的黏液易于排出。上药合用，内服时具有抗感染、抗菌、抗病毒、解热等作用，能抑制鼻腔黏膜分泌、促进黏膜纤毛运动，恢复鼻腔正常生理功能。外治时，中药直接与鼻腔黏膜接触，鼻腔血运丰富，渗透性强，敏感度高，吸收快，避免药物经肝脏的首过效应及胃肠道对药效的干扰，使局部达到较高的血药浓度，能减轻黏膜水肿，并能使呼吸道湿润，使鼻腔分泌物得以稀释，降低黏稠度，使分泌物更易于排出，从而改善鼻腔通气，促进纤毛功能恢复。

【病因病机】

小儿鼻室的发病内因责之于小儿肺脾不足，卫外不固，腠理疏薄，正气亏虚，抗病力弱；当小儿机体抵抗力低下时，加之气候变化、寒温交替、调护失宜等外因，外邪便乘虚而入，熏于鼻窍而发病；其后因正气不能驱邪外散或未经及时有效治疗而邪气久滞，肺经伏热，以致鼻塞反复发作。之所以形成慢性，病机主要在于肺脾虚弱、气滞血瘀而邪气久羁。

1. 肺经蕴热，壅塞鼻窍

伤风鼻塞失治误治，迁延不愈，浊邪伏肺，久蕴不去，肺经蕴热，失于宣降，邪热熏蒸鼻窍，肌膜肿胀，鼻窍不通而为病。肺经蕴热，熏蒸鼻窍，故鼻肌膜充血肿胀；肺失清肃，鼻塞，涕黄，咳嗽痰少；舌尖红或舌质红、苔薄黄、脉数乃肺经蕴热之象。

2. 肺脾气虚，邪滞鼻窍

久病体弱，肺气耗伤，肺卫不足，肺失清肃，邪毒滞留鼻窍。或饮食劳倦，病久失养，损伤脾胃，水湿失运，浊邪滞留鼻窍而为病。肺失清肃，邪毒留滞，导致鼻塞日久，间歇性发作，涕黏白或清稀，睡眠时有鼾声，咳嗽，咳痰色白；水湿失运，浊邪滞留，则出现肢体倦怠，纳少腹胀，大便溏泄；表情淡漠，颜面色白；扁桃体肿大色淡，触之柔弱，分泌物色白量多；舌淡胖有齿痕，舌苔白，脉缓弱。

3. 邪毒久留，血瘀鼻窍

伤风鼻塞失治，或邪毒久犯，素体虚弱，正虚邪滞，气血不行，浊邪久滞，壅阻鼻窍，气滞血瘀而为病。正虚邪滞，气血不行，浊邪久滞，则症见鼻塞日久，持续不减，睡中鼾声时作，耳内闷胀，听力下降；血瘀则见鼻甲肿大暗红，上布血丝，触之较硬，日久不愈，舌质暗红或有瘀斑，脉涩。

【临床诊断】

1. 诊断要点

（1）可有伤风鼻塞反复发作史，长期鼻塞史。

（2）临床症状以鼻塞为主要症状，鼻塞呈间歇性或交替性。病变较重者，可呈持续性鼻塞，鼻涕不易擤出，久病者可有嗅觉减退。或伴有头昏、头重等症。

（3）局部检查早期鼻腔黏膜充血，尤以下鼻甲肿胀明显，色红或暗红，表面光滑，触之柔软，有弹性，血管收缩剂收缩鼻腔，黏膜及下鼻甲缩小明显。病久者下鼻甲黏膜肥厚，暗红色，表面多呈桑椹状或结节状，触之有硬实感，弹性差，血管收缩剂对鼻腔黏膜的收缩不敏感。

2. 鉴别诊断

（1）鼻鼽：鼻鼽也常见鼻塞、流涕，但常同时有鼻痒、喷嚏等症，并多伴见风咳、哮喘、湿疹等风病。

（2）鼻息肉：鼻息肉之鼻塞多单侧，渐进性，涕多，检查见鼻腔内赘生物。

【**辨证论治**】

1. 辨证要点

本病辨证，主要结合鼻部及全身症状、体征。鼻塞是本病的主要症状，若反复发作，体质虚弱，多为虚实夹杂证。鼻塞时轻时重，肌膜肿胀淡红，多属肺脾气虚，邪毒滞留；鼻塞持续发作，肌膜肿胀暗红，多属气滞血瘀。

（1）辨别寒热：本病的主要症状是鼻塞，如间歇性或交替性鼻塞，时轻时重，肌膜肿胀淡红，热象不显者即为寒证；若鼻塞严重，肌膜充血、肿胀暗红，下鼻甲肿胀，鼻涕色黄而黏，或带血迹，质稠气味浓重者，多属热证。

（2）辨别虚实：实证除鼻塞、暂时性嗅觉减退或丧失的主症外，肺经蕴热还可以兼见有鼻气灼热、口干、咳嗽痰少而黄等热证，血瘀鼻窍可兼见头痛头胀、耳胀闷堵塞、听力下降等症状。虚证则表现为鼻塞日久，间歇性发作，暂时性或长时期嗅觉减退，鼻塞，涕色白或淡黄，质粘，量多，同时伴便溏腹胀者，多属清阳不升。

（3）鼻内镜检查协助微观辨证：正常鼻黏膜为淡红色，表面光滑湿润而有光泽。肺经蕴热，熏蒸鼻窍，故鼻肌膜充血肿胀；脾气虚弱证鼻黏膜肿胀，色淡红或苍白，下鼻甲肿大；血瘀证可见鼻甲肿大暗红，触之硬实。

2. 治疗原则

本病的主要特征是鼻塞，宣通肺窍法是本病的基本治法。治疗中根据不同的证型配合不同的治法，在辨证的基础上宣通鼻窍，如清热宣肺通窍、益气散邪通窍、行气活血通窍等。

鼻窒的治疗，单一疗法往往难以奏效，临床还要根据病情不同选择恰当的各种外治方法配合使用，内外治相结合，以内治为主，外治为辅。外治方法的选用可根据小儿的年龄、病情及耐受程度而分别采用滴鼻、吹鼻、塞鼻、洗鼻、针灸等。

3. 证治分类

（1）肺经蕴热，壅塞鼻窍

证候 间歇性或交替性鼻塞，时轻时重，鼻涕色黄而黏。可伴有鼻气灼热、口干、咳嗽痰少而黄，咽红，舌尖红或舌质红，舌苔薄，脉数，指纹色紫而深。

辨证 本证以鼻塞伴鼻涕色黄而黏、鼻气灼热、口干、咽红等肺热为特征。

治法 清热散邪，宣肺通窍。

方药 辛夷清肺饮加减。常用辛夷、苍耳子宣通鼻窍；黄芩、栀子、桑白皮清泻肺热；连翘、薄荷、白芷疏风清热宣窍；赤芍、麦冬凉血益阴；桔梗清肺热，并载药上行。

鼻塞声重加菊花、胆南星、黛蛤散宣窍化痰；咽红肿痛加土牛膝、蒲公英、紫花地丁利咽消肿；咳嗽痰黄加前胡、海浮石、浙贝母宣肺化痰。

（2）肺脾气虚，邪滞鼻窍

证候 间歇性或交替性鼻塞，遇寒加重，鼻涕白而黏或清稀，头晕头重，倦怠乏力，少气懒言，面色㿠白，咳嗽痰稀，恶风怕冷，多汗，易于感冒，舌质淡，舌苔白，脉浮无力或缓弱或指纹色淡红。

辨证 本证邪滞鼻窍以寒邪为主，临床以经常鼻塞、遇寒加重为特征。偏肺气虚者面色㿠白，恶风怕冷，多汗，易于感冒，咳嗽痰稀；偏脾气虚者鼻涕清稀量多，倦怠乏力，少气懒言，食欲欠佳，大便时溏。

治法 补益肺脾，散邪通窍。

方药 温肺止流丹加减。常用党参、甘草、诃子补肺敛气；细辛、荆芥祛风散寒通窍；桔梗、鱼脑石散结除涕；辛夷、苍耳子宣通鼻窍。

偏肺气虚者加黄芪、白术、防风补肺固表；偏脾气虚者加党参、茯苓、苍术健脾化湿；鼻塞重者加石菖蒲、藿香、防风宣通鼻窍；畏寒易感者加桂枝、白芍、生姜温阳散寒。

（3）邪毒久留，血瘀鼻窍

证候 鼻塞重，或持续性鼻塞，鼻涕黏白或黏黄，鼻音重，或嗅觉减退，头痛头胀，可伴有耳胀闷堵塞、听力下降等症状，舌质暗红或有瘀点，脉弦细或弦数，指纹色紫而深。

辨证　本证以鼻塞经久、鼻音声重，头痛头胀，舌质暗红，鼻甲暗红肥厚为特征。

治法　行气活血，化瘀通窍。

方药　通窍活血汤加减。常用桃仁、红花、赤芍、川芎活血化瘀通络；白芷、辛夷、老葱通阳开窍；黄酒温通血脉，引诸药入络。

鼻塞涕黄加升麻、石菖蒲、鱼腥草清宣鼻窍；头痛头胀加菊花、钩藤、蔓荆子清利头目；耳胀闷塞加柴胡、郁金、佛耳草清利耳窍。久病重症加用麝香（或用人工麝香代）开窍通经。

【其他疗法】

1. 中药成药

（1）小儿鼻炎片：每片 0.3g。每服 3～5 岁 3 片、5⁺～10 岁 5 片，1 日 2～3 次。用于肺经蕴热证。

（2）千柏鼻炎片：每片 0.25g。每服 4～6 岁 2 片、6⁺～12 岁 3 片，1 日 3 次。用于风热凝滞气血证。

2. 外治疗法

（1）1% 麻黄素液滴鼻。有收缩鼻黏膜血管，减轻充血、水肿的作用。但用 3～5 日便应停用，不宜久用。

（2）辛夷 10g，白芷 20g，苍耳子 6g，鱼脑石 10 粒，细辛 5g，鹅不食草 10g，冰片 0.5g，薄荷 6g。上药粉碎后加水煎煮，过滤取液 1000mL，再蒸馏后得 600mL，收贮于滴管。用时滴鼻，每次 1～2 滴，1 日 3 次。用于鼻黏膜糜烂者。

（3）热熨法：用荜茇、天南星等份，研末。炒热包裹，温熨囟前 20 分钟，每日 1～2 次。用于肺经虚寒证。

（4）选用当归注射液、川芎注射液、复方丹参注射液等，做下鼻甲注射。每次每侧注射 1～2mL，5～7 日 1 次，5 次为 1 个疗程。治疗鼻甲肥大。

（5）灼烙法：表面麻醉后，用烙铁或高频电刀，蘸上麻油，烧灼下鼻甲，每 7～10 日 1 次，3 次为 1 个疗程。适用于下鼻甲肥大，持续性鼻塞，药物治疗效果不佳者。

3. 针灸疗法

（1）针刺取穴迎香、合谷、上星，头痛配风池、太阳、印堂。中等刺激，留针15分钟，每日或隔日1次。

（2）艾灸取穴人中、迎香、风池、百会，肺气虚者配肺俞、太渊，脾虚者配脾俞、胃俞、足三里。灸至局部发热为度，隔日1次。

【防护康复】

1. 预防

（1）呼吸新鲜空气，多晒太阳，加强锻炼，增强体质。

（2）积极防治伤风鼻塞、呼吸道感染。

（3）注意饮食卫生和环境保护，避免粉尘长期刺激。

2. 护理

（1）注意观察病情变化，保证患儿鼻腔通畅。

（2）居室保持空气流通、新鲜。

（3）保证充足睡眠，增加白天的休息时间。

（4）饮食宜清淡、易消化，适量多饮水，忌食辛辣、冷饮、肥甘厚味。

3. 康复

（1）避免局部长期使用血管收缩类滴鼻剂，以防导致药物性鼻炎。鼻涕多时正确擤鼻（压一侧鼻翼，擤另一侧鼻腔的鼻涕），不可强行擤鼻，以免邪毒窜耳，引发中耳疾病。

（2）积极采取以上各项治疗、护理措施，让患儿顺利地度过发病期。

（3）监测患儿症状，继续采用必要的药物治疗、推拿等措施调理，促使患儿康复。

（4）本病若在早期治疗得当，可获痊愈。长期失治，则缠绵难愈，并可引发鼻渊、耳胀耳闭、喉痹等疾病。

【审思心得】

1. 循经论理

《灵枢·五阅五使》谓："鼻者，肺之官也。"《医学心悟·鼻黑鼻衄》谓："盖鼻准属脾土，鼻孔属肺金，而胃实统之。"说明了鼻与肺、脾胃关系密切。《灵枢·本神》曰："肺气虚则鼻塞不利。"《证治准绳·杂病》曰："若因饥饱劳役，损脾胃，生发之气既弱，其营运之气不能上升，邪塞孔窍，故鼻不利而不闻香臭。"肺主气，而鼻为肺窍，小儿肺脏娇嫩，肺常不足，肺气虚则清肃不力，鼻为之不利；小儿乳食不节，损伤脾胃，积滞于中焦，运化失健，土不生金，肺失宣降，湿浊滞留鼻窍，均可发为鼻窒。

小儿鼻窒诊查不同于成人。对于初生小儿，正如《幼幼集成·鼻病证治》曰："凡小儿初生，三朝一七，忽然鼻塞，不能吮乳，不得呼吸者，因乳母夜卧之时，不知回避，鼻中出气吹儿囟门，或因洗水未避风寒，所以致儿鼻塞。"新生儿囟门未闭合，调护不当，囟门受寒，鼻塞症状较成人为重，呼吸不利，且多伴不能吮乳。诊疗时需注意小儿囟门，囟门为督脉所过处，冬季宜戴帽，保暖，防风寒入侵，不可暴露于外，对小儿鼻窒的防治能起到一定作用。《冯氏锦囊秘录·鼻塞鼻涕鼻衄鼻干（儿科）》曰："鼻塞者，盖肺气通鼻，于气为阳，若气受风热，则鼻间停滞而塞矣。若寒客皮肤或肺中风，及乳母夜睡，吹儿囟门，则寒停囟户，津液不收而多涕。若冷久不散，则浓涕结聚，使鼻不闻香臭而鼻衄。若夹热，则鼻干也。"进一步阐述小儿鼻窒进程，初起有外感风寒或风热之分；寒滞囟门或伤风鼻塞余邪未清，或屡感风邪，久郁化热，内舍于肺，以致肺失宣肃，郁热邪毒循经上犯于鼻；又肺气虚弱，卫表不固，易染邪毒，邪滞鼻窍，脾气虚弱，运化不健，失其升清降浊之职，湿浊滞留鼻窍，或为痰湿，或生痰火，痰阻脉络；又邪毒久留不去，阻于脉络，遏制气血，气滞血瘀而致鼻窒。

《诸病源候论·卷四十八·鼻塞候》曰："诸阳之气，上荣头面，其气不和，受风冷，风冷邪气入于脑，停滞鼻间，即气不宣和，结聚不同，故鼻塞也。"《儒门事亲·风形》说："炎暑时风快处，披露肌肤以求爽，为风所贼，三日鼻窒。"肺为娇脏，本性恶寒，五行属金恶冷，所以一遇风寒、冷气，当然阻塞难通。明·李梴

《医学入门·鼻》曰："鼻塞须问知久新，久者，略感风寒，鼻塞等症便发，乃肺伏火邪，郁甚则喜热恶寒，故略感冒而内火便发。"《本草纲目·鼻》曰："鼻窒，是阳明湿热，生息肉。"提出小儿鼻窒不论新久，证候以肺、脾郁热多见，久则易生息肉。伤风鼻塞失治、外邪屡犯鼻窍，随着疾病进展，病邪常由气入血，或邪毒久留不去，瘀阻鼻窍脉络，遏制气血，鼻窒加重。

总结分析古代医家论述，结合临床体会，我们认为：认识本病的病因病机，需从小儿体质特点、肺脾气虚、外风寒热三方面分辨。婴幼儿易于患病，与其肺脏娇嫩、脾常不足有关。鼻窒初发，多因小儿肺脾不足，卫阳失护，外感风寒，故见头痛、鼻塞、涕清而难擤；或者外感风热，热束肺窍而鼻塞。鼻窒日久难愈，则多因外邪屡犯鼻窍，邪毒稽留不去，肺气不利，鼻窍脉络瘀阻，瘀热滞留鼻窍，燔灼气血，熏腐黏膜，日久下鼻甲肿胀肥大。明确小儿鼻窒不同时期的病机特点，邪正虚实、寒热演变，则可以准确地把握证候辨别要领。

2. 证治有道

小儿鼻窒的辨证论治需重视整体观念，辨别邪正、寒热、虚实，根据症状、体征、体质等综合辨识。小儿鼻窒证属本虚标实。本虚为肺脾两脏虚损，标实为热、痰、瘀，药物治疗上根据病因病机，补益肺脾，散邪通窍为根本原则。新病者鼻窒间歇性发作，予清热、散寒祛邪；鼻窒持续性发作，予扶正祛邪，活血化瘀。治疗目的，总以宣通肺窍为要义。以正虚为主者应补肺健脾，扶正祛邪；以邪盛为主者应清散外邪，祛湿化痰，活血化瘀。本病病程长，反复发作，缠绵难愈，疗程需较长，而且应考虑取多种疗法配合使用，以提高疗效。

小儿鼻窒初期，外邪留着未深，宜选取气味轻清，芳香通窍的药物，以散邪宣窍。肺经风寒者常用荆芥、防风、香薷、辛夷、苍耳子、藁本、麻黄等；肺经风热者常用菊花、白芷、薄荷、连翘、葛花、蔓荆子、金银花等；涕多湿重者常用藿香、石菖蒲、佩兰、苍术、青蒿等。

小儿鼻窒肺经蕴热、壅塞鼻窍证，治以清热散邪，宣肺通窍。《伤寒论》有黄芩汤之设，《医宗金鉴·黄芩汤》谓："故用黄芩汤清热益阴，半里清而半表自解矣。"黄芩汤清里热为主。方中以黄芩苦寒，清少阳之肝胆邪热；芍药以养肝胆之阴而和血，并以制衡肝胆横逆之气，此二味药相辅相成，为治热的主药，二药并用，共奏清热和中之功。《本草纲目·鼻》说："白薇（肺实鼻塞，不知香臭，同贝母、款冬、百部为末服。）"，配伍白薇、栀子、桑白皮、款冬花、浙贝母、桔梗等清泻肺热，并载药直达病所；辛夷、苍耳子等通透鼻窍；金银花、连翘、薄荷、荆芥等疏风清热、通利鼻窍。

小儿鼻窒肺脾气虚，邪滞鼻窍证，治以补益肺脾，散邪通窍。《冯氏锦囊秘录·方脉鼻病合参》曰："鼻塞不闻香臭者……然气虚之人，气弱不能上升，则鼻塞滞，所谓九窍不通，肠胃之所生也，多服补中益气汤自通。"若脾气虚为主者，可用补中益气汤加减，以健脾益气，升阳通窍；湿重涕多者，加苍术、藿香、姜半夏、豆蔻、厚朴花等。易患感冒或遇风冷则鼻塞加重者，可合用黄芪桂枝五物汤以益气通阳固表。人参、甘草、诃子补肺敛气；细辛、荆芥祛风散寒通窍；辛夷、苍耳子等通利鼻窍；桔梗、鱼脑石散结除涕。诸药配伍共奏温肺健脾、散寒祛邪之功。

小儿鼻窒邪毒久留，血瘀鼻窍者，治以行气活血，化瘀通窍。小儿肺脏常不足，卫阳不足，易外感风寒引动伏热，循经上犯鼻窍，通气不利，燔灼血络，熏腐肌膜，瘀阻鼻窍，方用通窍活血汤加减。常用桃仁、红花、赤芍、川芎活血通络，化瘀散滞；当归、红枣补益气血以扶正；鹅不食草、辛夷、炒苍耳子等宣通鼻窍。《本草纲目·鼻》说："天南星（风邪入脑，鼻塞结硬，流浊涕，每以二钱，同甘草、姜、枣，煎服）"常加用祛痰散结之药，以祛浊除涕通鼻窍，如胆南星、石菖蒲、丝瓜络、浙贝母等；头胀痛、耳堵闭者，加柴胡、升麻、菊花、佛耳草以理气散邪；鼻涕黄浊者，加黄芩、鱼腥草、败酱草清金解毒；鼻涕带血者，加牡丹皮、牛膝、侧柏叶凉血止血；下鼻甲肥大者，加夏枯草、蒲公英、紫花地丁消肿散结。

小儿鼻窒的外治疗法包括中药熏洗法、滴鼻法、吹鼻法、热熨法等。外治法使药气直入鼻孔，通达肺部，通经贯络，透彻全身，以助服药所不及，从而疏经通络，调和脏腑，传注气血，抗御外邪，发挥局部或全身性作用，达到治疗鼻窒的目的。鼻内给药，多用辛香走窜之品，这些药物的有效成分大多为挥发油，极性小，而鼻黏膜为脂质膜，极性小、脂溶性强的物质易于通过，如辛夷、金银花、鱼腥草、黄芩、薄荷、冰片、麻黄等，外用可以感到鼻窍迅速通畅，但不久则易于反复，故还是要与内服药同用，标本同治，如黄芪、党参、当归、丹参等，诸药相伍，共奏益气、祛风、化湿、通窍之功。

第四章

鼻渊

【概述】

鼻渊，古籍中又称作"脑漏""脑渗""脑泻"等，"渊"即渊深之意。早在《素问·气厥论》中已有记载："鼻渊者，浊涕下不止也。"本病多因邪犯鼻窦，窦内湿热蕴积，酿成痰浊所致，临床多表现为鼻流浊涕、量多不止、鼻塞、鼻出血、嗅觉减退等鼻部症状，常伴有头痛、发热、精神差、打鼾、记忆力下降等，易迁延反复、经久不愈。西医学鼻窦炎属于本病范畴。近年来本病发病率在儿童呈上升趋势。儿童每次呼吸道感染都可能累及鼻窦黏膜，有 1%～5% 的儿童因呼吸道感染持久不退而形成鼻窦炎。本病一年四季均可发病，秋冬两季气候寒冷时，发病率明显升高，其中急性感染性鼻 - 鼻窦炎患病率仅占 5%～6%，可见临床小儿以慢性鼻窦炎多见，严重影响患儿及其家庭的生活质量。

后世医家对鼻渊的认识，多在《黄帝内经》的基础上进一步加以论述和发展。始如《素问·气厥论》曰："胆移热于脑，则辛頞鼻渊。"在宋、元时期，对鼻渊病因病机的认识仍多持"胆移热于脑"之说，兼及肺热，治法较单纯。如宋代《圣济总录·鼻门》对《素问》原文作了一些解释和发挥，并收载了 6 首治鼻渊方，其中 5 首为内服，1 首为纳鼻方，至今仍为临床有较好疗效的治鼻渊方。苍耳子散出自宋代的《济生方·鼻门》一书，历代常用。元代朱震亨在《丹溪手镜·卷中》主张用通圣散加味及孩儿茶两方治疗。至明清时期，对本病病因病机的认识和辨证施治有较大的发展。理论上突破了前人囿于热的见解，提出了外感风、火、寒，内伤肺、脾等均可致鼻渊，并认为鼻渊新病多为热证，久病可转为虚证，在治疗上也相应有较多方法产生。明代《证治要诀·卷十》发现鼻渊不仅起于胆热，还可由肾虚所生，而采用补脑散、黑锡丹等治疗。《名医类案·卷七》中指出要根据鼻涕的气味来辨别鼻渊的属性。张介宾对鼻渊做了较为详细的论述，他注意到鼻渊"新病者多由于火热，久病者未必尽为热证"，并突出了湿热在鼻渊发病中的作用。在治疗上，张氏认为鼻渊不宜辛散，而应清阴火兼以滋阴，火甚者酌加清凉之品；病久阳气虚者，则非补阳不可，用十全大补汤、补中益气汤之类。

鼻窦炎有急、慢性之分。鼻窦炎概括了各个鼻窦的炎症，炎症发于上颌窦、额窦、前组筛窦者为前组鼻窦炎；发于后组筛窦、蝶窦者为后组鼻窦炎。两个以上鼻窦发炎称为多窦炎。一侧或两侧鼻窦全部发炎称全窦炎。急性鼻窦炎致病菌以肺炎双球菌、链球菌、葡萄球菌为多。慢性鼻窦炎通常为混合感染，以厌氧菌及肺炎球菌感染多见。急性鼻窦炎经及时合理治疗，预后良好。如身体虚弱，抵抗力低下，治疗延误或不当，常可转为慢性鼻窦炎，并易并发鼻窦炎性支气管炎、中耳炎、上颌骨骨髓炎等肺、气管及鼻腔周围组织器官疾病。病久还可影响正常生长发育，甚至有人报道慢性鼻窦炎患儿26.3%脑电图检查出现癫痫波型。儿童鼻窦炎虽然与成人鼻窦炎有相似的基本表现，但由于儿童年龄、解剖和生理的不同，在病因、症状、诊断以及预防、治疗和并发症各个方面，皆有其特殊性，临床尤应引起注意。

近年来对小儿鼻窦炎的研究主要侧重于临床研究，以中药为主采用多种疗法治疗鼻窦炎有许多总结报道，可以改善症状，提高机体免疫功能，从而减少感染机会及发作次数，取得较好的疗效。在基础研究方面，中医药治疗鼻窦炎的优势在于通过多靶点、多环节的调理作用达到治疗的预期目的。近年来研究发现，细胞因子是鼻窦炎主要致病因素，而中药对细胞因子的作用明显，可表现在改善炎性反应、增强免疫功能、促进纤毛活化及调节组织重塑等，减轻鼻腔黏膜充血水肿，促进黏膜纤毛的传输功能，恢复鼻黏膜的生理功能。中医药在急、慢性鼻窦炎治疗方面具有一定的优势，随着治疗方式的不断进步和治疗方案的优化，为小儿鼻窦炎的治疗提供了新的思路和方向。

【病因病机】

小儿鼻渊有实证与虚证之分，实证起病急，病程短；虚证病程长，迁延难愈。小儿鼻渊由风热或风寒所致者属外感发病；由肝胆或脾胃功能失调所致者属内伤发病。小儿鼻渊的外因多责之于感受风热或风寒之邪，内因责之为脏腑功能失调，病变脏腑主要为肺、脾、胆。

实证多因外邪上犯鼻窍，火热上亢，以肺、胆、脾三经热盛引起。鼻为肺之外窍，肺气通调和平，则鼻功能正常，若肺气失常，不能宣发肃降而上逆，则鼻窍壅塞，通气不畅而为病，故鼻部疾病多与肺经病变有关。脾主运化，是气血生化之源，鼻居面中，为一身血脉多聚之处，鼻依赖脾气的滋养才能健旺，脾的功能失职，可影响鼻的生理功能。若饮食不节，过食肥甘酿成湿热或湿热之邪内蕴脾胃，不能升清降浊，均可使湿热循经上壅鼻窍而成鼻病。胆之经脉起于目内眦，胆之经气上通于脑，脑为精髓之海，下通于额，胆通过髓海与鼻相互联系，胆腑有热，可以循经直犯于鼻，亦可循经气移热于脑，而下犯鼻窍；或情志不遂，喜怒失节，肝胆失于疏泄，气郁化火，循经上犯伤及鼻窦亦可致病。

虚证多为肺、脾两脏虚损，肺气虚则卫外不固，肺气不足，治节失职，清肃失司，易为外邪所犯；脾气虚则健运失司，升清泌浊失职，邪毒滞留体内；或久病体虚，病后失养，邪毒内困，迁延失治，结于鼻窦而致病。

1. 风郁肺经

外感风寒、风热之邪，循经上犯，郁而化热，导致肺经风热郁结而致鼻渊。风热之邪从口鼻而入，循经上犯，蒸灼鼻窦而为病；风寒之邪从皮毛或口鼻而入，内犯于肺，郁而化热，循经上炎，灼伤鼻窦而致病。如《医碥·伤风寒》所说："盖鼻渊属风热入脑，热气涌涕伤鼻。"又如《类证治裁·鼻口症》说："有脑漏成鼻渊者，由风寒入脑，郁久化热。"肺开窍于鼻，外合皮毛，若卫外不固，风寒外袭化热，或外感风热，犯于肺经，久郁化热，郁热循经上炎，灼伤鼻窦而引起鼻流黄涕、发热等症。若肺热壅盛，内传肝胆，又可使胆火循经上犯鼻窦而出现鼻塞、头痛较甚、黄涕量多味臭等症。

2. 胆经郁热

胆为中精之腑，与肝互为表里，其气通脑，肝脉循抵鼻腔。性情急躁或情志不遂，肝胆失于疏泄，气郁化火，火热之邪循经迫脑犯鼻，损及鼻窍，煎炼津液，迫津下渗为涕，遂致鼻渊。临床表现为鼻塞、流黄涕、口苦咽干、头痛等症。如《三因极一病证方论·鼻病证治》曰："……鼻为清气道。或七情内郁……致清浊不分，随气壅塞，遂为清涕，鼻洞浊脓。"

3. 脾胃湿热

小儿嗜食膏粱厚味，湿热内生，郁困脾胃，致脾胃运化失健，清气不升，浊阴不降，湿热浊邪循经上蒸，停聚窦内，蒸灼鼻窦肌膜。临床表现为涕黄稠量多，涓涓不断，有腥臭味，腹胀肢困等症。

4. 肺脾气虚

饮食不节，日久损伤脾胃，脾虚失运，气血精微生化不足，清阳不升，鼻窦失于气血之养，邪毒久羁，腐蚀肌膜。或久病失养，迁延时日，肺脏虚损，肺气不足，治节失职，清肃失司，则邪毒易于滞留，上结鼻窦。临床表现为鼻涕黏白，日久不愈，每遇风寒则症状加重，常常自汗恶风。

【临床诊断】

1. 诊断要点

（1）多有外感病史或急、慢性鼻炎发作等病史。

（2）临床表现多为鼻涕量多、鼻塞、嗅觉减退、头痛等鼻部症状；常伴有头痛、发热、精神差、打鼾、记忆力下降等。

（3）局部检查可见鼻黏膜充血、肿胀，鼻甲肿大，尤以中鼻甲为甚，中鼻道或嗅裂可见黏性或脓性分泌物。

（4）鼻窦 X 线片或鼻窦 CT 等有助于本病的诊断。

2. 鉴别诊断

（1）伤风鼻塞（急性鼻炎）：多于受凉后发病，先鼻内燥痒灼热，然后双侧鼻塞喷嚏，大量水样鼻涕，2～7天后分泌物由稀薄转变为黏稠，量逐渐减少，一般两周内痊愈。

（2）鼻鼽（变应性鼻炎）：多为过敏体质，有变态反应发作史，发作性鼻痒鼻塞，喷嚏，大量清水样鼻涕，鼻黏膜苍白或紫灰色水肿，涕中可查到大量嗜酸性粒细胞。

（3）鼻窒（慢性鼻炎）：病变主要在鼻腔，首要症状以鼻塞为主，鼻涕黏性而量少，鼻甲淡红或暗红，鼻甲肿胀，以下鼻甲较甚，中鼻道以上无脓涕，鼻底可有黏液。鉴别诊断有困难者摄鼻窦 X 线片或鼻窦 CT 有助于鼻渊的诊断。

【辨证论治】

1. 辨证要点

小儿鼻渊的病情演变是一个由表入里，由实到虚的过程。鼻渊的初期为表证、实证。由于脏腑的生理功能及致病因素对脏腑病理变化及组织器官影响之异，可转为里证、虚证。实证多为热、郁、湿所致，虚证不外肺、脾气虚。小儿有易寒易热、易虚易实的病理特点，寒易化热，邪易伤正，若表现为实热者，一般病情较重，此时为邪气盛，正气未衰。若失治误治，易转为虚证或虚实夹杂之证。

（1）辨别寒热：鼻渊的主要症状是鼻塞流涕，观察涕液的色、质、量、气味等具有重要意义。如涕色白，清稀，量多，无气味，多属寒性；如鼻塞不严重，流涕色黄，质稠，量多，有气味而不重，多属风热；若鼻塞严重，流涕色黄绿，或带血迹，质稠气味浓重者，多属胆热移脑。

（2）辨别虚实：实证除鼻塞流涕的主症外，还可以兼见剧烈头痛，头痛可以为前额疼痛，或枕后痛，或双侧太阳穴疼痛，暂时性嗅觉减退或丧失；虚证则表现为头部钝痛或闷痛，或头昏不适，暂时性或永久性嗅觉减退，鼻塞，涕色白或淡黄，质黏，量多，同时便溏腹胀者，多属清阳不升。

（3）辨急、慢性：急性鼻渊以起病急、病程短为特点，多属实证，往往继伤风鼻塞而发，原有全身症状当退而不退，甚或加重，局部症状以脓浊涕量多为主要特点。慢性鼻渊则病程长，缠绵难愈，多属虚证或虚实夹杂之证。常可追寻到急性鼻渊病史，局部症状以流黏浊涕（或流入咽部甚至从口中吐出）为特点。

（4）鼻内镜检查协助辨证：正常鼻黏膜为淡红色，表面光滑湿润而有光泽。实证鼻甲红肿；虚证鼻甲淡红或苍白，伴有肿胀。寒证鼻黏膜淡红或苍白，下鼻甲肿大，鼻道水样分泌物；热证鼻黏膜色红，鼻甲肿胀；脾气虚弱证鼻黏膜淡红或苍白，下鼻甲肿大，鼻道水样分泌物。

2. 治疗原则

本病的主要特征是鼻塞、流浊涕，宣通肺窍法是本病的基本治法。治疗中根据不同的证型，配合多种不同的治法，如属风寒者配合辛温宣肺，属风热者配合疏风清热，属胆经郁热配合清泻肝胆，属脾经湿热配合清脾泻热、利湿降浊，属肺脾气虚者则配合温肺散寒、补中益气等。总之，临床既要掌握基本治法，又要灵活变通。

鼻渊尤其是慢性鼻渊的治疗，单一疗法往往难以奏效，临床还要根据病情不同选择恰当的各种外治方法配合使用，内外治相结合，以内治为主，外治为辅，可提高疗效。外治方法的选用应根据小儿的年龄、病情及耐受程度而分别采用滴鼻、吹鼻、塞鼻、鼻窦穿刺灌洗、针灸等。

3. 证治分类

（1）肺经风热

证候　涕多色白或微黄，间歇或持续性鼻塞，嗅觉减退，鼻内肌膜红肿，眉间或者颧部有叩压痛，部分患儿全身症状可见头痛、发热恶寒、咳嗽、咳痰，或食欲不振、恶心呕吐、腹泻等症状，舌苔薄白或薄黄，脉浮数，指纹色紫而浮。

辨证　本证多见于急性鼻渊初起，或慢性鼻渊急性发作。多先有感冒症状。与感冒相似，有鼻塞和涕多，感冒鼻塞一般约1周左右恢复，如果未见恢复，反而加重，脓涕增多，则提示有鼻渊。其初起或有风寒束表者，表现为恶风畏寒、鼻塞流清涕；风热束窍者，则表现为涕转黄浊、头痛；热伤肺胃，则出现食欲不振、恶心呕吐等症。

治法　疏风清热，宣肺通窍。

方药　苍耳子散加味。常用薄荷、菊花、白芷疏风清热；金银花、连翘、黄芩清解肺热；苍耳子、辛夷宣通肺窍。

初起风寒未散，鼻流清涕，加防风、荆芥、川芎疏风散寒；头痛且胀，鼻涕多而黄浊，加冬瓜子、鱼腥草、蒲公英清肺解毒；咳嗽痰多，加桔梗、前胡、浙贝母止咳化痰；食欲不振、恶心呕吐，加藿香、淡豆豉、竹茹和胃止呕。

（2）胆经郁热

证候　涕多色黄而浊，量多，有臭味，鼻塞，嗅觉差，鼻黏膜肿胀、红赤，鼻腔内可见较多脓性分泌物，头痛剧烈，眉间或颧部有叩压痛，部分患儿全身症状可出现发热、口苦、咽干、耳鸣、寐少梦多、性情急躁、口渴、大便干燥，舌质红，苔黄腻，脉弦数，指纹色紫。

辨证　此证多见于急性鼻渊，或慢性鼻渊急性发作。症状、体征均较上型为重，头痛明显，尤以白天加剧、卧床休息时减轻。急性上颌窦炎，在婴幼儿可引起患侧面部红肿，较大儿童可表现为患侧上颌处疼痛和压痛，以下午明显，呈隐痛，深在；而额窦炎疼痛多在上午，咳嗽、用力、吹冷风均可使疼痛加剧。胆经火热，上攻头目，则头痛剧烈、发热、目赤；胆热内郁，扰乱神明，则失眠梦多，急躁易怒。

治法　清泻肝胆，利湿通窍。

方药 龙胆泻肝汤加减。常用龙胆、黄芩、柴胡、栀子清泄胆热；泽泻、车前子、木通利湿、引热下行；当归、生地黄活血凉血，益阴制火；甘草调和药性。

热甚，选加黄连、夏枯草、野菊花泻肝清热；体壮便秘者，加大黄、玄明粉通腑泄热；鼻塞甚者，加苍耳子、白芷、藿香芳香通窍。头痛剧烈者，可根据头痛不同部位，按三阳经脉分别选药：头角、额、眉棱、颞部疼痛者，以柴胡、蔓荆子、胆南星等清解少阳经脉；头顶、枕部疼痛者，加用藁本、薄荷、葛根清散太阳经风热；颊及上牙疼痛者加白芷、川芎、蔓荆子以疏散阳明经风热。

（3）脾胃湿热

证候 鼻涕黄浊量多，缠绵不愈，涕有臭味，鼻塞较甚，嗅觉消失，部分患儿全身症状并见头昏头痛、食欲不振、大便溏薄，舌苔黄腻，脉濡数，指纹紫滞。

辨证 此证多见于急性鼻渊后期，证候特点为鼻塞涕黄浊臭，缠绵不愈，病程较长，鼻塞较甚，嗅觉减退或消失，并兼见脾胃湿热之证。

治法 清脾泄热，利湿降浊。

方药 黄芩滑石汤加减。常用黄芩、滑石、木通清热利湿；茯苓、猪苓、大腹皮、薏苡仁健脾化湿；石菖蒲、藿香、胆南星辟浊宣窍。

热重者加大黄、黄连、石膏清泄脾胃；鼻塞甚者加白芷、辛夷、鱼脑石清热利窍。湿热并重者可选用甘露消毒丹加减。

（4）肺脾气虚

证候 鼻涕白黏，时多时少，鼻塞或重或轻，嗅觉减退，鼻内肌膜淡红、肿胀，鼻甲肥大。遇风冷等刺激则鼻塞及流涕加重。部分患儿全身症状并见头昏，记忆力减退，面色萎黄或㿠白，形寒肢冷，少气乏力，大便溏薄，舌质淡，舌苔白，脉细弱，指纹色淡红。

辨证 此证多见于慢性鼻渊，病程长，症状和体征多持续3个月以上，且多累及两个以上鼻窦。儿童慢性鼻渊的症状差别很大，常见症状是鼻塞、多粘脓性鼻涕和咳嗽。病情重者，常表现为不爱活动，精神萎靡不振，容易疲劳和记忆力差。其偏肺气虚者自汗恶风，微言声低，外邪易于侵袭，故遇风冷则鼻塞、流涕症状加重；偏脾气虚重者则头昏乏力，大便溏薄，涕液量多。

治法 温补肺脾，祛湿散寒。

方药 温肺止流丹合参苓白术散加减。常用荆芥、桂枝、细辛、辛夷疏散风寒；人参、黄芪、茯苓、甘草、诃子补肺敛气；桔梗、鱼脑石散寒除涕。

头痛、头重、头晕者，加川芎、藁本、刺蒺藜祛风止痛；鼻塞较甚，加白芷、苍耳子、石菖蒲宣窍化湿；清涕量多，加苍术、藿香、豆蔻燥湿止流；鼻涕黄浊量多，加白芷、胆南星、黄芩清热化湿；自汗恶风，加黄芪、白术、防风补肺固表；畏寒肢冷加桂枝、干姜宣阳通经。

【其他疗法】

1. 中药成药

（1）鼻渊通窍颗粒：每袋 15g。每服 3～10g，1 日 3 次。用于肺经风热证。

（2）鼻渊舒口服液：每支 10mL。每服 5mL，1 日 2～3 次。用于肺经风热证。

（3）藿胆丸：每瓶 36g。每服 2～4g，1 日 2 次。用于胆经郁热证。

2. 外治疗法

（1）滴鼻法：鲜鱼腥草捣烂绞汁滴鼻。1 日 3 次。用于肺经风热证。

（2）吹鼻法：搐鼻散：薄荷 9g，硼砂 3g，梅片 1.2g，共为细末。每次取少许吹鼻，1 日 2～3 次。用于肺经风热证。

3. 针灸疗法

（1）肺经风热证：迎香、列缺、风府、通天、攒竹、太阳、上星、合谷。每次选 2～5 穴，施泻法，留针 10～20 分钟，隔日 1 次，10 次为 1 个疗程。

（2）胆经郁热证：迎香、上星、头临泣、风池、行间、中渚。针法同上。

（3）脾胃湿热证：迎香、通天、上星、攒竹、足三里、公孙。针法同上。

（4）肺脾气虚证：泻迎香，补百会，补上星、合谷、肺俞、通天、足三里、脾俞、胃俞、阴陵泉。每次 2～6 穴，施温补法，得气留针 10～25 分钟，隔日 1 次，10 次为 1 个疗程。

4. 推拿疗法

（1）肺经风热证：按摩风池，推风府，揉迎香、印堂、合谷、列缺，开天门。

（2）胆经郁热证：揉迎香、印堂、风池，分阴阳，按揉阳陵泉、绝骨、太冲、行间。

（3）脾胃湿热证：揉迎香、印堂，按中脘，按揉公孙、阴陵泉、丰隆、梁丘，按脾俞、胃俞。

（4）肺脾气虚证：揉百会、印堂、迎香，推足三里、三阴交，按中脘，按揉脾俞、肺俞。

【防护康复】

1. 预防

（1）平时注意生活起居有节，衣着适宜，避免受凉受湿。避免过度疲劳。注意锻炼身体，增强体质，预防感冒。

（2）注意室内空气流通。加强营养，尤要注意食物中维生素 A、C 的供给。

（3）积极防治牙病，可减少牙源性上颌窦炎的发病。

（4）游泳时注意正确姿势，避免呛水。

2. 护理

（1）适当休息，注意营养，实证鼻渊注意饮食清淡，忌食辛辣厚味之品。

（2）清洁鼻腔，去除积留鼻涕，保持鼻道通畅，可让患儿做低头、侧头运动，以利窦内涕液排出。

（3）注意擤鼻方法，鼻塞涕多者，切忌用力擤鼻，以免鼻腔分泌物通过耳咽管进入中耳，发生耳疾。不会擤鼻的儿童，可用弹力好的冲洗皮球，接连一细橡皮管，将橡皮管端插入鼻腔内，利用皮球的弹力将鼻腔内分泌物吸净。

3. 康复

（1）及时治疗上呼吸道疾病，以免引发鼻渊，对鼻渊发作应及时治疗，以免急性转为慢性，迁延日久难愈，或并发其他疾病。

（2）避免接触过敏原，及时控制感染，改善机体特应性状态，提高机体免疫功能。

（3）给予患儿合理的心理疏导，以缓解其不良心理情绪，保持积极乐观的心理状态。

【审思心得】

1. 循经论理

《校注医醇賸义·脑漏》云："脑漏者，鼻如渊泉，涓涓流涕。致病有三：曰风也，火也，寒也。"鼻渊，亦称之为脑漏，多因风、寒、火邪聚于鼻之窦窍，清阳受遏，灼腐肌膜，而出现鼻流浊涕，伴鼻塞、头痛、不辨香臭等症状。小儿鼻窍开口较大且位置隐蔽，鼻黏膜娇嫩，防御能力相对较差，外感六淫邪气多从口鼻而入，循经上炎，灼伤鼻窦而致鼻渊。我们提出小儿鼻渊一证不论新久，皆因本虚标实、寒热夹杂致病。标实证多始于邪气，外邪侵袭肺、脾胃、胆腑，郁而化热；本虚证多因肺、脾两脏虚损，邪气滞留，羁于鼻窍，久则益虚且兼夹痰瘀，腐蚀鼻窦肌膜。虚、实兼夹，导致病情缠绵难愈。

关于鼻渊的起因，《医碥·伤风寒》曰："盖鼻渊属风热入脑，热气涌涕伤鼻。"《医学摘粹·杂证要法·七窍病类》曰："如中气不运，肺金壅满，即不感风寒，而浊涕时下者，此即鼻渊之谓也。"小儿调护不能自知，若起居、饮食不慎，外感风热、风寒之邪侵袭口鼻、脾失健运而涕湿内生，鼻为肺之门户、脾开窍于口，肺、脾两脏郁热上犯鼻窍，则鼻窍热壅湿聚，窍阻涕流。《素问·气厥论》曰："胆移热于脑，则辛頞鼻渊。鼻渊者，浊涕下不止也。"小儿肝常有余，若情志不遂，肝胆气机失调，郁而化火；胆木最恶风邪，外感风热、风寒抑或表邪未解，均可入于胆腑而化热，木火刑金，胆腑蕴热化火熏肺，循经上扰，犯于鼻窦。小儿鼻渊多始于邪，成于热，初起多为实证，包括肺经风热证、胆经郁热证、脾胃湿热证等，皆由邪气化火熏肺，循经上扰于鼻，邪聚窦窍，灼腐肌膜，则浊涕不止；邪害空窍，清阳受遏，鼻窍不通，甚则不闻香臭。《诸病源候论·小儿杂病诸候》曰："肺气通于鼻，而气为阳。诸阳之气，上荣头面，其气不和，受风冷，风冷邪气入于脑，停滞鼻间，即气不宣和，结聚不通，故鼻塞也。"认为小儿鼻塞由于肺气不足宣和失职，以致风冷邪气入于脑、停滞鼻间、结聚不通而成。《素问·玉机真脏论》则说："脾为孤脏……其不及，则令人九窍不通。"小儿脾胃虚弱，气血精微生化不足，湿反为滞，清阳不升，鼻窍失于气血之养，致邪毒、痰涕久羁，长期腐蚀肌膜。小儿肺脏娇嫩，脾常不足，鼻渊初起，始于邪气，多成于热；鼻渊病程日久，肺、脾两脏愈加虚损，由实转虚，病情演变，形成小儿鼻渊的不同证候。

小儿鼻渊诊查要从其病机入手，正如《幼科释谜·耳目鼻口舌齿咽喉》曰："肺气通于鼻，气为阳。若气受风寒，停滞鼻间，则成鼻塞。气寒，津液不收，则多涕。若冷气久不散，脓涕结聚，使鼻不闻香臭……若夹热，则鼻干。皆能妨害乳食。"鼻渊急性发作患儿局部及全身症状较成人为重，可伴随咳嗽、胃肠症状等，特别在年幼儿童中多见，因这些儿童不会自擤鼻涕，黏脓性鼻涕常常经后鼻腔流入气管、支气管内，引起咳嗽，夜间更为明显，有时突然咳嗽惊醒；如将黏脓性鼻涕咽下，就会引起食欲不振、恶心呕吐和腹泻等胃肠症状。小儿慢性鼻渊，病程长，症状和体征多持续3个月以上，且多累及两个以上鼻窦。慢性鼻渊患儿感染重者常表现为不爱活动，精神萎靡不振，容易疲劳和记忆力差；有些儿童，由于长期胃肠道症状，可发生继发性贫血和身体衰弱；也有些儿童，由于长期鼻塞和用口呼吸，久之会影响面部发育，形成增殖体面容，甚者还可影响身体和智力的发育。

小儿鼻渊临床多见肺经风热、胆腑郁热二证，此两种证型多见于急性鼻渊或慢性鼻渊急性发作。胆腑郁热证为肺经风热证进一步发展所致，症状、体征均较重，头痛更为明显，尤以白天加剧，卧床休息时减轻。急性上颌窦炎，在婴幼儿可引起患侧面部红肿，较大儿童可表现为患侧上颌处疼痛和压痛，以下午明显，呈隐痛；而额窦炎疼痛多在上午，咳嗽、用力、吹冷风均可使疼痛加剧。其产生原因在于外感六淫并以风夹热邪多见，肺经风热，邪气化火熏肺，胆腑蕴热，循经上扰于鼻，气聚窦窍，灼腐肌膜。病久则致虚，常兼痰瘀。《小儿卫生总微论方·鼻中病论》说："肺气通于鼻，气不和，为风冷所乘，停滞鼻中，搏于津液，使涕凝结壅，气不通快，不闻臭香，谓之鼻塞。若风冷搏于血气而生憩肉塞滞者，谓之齆鼻。若风湿相搏，则鼻内生疮，而有脓汁出也。"小儿鼻渊邪毒羁留，鼻为肺之清窍，与外界直接相通，邪气犯肺，肺失宣降，水湿停聚，湿聚热灼成痰，蕴为热痰；津血同源，煎熬津液，即成瘀血，痰瘀交阻，阻塞清窍，是为瘀热；痰热内蕴，血热搏结，痰瘀交阻鼻窦，致小儿鼻渊反复发作。小儿患病日久，邪毒滞留鼻窍，风、热、痰、瘀交杂并存，肺脾二经热盛伤及气阴，气阴不足，清肃失司，运化失常；加之小儿鼻窦病位隐蔽，引流受限，往往致使病势缠绵难愈，反复发作。

2. 证治有道

小儿鼻渊证候多属本虚标实，寒热夹杂。标实为风热痰瘀，本虚为肺脾两虚，气阴不足，肺失宣降，脾失健运，升降失常，清浊异位而作。根据其病因病机，新病者予清热宣窍，久病者宜扶正祛邪，泻实补虚。针对标之实理应疏风清热，祛湿化痰，活血化瘀；针对虚之本就应补肺健脾，益气养阴。所以，临床治疗提出需因证制宜，以宣通肺窍为第一要义，属风寒者辛温宣肺通窍，属风热者疏风清热通窍，属胆经郁热配合清泻肝胆，属脾经湿热配合清脾利湿，属肺脾气虚者则配合温肺散寒、补中益气等。

小儿鼻渊肺经风热证治以疏风清热，宣肺通窍。《济生方·鼻门》用苍耳散治疗鼻渊初起之风热上犯证，功在散风热、宣肺通窍，被历代医家认为是治疗本证的要方，一直沿用至今。苍耳散由苍耳子、辛夷、白芷、薄荷四药组合而成，药简效切。苍耳子配伍辛夷：苍耳子入肺、肝二经，味辛苦温，苦以燥湿，辛温以和血通行，为驱风而通利鼻窍之要药；辛夷入肺、胃二经，味辛温，能助胃中清气，上达鼻窍，清气上达则鼻窍诸证可平。白芷配伍薄荷：白芷入肺、胃、大肠三经，味辛温，辛散风，温胜湿，芳香通窍发表，逐阳明经风寒邪热；薄荷入肺经，味辛微苦微凉，辛能散，凉能清，消散风热。四药均味辛，皆入肺经，有驱风散邪、宣通鼻窍的作用，相须为用，并走于上，散风通窍之力倍增，为治疗鼻渊肺经风热证的基本配方。临床在苍耳散的基础上，仍需根据不同症状加减用药。若伴鼻塞、流浊涕不止者，乃风热毒邪夹湿滞留于鼻窍，多配伍金银花、黄芩、桑叶、菊花等清肺热，宣肺通窍，清头目之品。金银花清热解毒，治一切风温热毒；黄芩，苦入心，寒胜热，清上中二焦之火，退寒热往来，泻肺火；二药皆入肺经，消除风热毒邪夹湿，肺气得以宣发，鼻塞、浊涕可除。菊花散风清热，降火除热，平肝消风；桑叶，有散风清热、清肺凉血之功；二药皆入肺、肝经，合用共奏清热化痰、疏肝利胆，宣通鼻窍之功。小年龄鼻渊患儿临床多见夜间咳嗽，乃患儿不会擤鼻涕，粘脓性鼻涕常经后鼻腔流入气管、支气管内引起，咳嗽痰多可选加杏仁、前胡、瓜蒌皮、浙贝母、桑白皮等清肺化痰之品，肺热得清，肺气得宣，痰热得除，则咳嗽症状可解。如将粘脓性鼻涕咽下，就会引起食欲不振、恶心呕吐和腹泻等胃肠症状，多用藿香、佩兰等芳香化湿，健脾开胃之品。藿香禀清和芳香之气，温中开胃，运脾肺之气，专治肺虚有寒、湿浊困遏；佩兰芳香化湿、醒脾开胃；二药合用，皆入肺、脾经，升清降浊，运脾开肺，缓解诸证。若是初起有风寒犯肺鼻窍不利之象者，可用苍耳散去薄荷加防风、荆芥、川芎辛温散寒、疏风通窍之品，兼见头身疼痛再加藁本、羌活等祛风散寒止痛，但不可久服，风寒化热后便当转以清宣鼻窍。

小儿鼻渊胆经郁热证治以清泻肝胆，利湿通窍。肺窍在鼻，胃脉环鼻上行，肝胆精气与鼻相通，凡中气不足，胆腑郁热，挟浊气上扰清阳，清阳不升，则头痛鼻塞，肺窍不利。此证多见于急性鼻渊或慢性鼻渊急性发作，症状、体征均重，头痛明显，方在龙胆泻肝汤的基础上辨证加减。方以龙胆为君，虽属大苦大寒之品，但清泻肝胆实火力胜，若患儿头痛剧、性烦急、目睛赤、涕黄浊者用此有效，但用量一般只在 2～3g 为宜，得效则止，或证候较轻者只用栀子、黄芩即可。头痛剧烈者，可根据头痛不同部位，按三阳经脉分别选药：头角、额、眉棱、颞部疼痛者属少阳经热，用柴胡、黄芩、胆南星、蔓荆子等；颊及上牙疼痛者属阳明经热，加白芷、升麻、蔓荆子、石膏等；头顶、枕部疼痛者属太阳经热，加藁本、川芎、薄荷、葛根等。

《素问·气厥论》曰："胆移热于脑，则辛頞鼻渊。"頞者，鼻通脑之径路也。辛頞，则頞中觉刺戟也。头刺痛著者，多佐以川芎、蔓荆子。川芎，辛香温燥，走而不守，上行可达颠顶，又入血分，下行可达血海，功在活血行气，上行头目，活血散瘀，行气止痛；蔓荆子疏散风热，清利头目以止痛；二药合用入肝经，疏肝行气，清利头目。《黄帝内经》谓系胆之移热，其热之甚者，大抵由内伤化瘀积热而成，可佐以牡丹皮、鱼腥草之类。牡丹皮泻实热，泻血中伏火，可凉血而生血，去瘀生新；鱼腥草清肺热解毒，消痈排脓，利尿通淋。鼻渊病程日久，肺热上蒸消灼津液，病久多痰瘀，痰热内结，郁久则瘀，熏于鼻窍，二药合用，清泻肺热，痰瘀得化。

小儿鼻渊脾胃湿热证治以清脾泻热，利湿降浊。以黄芩滑石汤为主方，利湿清热力强，湿重者还可以加用青蒿、苍术、荷叶之类，鼻塞甚者可加白芷、辛夷、苍耳子等。若是湿热并重者可选用甘露消毒丹加减。热重于湿或伴鼻衄者，可另用凉膈散加减，如《万氏家藏育婴秘诀·治鼻》说："内因脑热，鼻流浊涕不止，名曰鼻渊，久而不已，必衄血，凉膈散加羌活、川芎、白芷主之。"

小儿鼻渊虚证多见于素体虚质，加之病程日久损伤正气而作，其临证表现不一。

偏肺气虚者自汗恶风，微言声低，外邪易于侵袭，故遇风冷则鼻塞、流涕症状加重，治以补肺益气、温阳固表，常取玉屏风散合甘草干姜汤，卫阳虚弱者合桂枝汤、阳虚重者合桂枝附子汤。偏脾虚湿重者则头昏乏力，大便溏薄，涕液量多，治以健脾益气、化湿止涕，常用参苓白术散合温肺止流丹加减。另有阴虚肺热者，症见鼻干灼热，舌上少津，或有午后潮热，当如《景岳全书·杂证谟·鼻证》所说："鼻渊证……莫若但清阴火而兼以滋阴，久之自宁。"常用沙参麦冬汤加减治疗。

　　小儿鼻渊治疗在主症处方用药之外，可配合使用外治疗法，主要是滴鼻、吹鼻，还可选用针灸、推拿疗法。《本草纲目·卷四》记述主治鼻渊的内服药及外治吹鼻药，多为芳香通窍，清热除涕之品，如丝瓜根、栀子、龙脑香、鱼脑石等。《圣济总录·卷一一六》介绍辛夷膏，用"辛夷一分、白芷三钱、藁本（去苗土）、甘草、当归各半两。上剉细，以清酒二盏，羊髓十两，银器内微火煎五七沸，倾入盒中澄凝。每取豆大许，纳鼻中，日夜各一次。"治疗"肺热鼻塞多涕，鼻中生疮。"《针灸大成·卷八》曰："脑泻，鼻中臭涕出：曲差、上星。"又曰"久病流涕不止，百会灸。"《外科大成·卷三》曰："鼻渊服药罔效者，惟灸上星穴五壮，即愈。仍服八味地黄丸，以滋化源。"还有记载用药物灸，如《本草纲目·卷四》"附子、葱涎贴足心，大蒜亦可。"均可供参考选用。

第五章

鼻衄

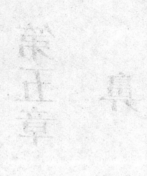

【概述】

鼻衄病名出自隋·巢元方《诸病源候论》，而《黄帝内经》最早有所论述，将本病称之为"衄""衄血""血溢鼻"等，本病尚有"鼻洪""鼻沥衄"等别称。现代统称为鼻衄，又称鼻出血，是以鼻窍间歇性或持续性出血为临床特征的病证，具有突然、反复、来势急骤的特点，是儿科一种较为常见和多发的急症之一。引起鼻衄的原因很复杂，可由鼻部损伤引起，也可因脏腑功能失调而致，鼻衄严重者可因出血过多，导致岔血、虚脱，全身各系统的功能紊乱，严重时可危及生命。本病发病与季节无明显关联，一年四季均可发生，但在冬春季节气候干燥时，更易发病。临床以年长儿多见，婴幼儿相对较少。

中医学从"气血相关"理论出发，历来对鼻衄病因病机多从"气血不和"立论。劳伤可致气血不和，如《诸病源候论·鼻衄候》曰："鼻衄者，由伤动血气所为。五脏皆禀血气，血气和调，则循环经络，不涩不散。若劳伤损动，因而生热，气逆流溢入鼻者，则成鼻衄也。"脏腑虚损亦可致气血不和，如《诸病源候论·鼻久衄候》曰："鼻衄，由热乘血气也。肝藏血，肺主气，开窍于鼻。劳损脏腑，血气生热，血得热则流散妄行，随气发于鼻者，各为鼻衄。脏虚不复，劳热停积，故衄经久不瘥。"《圣济总录·鼻衄门》在此基础上提出从"调和气血"论治鼻衄："今之治衄蔑者，专于治衄，不知血之行留，气之为本，犹海水潮汐，阴阳之气使然也。明夫经络逆顺，则血与气俱流通而无妄行之患矣。"笔者在综合文献基础上，认同小儿鼻衄病因病机多因血热气逆而致。如《诸病源候论·小儿杂病诸候》所述："鼻衄候：小儿经脉血气有热，喜令鼻衄。夫血之随气，循行经脉，通游腑脏。若冷热调和，行依其常度，无有壅滞，亦不流溢也。血性得寒即凝涩结聚，得热即流散妄行。小儿热盛者，热乘于血，血随气发，溢于鼻者，谓之鼻衄。"《小儿卫生总微论方·血溢论》亦曰："小儿诸血溢者，由热乘于血气也，血得热则流溢，随气而上，自鼻出者为衄衄。"小儿鼻衄诊疗多从五脏积热出发，宜凉血降火，正如《幼幼集成·鼻病证治》曰："鼻衄者，五脏积热所致，盖血随气行，得热而妄动，溢出于鼻。宜凉血降火，加减地黄汤，外用吹鼻散。"

本证与西医学鼻出血所述同义。发病原因分两类：一是鼻腔局部疾患如鼻部炎症、揉挖等外伤、肿瘤及鼻中隔偏曲等鼻部损伤引起；二是全身性疾病如多种血液病、高血压病、肝肾疾病等所产生。小儿鼻衄需辨证与辨病相结合，审证求因，标本兼顾。

小儿鼻衄的治疗难点是如何进行迅速、有效的止血和预防、减少鼻衄复发等一系列问题，中医药可根据患者的不同证型及临床表现给予恰当、有效的治疗，达到减少或防止鼻衄复发的目的，特别是对于鼻衄较轻或症状不严重的病例或者反复出血的鼻衄缓解期患者，中医治疗有一定的优势。鼻衄发病部位虽在鼻，但与全身脏腑气血失调有关，如肺热、胃热、肝热、脾虚、阴虚等都可导致鼻出血。人是一个整体，局部的病变可影响全身，全身的病变也会表现于局部。鼻出血时局部滴入收缩血管的药水或烧灼血管，可暂治局部，而不能及于全身；只治其标，不治其本；只能暂时止血，不能根治疾病。所以，需辨别本病的实证、虚证，发病脏腑，再从调气止血治疗，并用引经药引至鼻窍，"鼻衄需止血，鼻衄非止血"，就是讲治疗本病既要考虑局部、更要顾及全身的道理。

【病因病机】

引起小儿鼻衄的原因很多，归纳起来不外乎外感病因、内伤病因及不内外因三类。鼻为清窍，脉络丰富之处，不论外感或内伤均可致脏腑功能失调，血不循经，溢于清窍，引起鼻衄。小儿鼻衄的病变脏腑主要在肺胃。《血证论·鼻衄》云："鼻为肺窍，鼻根上接太阳经脉，鼻孔下夹阳明经脉，内通于肺以司呼吸，乃清虚之道，与天地相通之门户。"故多见为肺胃热盛，循经上迫，损伤阳络而致鼻衄。鼻衄发病，尽管与正气虚弱及外伤、肿瘤、畸形等因素有关，但其最主要的致病因素为火热邪毒。无论是外感六淫化火，或五脏功能失调，五志郁而化火，皆导致肺胃火热之毒内炽，火热之邪循经上犯鼻窍，灼伤脉络，致血外溢而成鼻衄。

1. 外感病因

小儿稚阴稚阳之体，外感诸邪，极易化火化热，热盛迫血妄行则引起衄血。《活幼口议·治诸病杂方》曰："小儿伤寒后有一证，忽然鼻中出血，五七岁以上至大人亦有此作，名红汗，谓不曾解表，其汗出，血故从鼻出者，自解。"认为外感后忽然鼻衄，是因为外邪未能从表解而上冲鼻窍所作。《血证论·鼻衄》亦谓："秋冬阴气，本应收敛，若有燥火，伤其脉络，热气浮越，逼血上行，循经脉而于鼻。"认为秋冬燥火损伤脉络也可致鼻衄。若感受暑热之邪，则常径伤脉络而出血，如《景岳全书·杂证谟》云："暑毒伤人，多令人吐衄失血。"

2. 内伤病因

内伤病因多为五脏积热上冲、或五志郁而化火，或正气虚弱不能统摄血液。心主血，脾统血，肝藏血，肾藏精，肺主气，精血同源，气为血之帅，血为气之母。凡五脏功能失调，皆可致衄。其中多见于五脏积热，气冲逆而血热妄行，如《幼幼集成·鼻病证治》曰："鼻衄者，五脏积热所致，盖血随气行，得热而妄动，溢出于鼻。"或有积怒伤肝、积忧伤肺、烦思伤脾、失志伤肾、暴喜伤心，气郁化火而上冲，如《类证治裁·衄血论治》所说："其思伤心脾，惊悸不眠……此治衄内因也。"

大病久病之后，损伤正气，正气虚弱，亦可产生鼻衄，正如《医学纲目·阴阳脏腑部》所谓；"大病瘥后，小劳而鼻衄。"形成原因主要在两端：一是脾气亏虚，不能统摄血液，致血从络脉溢出；二是阴精亏虚，阴虚火炎，熏灼络脉而出血。两者均可导致鼻衄，而且可伴见齿衄、肌衄、便血等其他部位出血，并有相应的气虚、阴虚全身证候。

3. 不内外因

不内外因所致鼻衄，多病在鼻窍局部。如因挖鼻、揉鼻、外伤直接损伤鼻腔络脉，或因他病如鼻窒、鼻渊、鼻鼽甚至偶见之鼻咽肿瘤损伤鼻窍，或因过食升阳助火的辛热燥烈药物火热上冲鼻窍等，均可导致鼻衄。

【**临床诊断**】

1. 诊断要点

（1）多有外感热病、鼻外伤，及鼻部疾病、血液病或全身各系统疾病病史。

（2）以鼻腔出血为主要症状，单侧多见，双侧同时发生较少。轻者涕中带血，较重者渗渗而出或点滴而下，严重者血涌如泉，甚则出现气随血脱之危象。

（3）鼻腔局部检查有出血点或渗血面。

（4）需要对可能引起鼻衄的各类疾病做相关检查，以明确原发疾病。

2. 鉴别诊断

（1）鼻异物：小儿由于戏弄豆、纸、小玩物等放入鼻腔，引起局部炎症或损伤而致出血，询问病史可诊断。

（2）鼻损伤：有明确的鼻局部或头面部外伤史，其血多来自受伤一侧鼻孔，严重者可有鼻骨骨折、鼻中隔脱位，全身症状不明显。

（3）全身性疾病所致鼻出血：血液病如免疫性血小板减少症、白血病、再生障碍性贫血及其他原因所致的严重贫血等引起的鼻出血，多伴有全身症状，不难鉴别。

【辨证论治】

1. 辨证要点

本病辨证，重在区分虚实。根据患儿体质强弱及发病病因的不同，小儿鼻衄需区分虚、实不同证候。若火热炽盛，上熏肺窍，损伤络脉，血溢络脉之外则为实证；若久病大病之后，损伤正气，正气虚弱，脾虚不能摄血，或阴虚火炎，致血从络脉溢出则为虚证。临床上常发生实证向虚证转化，如火热灼络致出血者，反复发作，伤阴耗气，转为阴虚火旺或气不摄血之虚证。

本病病情演变重阴阳。小儿乃稚阴稚阳之体，稚阴未充，稚阳未长。衄血发作时病势多急，血为阴，鼻衄失血必令阴血耗损，又气为血之帅，血为气之母，阴阳互根，鼻衄量多或反复发作，可使机体阳气渐耗。若突然鼻衄出血不止，量大势猛，则有气随血脱，失血亡阳的危险。

（1）辨出血情况：鼻衄出血量多，来势凶猛，血色鲜红者为实证；出血量少，血流缓慢，血色淡者为虚证。实证可以随着病情的发展而转变为虚证，有时亦可见虚实夹杂的证候。

（2）辨气随血脱：小儿鼻衄反复发作，或一次出血量多，见头晕、心慌、气短、汗出肢冷、面色苍白、虚烦不安者，可能是虚脱先兆，应加强病情观察，预防失血性休克的发生。

2. 治疗原则

鼻衄的治疗，在辨证论治内服治疗的同时，应注意局部的治疗。

鼻衄属于急症，遵循"急则治其标、缓则治其本"的原则，小儿鼻衄，出血不止者，应先用外治法局部止其血，再审证求因，辨证治疗。

鼻衄实证多为肺胃火盛或肝火上炎，血热妄行所致，应予泻火清热，泄其内燔之火。虚证多为阴血亏虚、虚火妄动或气虚不能摄血，血液离经妄行，故当滋阴清火或补气摄血。虚实夹杂时，还应标本兼治。本病除内服汤药外，还常使用导引法、滴鼻法、吹鼻法、鼻腔填塞法等方法治疗。

3. 证治分类

（1）肺经热盛

证候 鼻中出血，点滴渗出或径向外流，血色鲜红，伴鼻塞、咳嗽，或鼻腔干燥、灼热，或有发热，便秘，舌质偏红，脉数，指纹紫滞。

辨证 本证多发生在冬春气候干燥之季，血色鲜红、鼻腔灼热等是本证的辨证要点。鼻衄血色鲜红，是肺热灼伤鼻窍脉络之证；鼻腔干燥，口干，是热伤肺津的证候。

治法 清肺泻火护阴。

方药 泻白散加味。常用桑白皮、地骨皮、黄芩清肺泻火；茜草、侧柏叶、白茅根凉血止血；阿胶（烊化）、牛膝、甘草护阴清热。

鼻腔燥热者，加白芍、南沙参、麦冬养阴生津；鼻塞咳嗽者，加菊花、桔梗、浙贝母清宣肺热；热盛便秘者，加石膏（先煎）、知母、大黄（后下）清泻肺热。

（2）胃火炽盛

证候 鼻中出血量多，血色深红。身热，口渴，便秘，鼻黏膜色红干燥，舌质红，舌苔黄，脉洪数或滑数，指纹色紫而深。

辨证 胃火炽盛鼻衄的出血特点为血色深红，出血量多而难以自止，常伴见口渴、口臭、大便秘结、小便黄赤，舌苔黄腻糙厚。胃热炽盛证候出血量多，色鲜红或深红；热灼胃阴证候大便燥结，小便短赤，舌质红干。

治法 清胃泻火止血。

方药 清胃散合调胃承气汤加减。常用大黄（后下）、玄明粉（冲服）、升麻、黄连泻阳明胃火；生地黄、牡丹皮、芦根、石斛、甘草养胃阴清火；茜草、藕节、血余炭凉血收敛止血。

唇干口渴者，加天花粉、麦冬、玉竹清养胃阴。若出血难止，血热衄涌者，可用犀角地黄汤加减，用水牛角代替犀角，另加黄芩、栀子等凉血清热止血。

（3）肝火上炎

证候 鼻中出血常起于恼怒之后，血色稍暗，量或多或少，头痛头晕，口苦咽干，胸胁苦满，舌质红，舌苔黄，脉弦数，指纹紫滞而深。

辨证 本证特点是鼻衄伴有头痛、口苦咽干等肝火上亢的证候，且发病多与情绪波动有关。肝火上逆症见鼻衄量多，颜色深红，头痛头晕，面红目赤；肝气郁结症见鼻衄随烦怒而作，性情急躁，胸胁苦满。

治法 清热泻火止血。

方药 龙胆泻肝汤加减。常用龙胆、黄芩、栀子清肝泻火；柴胡、当归、生地黄疏肝柔肝；茜草、棕榈炭、血余炭清肝收敛止血。

急躁易怒者，加羚羊角、夏枯草、决明子清肝降火；头痛头晕者，加钩藤、石决明、菊花潜阳息风；胁满呕恶者，加郁金、黄连、竹茹清肝和胃。

（4）阴虚火旺

证候 鼻衄量少而时出，或伴齿衄、便血、肌衄等出血，口干咽燥，兼有头昏耳鸣，腰膝酸痛，手足心热，盗汗，舌质红干，舌苔少或花剥，脉细数，指纹色紫。

辨证 鼻衄量不多但时时发作，或并有其他部位出血，伴见五心烦热，舌质红干，舌苔少为本证的辨证要点。肝肾阴虚症见头昏耳鸣，腰膝酸痛；心肾不交症见夜寐多梦，盗汗，心烦。

治法 滋阴降火止衄。

方药 知柏地黄汤加减。常用生地黄、山茱萸、茯苓、山药补益肾阴；知母、黄柏、牡丹皮、泽泻清泻虚火；旱莲草、牛膝、龟甲、茜草炭养阴止血。

心烦，多梦，盗汗者，可用黄连阿胶汤加减补肾清心；反复出血、耗血多者，可予胶艾四物汤加减养血止血。

（5）脾不统血

证候 鼻衄量少，渗渗而出，常反复发作，也可伴齿衄、便血、肌衄等出血，血色淡红，鼻黏膜色淡，面色无华，口淡不渴，神疲懒言，饮食量少，大便溏薄，舌质淡，舌苔薄白，脉缓弱，指纹色淡。

辨证 出血量少而时作，血色淡，伴面色无华、大便溏薄等脾气虚弱症状为本证特点。脾气虚弱症见面色无华，神疲形瘦；脾虚失运症见饮食减少，大便溏薄。

治法　补脾益气摄血。

方药　归脾汤加减。常用黄芪、党参、白术、茯神健脾益气；酸枣仁、当归、鸡血藤、生地黄养血安神；藕节、血余炭、茜草收敛止血。

反复出血，面黄神萎者，加阿胶、白芍、龟甲胶养血和血；纳差，便溏者，加焦六神曲、谷芽、苍术健脾助运。

本证若因出血不止，失血过多，而致气血阴阳欲脱者，当大补元气，挽阴救阳，急用生脉散合参附龙牡救逆汤补气救阴固脱。

【其他疗法】

1. 中药成药

（1）知柏地黄丸：小蜜丸30粒重6g。每服3～6岁2g（捣碎化开）、＞6岁3g，1日2～3次。用于阴虚火旺证。

（2）归脾丸；每瓶200丸。每服1～3岁3～4丸（捣碎化开）、4～7岁6～7丸、＞7岁8～10丸，1日3次。用于脾不统血证。

2. 针灸疗法

（1）体针：主穴：双侧少商穴。配穴：双侧合谷穴。强刺激，用泻法。采取速刺不留针法。针刺双侧少商时，应出少量血液。

（2）指压法：医者以拇指甲压迫患儿中指指端节靠近小指侧缘的端正穴，时间约2～3分钟，如出血不止，可延长到15分钟。如右鼻孔出血可指压患儿左手，左鼻孔出血压右手，两侧出血压两手。

（3）灯火燋法：取火柴1根，点燃，吹熄后迅速将红色着火的火柴头按在少商穴上约2秒钟。左鼻孔出血灸左手，右鼻孔出血灸右手，两鼻孔同时出血者，灸双手少商穴。

3. 外治疗法

（1）冷敷法：取坐位，以冷水浸湿毛巾或用冰袋敷于患儿前额或后颈部，以凉血止血。

（2）鼻腔内有小出血点、溃疡、血痂而无活动性出血的患儿，可在鼻黏膜涂少量黄连油膏，1日1～3次，以滋润黏膜，泻火止血。本法尤适用于胃火炽盛证。

（3）用血余炭、马勃、百草霜、三七粉、云南白药等具有止血作用的药末吹入鼻腔，用于出血量少的鼻衄患儿。

（4）鼻衄出于鼻中隔者，用马勃（消毒）敷于出血处，如还止不住者，再用消毒的黄连膏纱条蘸百草霜散（百草霜80%，花蕊石10%，禹余粮10%）填充出血鼻腔，如仍不止，较大小儿可采用后鼻孔填塞法。

4. 食疗方药

（1）藕柏饮：生藕节500g，生侧柏叶100g。将二药洗净，同捣烂绞汁，加温开水服。分3～4次，1日服完。功能凉血化瘀止血，适用于实热衄血。

（2）韭菜根鸡蛋：韭菜根120g，白糖30g，鸡蛋1枚。韭菜根与鸡蛋加水同煮至鸡蛋熟，去渣及蛋壳，调入白糖，顿服，1日1次。功能散瘀止血，适用于鼻衄。

【防护康复】

1. 预防

（1）纠正小儿挖鼻的不良习惯，防止损伤鼻腔的黏膜。

（2）气候干燥季节，应常戴口罩，以保持鼻腔的湿润，或在小儿鼻中隔黏膜常涂少量黄连油膏，以滋润黏膜。

（3）在气温变化较大的季节或小儿患感冒等疾病时，禁食辛辣燥热刺激性食物。哺乳婴儿时，乳母同样忌口，较大儿童应多吃水果，尤其是莲藕，有止衄的作用。

2. 护理

（1）稳定患儿情绪，因为烦躁和紧张皆易加重鼻衄的发作。

（2）在炎热夏季，患儿不宜怀抱，应半卧位于阴凉的地方，既有利于止血，又便利于医务人员检查。

（3）观察患儿出血是否停止时，应特别注意有无鼻血流入咽部。

（4）鼻腔用药或填塞之后，要防止患儿掏挖。

3. 康复

（1）及时治疗上呼吸道疾病或鼻咽部炎症，如鼻渊、鼻鼽、鼻窒等。鼻衄属于急症，应及时治疗，慢性鼻衄亦需及时治疗，以防耗伤血气，已经气血亏虚者需结合食疗、必要时药疗调养。

（2）饮食清淡而富于营养，调畅情志，减轻患儿心理负担，促进康复。

【审思心得】

1. 循经论理

鼻衄为儿科常见病证之一，小儿鼻衄诊查首先需要明确病因，对以鼻衄为主诉前来就诊的患儿，应首先询问有无其他出血症状，必要时作血常规、凝血功能等检查甚至骨髓穿刺检查，以明确是否全身性疾病包括血液系统疾病引起的鼻出血。临床上小儿鼻衄常见于各种鼻炎或者小儿揉鼻挖鼻、鼻外伤引起的鼻黏膜损伤，也有极少数患儿为塞进了鼻腔异物甚至鼻咽部肿瘤引起鼻衄。在排除了全身性疾病、鼻腔异物及鼻咽部肿瘤等疾病之后，临床最常见的鼻出血原因在于鼻窒、鼻鼽和鼻渊，如《万氏家藏育婴秘诀·治鼻》所言："鼻流清涕者，其症有二。或外因伤风得之，喷嚏流涕，风属阳，其病为热……内因脑热，鼻流浊涕不止，名曰鼻渊。久而不已，必衄血。"

与衄血相关的论述首见于《黄帝内经》。《灵枢·百病始生》说："阳络伤则血外溢，血外溢则衄血。"《素问·阴阳应象大论》论述了阴阳气血和调对人体健康的重要性："审其阴阳，以别柔刚，阳病治阴、阴病治阳，定其血气，各守其乡。"小儿鼻衄诊治需从病机出发，无论虚实，其病机不外乎气血上逆，血随气升，迫血妄行，上溢鼻窍。正如《诸病源候论·小儿杂病诸候·鼻衄候》曰："小儿经脉血气有热，喜令鼻衄。夫血之随气，循行经脉，通游腑脏。若冷热调和，行依其常度，无有壅滞，亦不流溢也。血性得寒即凝涩结聚，得热即流散妄行。小儿热盛者，热乘于血，血随气发，溢于鼻者，谓之鼻衄。"鼻为肺之窍，易受六淫侵袭，尤其是春秋季节气候干燥、夏季暑热当令，加之小儿鼻腔黏膜脆弱，易为外邪所伤，发为鼻衄之证。小儿鼻衄实证病机可归纳为肺、心、胃热及肝火四个方面。实证病机之一为肺经热盛，如《血证论·鼻衄》描述："即可知太阳之热，不得发越于外者，必逼而为鼻衄也。皮毛者，肺之合，太阳之气外主皮毛，内合于肺，鼻又为肺之窍，欲治太阳之衄者，必以治肺为主……治肺即治太阳矣。法宜清肺火，疏利肺气。"实证病机之二为心热，如《幼幼新书·鼻衄第三》指出："小儿心热，肺气贯血，随热入肺经，为鼻衄。"病机之三为阳明胃热，如《素问·厥论》描述："阳明厥逆，喘咳身热，善惊衄、呕血。"《素问玄机原病式·六气为病》提出："衄者，阳热怫郁，干于足阳明，而上热甚则血妄行为鼻衄也。"实证病机之四为肝火犯肺，如《校注医醇賸义·卷二·鼻衄》归纳："鼻衄之证，其平日肺气未伤，只因一时肝火蕴结，骤犯肺穴，火性炎上，逼血上行，故血从鼻出。"小儿鼻衄虚证病机可归纳为气、阴、阳虚三个方面，虚证病机之一为气虚，血液错行，正如《仁斋直指方论·血疾证治》概述："然亦有气虚夹寒，阴阳不相为守，荣气虚散，血亦错行。"虚证病机之二为阴虚，正如《局方发挥·卷一》概括："夫口鼻出血，皆是阳盛阴虚，有升无降，血随气上越出上窍。"虚证病机之三为阳虚，《类证治裁·衄血论治》指出："亦有因阳虚致衄者。"

结合笔者经验，小儿鼻衄临床多见证候为风束肺窍、肺热熏窍、阴虚血热、气不摄血等证。正如《诸病源候论·鼻病诸候·鼻久衄候》曰："鼻衄，由热乘血气也。肝藏血，肺主气，开窍于鼻。劳损脏腑，血气生热，血得热则流散妄行，随气发于鼻者，名为鼻衄。脏虚不复，劳热停积，故衄经久不瘥。"小儿鼻衄实证多见风束肺窍、肺热熏窍二证，肺热熏窍为风束肺窍进一步发展所致，症状加重。风束肺窍是各种鼻炎包括鼻窒、鼻鼽和鼻渊病程中的共同病机，风为百病之长，风邪常兼杂外感六淫之邪而侵袭人体，风束肺窍日久引发肺经风热，邪气化火熏肺，循经上扰于鼻，反复发作则肺热熏窍，损伤鼻络，多见于鼻衄急性发作期，往往突然鼻中出血，量多如注，色红，或伴发热、口渴、尿黄、舌红、苔黄、脉数。属肺经热盛者，可伴发热、鼻塞、鼻流黄浊涕，鼻孔灼热，咳嗽，咯痰色黄，咽部肿痛，或伴大便干结等症；属肺胃热盛者，常伴大便秘结，口渴引饮；属心肺伏热者，可伴烦躁不安，小便短赤，夜寐不宁。肺经伏热伴肝胆郁热者，多伴口苦，性情急躁，注意力不集中等症状。

小儿鼻衄虚证临床多见阴虚血热、气不摄血二证。临床接诊时，需仔细询问患儿的全身症状，细察舌象，以辨别阴虚、气虚的不同。阴虚所致鼻衄，病机多为阴虚火旺，血热妄行，鼻出血量不多，时发时止，鼻内干燥灼热，微痛微痒，鼻黏膜干红少津，常伴随口干咽燥，兼有头昏耳鸣、手足心热、盗汗、舌红苔少等症状。气虚所致鼻衄，病机多为气虚阴血失于固摄，鼻出血常发，难以骤止，鼻黏膜色淡，常伴随面色不华，少气懒言，神疲倦怠，夜寐不宁，食少便溏，舌淡苔白等症状。小儿鼻衄阳虚证较少，但要注意与气虚证鉴别诊断，阳虚证病程较长，阳虚失摄，血液走泄者，鼻衄难以骤止，患儿易出现肢凉畏寒、手足不温、小便清、舌质淡嫩、苔白等症状，治宜温阳摄血止衄。正如《类证治裁·衄血论治》曰："血从清道出于鼻，为衄。症多火迫血逆，亦有因阳虚致衄者……阳虚则治宜温摄，理中汤、黑神散。"

由此可见，小儿鼻衄的共同病机为气血不和，气血上逆，血随气升，迫血妄行，上溢鼻窍。其辨证首先需分清虚实、寒热，以肺为主，结合心、肝、脾、胃、肾来辨别。对于这类疾病，治疗目标为如何进行迅速、有效的止血，和预防、减少复发，在辨证论治基础上，给予恰当、有效的中医药治疗，临床多能达到减少或防止鼻衄复发的目的。

2. 证治有道

小儿鼻衄临床治疗需遵循"急则治其标，缓则治其本"的原则。急性期急当治标，重在"止"，以止血为第一要务；出血症状缓解后，需求本辨证论治，重在"制"，制气降逆，泻热凉血，血热清则不妄行，在经脉中正常循行，无溢于脉外。立竿见影是"止"，治本求全是"制"，各有所司，相互配合。在治疗过程中，仍需结合中药局部外用药，药物直达病所发挥作用，延长药物存留时间、保持药物浓度，从而加速止血。

鼻腔急性出血时，首先需安慰病儿，防止情绪紧张，嘱用口呼吸，以免将流入口中的血液咽下，引起呕吐。用含1%盐酸麻黄素溶液或1∶1000肾上腺素溶液的棉条或吸收性明胶海绵，填入患侧鼻腔内，并以手指在两侧鼻翼处压向中隔前下方，数分钟后，常可止血。如出血量多，而且出血部位一时难以确定者，可用碘仿纱条或凡士林纱条作前鼻孔填塞，压迫止血。经上述方法仍未止血者，可考虑施行后鼻孔填塞法进行止血。对于出血量较多的患儿，应测量血压，并作血常规检查，必要时给予补液、输血，防止休克。也可酌情使用卡巴克洛、酚磺乙胺等止血药物。然后采取中医为主的综合治疗方法再予调治。

针对小儿鼻衄病因病机，总的治疗原则为调和气血，"肺主气""气为血之帅，血为气之母"，气升血亦升，气降血亦降；止血需先制气，降血须先降气。《局方发挥》论曰："夫口鼻出血，皆是阳盛阴虚，有升无降，血随气上越，出上窍。法当补阴抑阳,气降则血归经。"治当调和气血,镇逆降气,引血下行,再结合引经药引至鼻窍,便可达到止血目的。小儿鼻衄多为气火上逆,灼伤鼻窍脉络所致,故笔者认为实热证之鼻衄治疗法则为"清肺降气",加用凉血活血之品,既有出血,则必有瘀血,所以凉血止血须兼以活血,方能止血而不留瘀血。临床常用桑白皮、地骨皮、栀子、旋覆花、代赭石等降肺、胃、肝气之品为主药;牡丹皮、赤芍、生地黄、茜草、仙鹤草等凉血止血之品为辅药;制大黄、牛膝活血化瘀、引血下行之品为佐药。清肺降气为主,凉血兼以活血,宜行血不宜止血。若病程较长,鼻黏膜色淡,大便溏薄,舌质淡白者,则多属虚证、寒证,治宜益气摄血止衄,常用药物为炙黄芪、党参、白术、当归等;发展至阳虚则应温阳止血,可用制附片、炮姜炭、灶心土等,但温阳药有壮火之虑,必须谨慎应用。反复衄血,或已贫血者,可加阿胶等补血止血、滋阴润燥之品,待止衄后,再结合益气健脾之剂调理。

小儿鼻衄肺经热盛证治以清肺降火止血。《幼幼新书·鼻衄第三》明确病因为肺经热盛,治当清肺,曰:"候脉弦洪,鼻中干燥响如风。气冲积血停留肺,脏腑烦冤邪脉攻。数合出红犹可治,更加升斗命须终。明师若欲知调治,凉血清胸始有功(清胸,清肺也)。"外邪侵袭,损伤脉络引起出血。常用方中可先选辛凉轻透之品,如桑叶、菊花、薄荷等宣散风热;表热入里则应取质重清肃,如桑白皮、地骨皮、黄芩等清肺解热;再加凉血止血,如荆芥穗、侧柏叶、白茅根等。鼻塞流涕加白芷、辛夷、菊花清宣肺窍;咽痛咳嗽加桔梗、木蝴蝶、甘草清咽止咳;热重衄多加石膏、知母、栀子清泄肺热;鼻干灼热加南沙参、麦冬、墨旱莲养阴清热。

小儿鼻衄胃火炽盛证治以清胃泻火止血。《血证论·鼻衄》曰:"总是阳明燥气,合邪而致衄血。"小儿饮食不节或过食肥甘厚腻之味,滋生湿热,热伤阳明脉络,引起鼻衄。关于治疗原则,《景岳全书·血证》归纳:"衄血之由,内热者多在阳明经,治当以清降为主。微热者,宜生地黄、芍药、天冬、麦冬、玄参、丹参,或《局方》犀角地黄汤、生地黄饮子、麦门冬散之类主之。"方中多选用石膏、知母、升麻、黄连等以清胃泻火;因热伤阴者,宜生地黄、麦冬、芍药、天冬、麦冬、玄参、丹参等养阴清热;牛膝等引血下行;大黄、虎杖等通腑泄热;旱莲草、侧柏叶等凉血止血,诸药配伍,共奏清胃泻火,养阴凉血止血的功效。

小儿鼻衄肝火上炎证治以清热泻火,柔肝止衄。每年春夏发生鼻衄,说明素体阳旺，阳旺缘于肾阴亏虚，水不涵木，加之春夏阳气升发，内应于肝，两阳相加灼伤鼻窍血络，因而衄血不止。方用龙胆泻肝汤加减。常用龙胆、黄芩、栀子、当归、泽泻、车前子、白茅根、柴胡、生地炭、茜草等。方中龙胆大苦大寒，功在清泻肝火；黄芩、栀子苦寒泻火，燥湿清热；泽泻、车前子导热下行；肝火所伤，阴血损耗，宜加当归、沙参、白芍养血滋阴，邪去而不伤阴血；柴胡舒畅肝经之气，引诸药归肝经；生地炭、茜草等凉血止血。诸药配伍，共奏清肝泻火、凉血止衄的功效。

小儿鼻衄阴虚火旺证治以滋阴降火止血。证属阴虚者可有鼻内干燥灼热，微痛微痒，鼻黏膜干红少津，鼻中隔前下方黏膜干燥糜烂结痂。证重者全身症状可见乏力，口舌干燥，头昏耳鸣，腰膝酸痛，手足心热，小便黄，舌红少津，脉细数等。方以知柏地黄汤加减。方中黄柏、知母滋阴泻火；生地黄、山药、山茱萸滋补肝肾；牡丹皮、泽泻等清肝泻火。阴液亏损，加玄参、旱莲草、麦冬滋肾水降相火，白芍、黄芩、牛膝柔肝体息肝火。凉血止血用紫草、大蓟、仙鹤草；清心安神加酸枣仁、黄芩或少许黄连；大便秘结用何首乌、火麻仁、柏子仁；反复出血加阿胶、龟甲、茜草炭。偏肺阴虚可用沙参麦冬汤加减。

小儿鼻衄脾不统血证治以补脾益气摄血。小儿鼻衄常作者多见脾虚，其本质在于气血亏虚，气虚不能摄血，血溢脉外而衄血，方用归脾汤加减。常用黄芪、党参、白术、茯苓、甘草健脾益气；阿胶、当归养血止血；藕节、茜草凉血止血。脾虚失运者加苍术、陈皮、焦六神曲、谷芽扶助运化。脾虚肺燥者，鼻衄量少时作，鼻腔干燥，当润养肺脾之阴，取益胃汤加减。

本病若是出血不止，应急施中西医、内外治综合措施。如失血过多，可致血耗气衰阴竭阳脱，必须及早察觉虚脱征兆，及时抢救，中药大补元气、挽阴救阳，用生脉散合参附龙牡救逆汤频频灌服，必要时需要输血以救危急。

第六章

乳蛾

【概述】

乳蛾之名首见于《儒门事亲·喉舌缓急砭药不同解二十一》："单乳蛾，双乳蛾……结薄于喉之两旁，近外肿作，因其形似，是为乳蛾。"因其乳蛾肿大，形状似乳头或蚕蛾，故称乳蛾，又名喉蛾。历代医籍还有肉蛾、连珠蛾、乳鹅、鹅风、死乳蛾、乳蛾核、烂头乳蛾、蛾子等多个名称，都是依据临床症状及发病情况而命名。本病多因外邪客于喉核，邪毒积聚乳蛾，或脏腑虚损，虚火上炎所致，临床表现主要为咽喉两侧喉核红肿疼痛、化脓、咽痛、吞咽不利等，急性发病时，可伴有畏寒、高热、头痛、食欲下降、乏力等全身不适的症状。本病是儿科临床常见病、多发病，一年四季均可发病，好发于春秋两季，多见于 4 岁以上小儿。幼儿症状较成人为重，常伴有高热。若治疗得当，一般预后良好，但婴幼儿病程较长，可迁延不愈或反复发生，如不及时恰当治疗，容易出现鼻窦炎、中耳炎、颈淋巴结炎等并发症，偶可继发急性肾炎、风湿热或风湿性心脏病。乳蛾长期不愈、反复发生亦可形成反复呼吸道感染，降低小儿机体免疫力，影响小儿的健康成长，因此必须给予足够的重视，积极防治。

中医学对乳蛾早有相关论述。乳蛾最早属于"喉痹"范畴，金元以前典籍中有关于本病的描述如"嗌痛""喉嗌痛""咽喉痛肿""喉痹"等。《儒门事亲·喉舌缓急砭药不同解二十一》明确将乳蛾从"喉痹"中分类出来，文曰：《内经》之言喉痹，则咽与舌在其间耳，以其病同是火，故不分也。后之医者，各详其状，强立八名，曰单乳蛾、双乳蛾、单闭喉、双闭喉、子舌胀、木舌胀、缠喉风、走马喉闭。热气上行，结搏于喉之两旁，近外肿作，以其形似，是谓乳蛾。一为单，二为双也。"临证根据病变部位，喉核肿大，状如乳头或蚕蛾，即为乳蛾；发于一侧者为单乳蛾，发于两侧者为双乳蛾。根据病因病机和症状特点，古代医家又有烂头乳蛾、阴蛾、阳蛾、石蛾、风寒蛾、白色喉蛾、伏寒乳蛾、风热乳蛾、虚火乳蛾等病名。《咽喉脉证通论·乳蛾第四》正式提出"烂头乳蛾"的概念，曰："其状或左或右，或红或白，形如乳头，故名乳蛾……或前后皆肿，白腐作烂，曰烂头乳蛾。"《辨证录·卷三》明确阴蛾、阳蛾区别："亦有勺水不能下咽者，盖此症为阴蛾也。阴蛾则日轻夜重，若阳蛾则日重夜轻。"《喉科指掌·卷之三·乳蛾门第二》指出石蛾："此症或胎生，或因本原不足。"其中也指出风寒蛾"此症因风寒而起，肿大如李，头不能下视，气塞不通，寸关之脉浮紧，肺胃之病症也。"又说："白色乳蛾，肿塞满口，身发寒热，六脉浮弦。"其中描述伏寒乳蛾为"凡伏寒之症，其色必紫"。《疡科心得集·卷上》提出风热、虚火乳蛾概念："夫风温客热，首先犯肺，化火循经上逆入络，结聚咽喉，肿如蚕蛾，故名喉蛾……亦有虚火上炎而发者，以其人肾内水下亏，肾中元阳不藏，上越逆于喉中而结，须用引火归原之法。"古代医家对乳蛾的治疗亦有论述。《医学心悟·卷四·咽喉（口舌齿唇）》指出了乳蛾之内服药物疗法，更提出了外治疗法："状如乳头，生喉间……宜用韭菜汁调元明粉，灌去痰涎，吹以冰片散，随服甘桔汤，自应消散。若不清，以小刀点乳头上出血，立瘥。凡针乳蛾，宜针头尾，不可刺中间，鲜血者易治，血黑而少者难瘥。凡用刀针，血不已者，用广三七末，嚼服刀口上即止。"内治法配合外治法或者针刀疗法等可以起到增强疗效的作用，发挥了中医治疗乳蛾的特色和优势。

小儿乳蛾属于西医学的急、慢性扁桃体炎的范围。急性扁桃体炎以发热、咽痛、吞咽困难、腭扁桃体红肿化脓为主要特点。慢性扁桃体炎以低热、咽异物感、扁桃体上有少量脓点为特点。西医学认为本病为多种细菌混合感染或细菌与病毒等混合感染，对于细菌感染者应给予足量、足疗程抗生素治疗。近年来随着耐药菌株增多，部分患者对抗生素产生耐药性，若抗生素治疗病情无好转，高热不退时，多使用糖皮质激素，但它有降低机体免疫功能等明显的副作用。还有些患儿因对常用的青霉素、红霉素、头孢硫咪等抗生素过敏而不能使用。在外科治疗中，急性炎症消退后可行扁桃体切除术，但应符合手术适应证，且获得家长同意，手术切除扁桃体也有降低免疫力的副作用，且不能减少咽炎的发生。

近年来，中医药对小儿乳蛾的治疗多侧重于临床辨证治疗和局部外治法的研究，特别是中医的辨证规范与临床疗效的评价、中医疗法的作用机制等取得一定的研究成果。小儿脏气清灵，易趋康复，中医内治法遣方用药灵活精确，针对性强，不良反应小；小儿生机蓬勃，皮肤娇嫩，中医外治法通过腠理、穴位、病患部位等直接治疗途径，可提高小儿的依从性，有效地缩小扁桃体的体积，保留甚至提高病人的免疫力，治愈率高，针对性强，容易推广，疗效明显，痛苦较小。越来越多的临床研究证实中医药内、外合治法的愈显率明显优于西药抗感染及对症支持组，且通过药效学研究证实中医药具有明显的退热和消炎作用，同时还具有一定的抑菌抗病毒作用。中医药内外合治法，远期疗效好，减少复发，且具有简、便、廉、效的特点，值得临床进一步研究、推广。

【病因病机】

本病的病位在咽部喉核，病变脏腑在肺胃。咽喉为肺胃所属，风热邪毒从口鼻而入，咽喉首当其冲。起病急骤者，多为外邪侵袭。慢性发生者，常有病久体弱、脏腑功能不足之内在原因。外感主要责之于风热邪毒，从口鼻而入，热毒搏结喉核。或乳食过热，积聚胃腑，或先天禀受母体胃热，而致脾胃积热上熏。由于小儿为稚阴稚阳之体，热病久病伤阴，或素体阴虚者，均可出现肺肾阴虚，甚则虚火上炎，乳蛾迁延、反复发作。

1. 风热外侵，毒结肺咽

小儿脏腑娇嫩，腠理疏松，卫气不固，易外感风热邪毒或寒邪入里化热，从口鼻或皮毛而入，侵袭咽喉。风热邪毒外侵，肺气不宣，循肺经入犯，结聚于咽喉而为乳蛾；或邪毒直接侵袭喉核，气血壅滞，脉络受阻，肌膜受灼，而致发病。正如《疡科心得集·辨喉蛾喉痛论》所云："夫风温客热，首先犯肺，化火循经，上逆入络，结聚咽喉，肿如蚕蛾。"

2. 胃火炽盛，肉腐化脓

咽喉为胃之系，脾胃有热，胃火炽盛，亦上冲咽喉。饮食调护不当，家长溺爱，恣其所好，多食肉蛋滋腻、甜品坚硬之物，脾虚胃实，肺胃蕴热，感邪所侵，外邪兼夹里热上循咽喉而发病；或风热失治或邪毒壅盛，致外邪侵里，里热炽盛，热毒之气不得泄越，由胃上攻，搏结于喉核，灼腐肌膜，咽喉肿痛，血败肉腐，可发为乳蛾肿痛甚至腐化成脓。正如《诸病源候论·喉咽肿痛候》认为："喉咽者，脾胃之候也，气所上下。脾胃有热，热气上冲，则喉咽肿痛。"

3. 肺肾阴虚，毒恋咽喉

素体阴液亏虚，水亏则不能制火，虚火内生，加之邪热入里，火热伤阴，虚实之火相协为病；脏腑失调，邪毒滞留，气机不畅，痰浊内生，气滞血瘀，痰瘀互结喉核，脉络闭阻，热毒痰瘀交结，留恋咽喉而成。此时热势渐退，乳蛾脓排，红肿难消，且患儿常因复感外邪而又反复急性发作。正如《石室秘录·卷六·数集》曰："乃肾火不藏于命门，浮游于咽喉之间。"并"宜于水中补火，则引火归原而火势顿除"之法治疗。

4. 肺脾气虚，气虚瘀结

肺脾气虚，生化无源，卫表不固，反复外感，生化不足无以养气，卫外不固难以御邪，咽喉发病之所定受其殃。此期患儿素体亏虚，虚阳上浮于咽喉，急乳蛾反复发作，虽经治疗，热毒清解，但耗气伤阴，痰瘀留滞，乳蛾肥大甚至肿硬而不能消退。正如《外科正宗·咽喉论》记载的咽喉之证"虚火者，色淡微肿，脉亦细微……以上等症，皆出于虚火、元气不足中来。治此不可误投凉药。上午痛者属气虚，补中益气汤加麦冬、五味子、牛子、玄参；午后痛者属阴虚，四物汤加黄柏、知母、桔梗、玄参；如服不效者，必加姜、附以为引导之用，亦为佐治之法也。"《外科正宗·咽喉主治方》还有"理中汤，治中气不足，虚火上攻，致咽间干燥作痛，吐咽妨碍。"的记载。

【临床诊断】

1. 诊断要点

（1）常有受凉、外感、疲劳现病史，咽痛反复发作史。

（2）急乳蛾以喉核红肿，咽痛剧烈，吞咽时加剧为主要症状，常伴高热、恶寒等；慢乳蛾以喉核肿大，咽干不利或咽痛为主要表现，常伴低热或发热反复发作。

（3）咽部检查：急乳蛾：喉核红肿，连及喉关，乳蛾表面有脓点，严重者脓点融合成片。慢乳蛾：喉关暗红，喉核肥大或触之石硬，表面凹凸不平，色暗红，表面可有白点，挤压乳蛾后或有白色腐物从乳蛾隐窝口溢出。

2. 鉴别诊断

（1）烂喉痧（猩红热）：发病较急，初期有发热或高热，咽喉部红肿疼痛，甚则腐烂，引饮梗痛，发热1天后出现朱红色皮疹，特点是呈弥漫性猩红色。经3～7天后，身热渐降，咽喉腐烂，疼痛亦见减轻，皮肤开始脱屑，状如鳞片，约两周后脱尽。如无其他病变，即可恢复健康。病中2～3天时可见草莓舌。

（2）喉关痈：是发生在扁桃体周围及其附近部位的脓肿，病变范围较乳蛾大。临床以局部疼痛、肿胀、掀红、化脓，并伴有恶寒发热、言语不清、饮食呛逆等为特征。病情发展迅速，每致咽喉肿塞，吞咽、呼吸均受影响。它包括西医学的扁桃体周围脓肿、咽后壁脓肿等疾病。本病形成脓肿之前，一般都有类似乳蛾急性发作的症状。这种症状若 3～4 天后逐渐加重，特别是咽痛加剧、红肿范围大、吞咽困难者，应考虑本病。

（3）咽白喉：多见于小儿，急性起病但发病较缓，发热多为低热，轻度咽痛，扁桃体及咽部见灰白色的假膜，不易擦去，强行擦去容易出血，并很快再生，颈淋巴结明显肿大，与乳蛾仅有扁桃体红肿、脓液易于拭去易于区别，咽拭子培养或涂片可检出白喉杆菌。本病因百白破三联疫苗的普遍接种现已少见。

（4）溃疡性膜性咽峡炎：多以局限性炎症反应和溃疡形成、轻度发热、全身不适及咽痛为主。溃疡多位于一侧扁桃体上端，覆盖较厚的污秽的灰白色假膜，周围黏膜充血肿胀，咽拭涂片可找到奋森疏螺旋体及梭形杆菌。

【辨证论治】

1. 辨证要点

本病辨证，一则辨急慢，二则辨虚实，三则辨表里，四则辨轻重。急性乳蛾起病急，病程短，属实证、热证，当辨风热与胃火；慢性乳蛾病程迁延或反复发作，以虚证为主，亦可为虚实夹杂证。邪热浅者在表，为风热上乘，病情轻；邪热重者则由浅入深（即由表入里），变为热毒内蕴，阳明积热，病情重。

（1）本病病程分急慢：小儿乳蛾初起，感受风热邪毒，咽喉首当其冲，邪毒搏结于喉核，以致脉络受阻，喉核红肿胀痛发为急乳蛾；慢乳蛾多因急乳蛾或热毒结咽治疗不彻底，迁延日久，反复发作，多与邪热伤阴，由肺及肾，肾阴亏虚，虚火上炎有关。

（2）病机属性分虚实：风热侵袭，胃火炽盛，致火热内盛属阳证，是为阳蛾，为实证。急乳蛾缠绵日久，邪热伤阴；或治疗中寒凉攻伐太过，损伤元阳；或温热病后，阴液亏损，余邪未清，以及素有肺肾阴虚，虚火上炎，与余邪互结乳蛾，发为慢乳蛾，是谓阴蛾，为虚证。正如《辨证录·卷三》所云："阴蛾则日轻而夜重……斯少阴肾火下元可藏之也，直奔而上炎于咽喉也。"

（3）病变部位分表里：乳蛾由于其致病因素不同，发病原因不同，病程长短不一，其病位有表里之分。急乳蛾，邪热浅者在表，为风热上乘，则为表证；邪热重者由浅入深、由表入里，变为热毒内蕴，阳明积热，则为里证。

（4）病情演变分轻重：急乳蛾常为风热外侵，多为轻症；邪热入里，肺胃热盛，内外邪热相搏，一派热象，为重症；或者久病失治，或温热病后阴液不足虚火上扰，肺气上逆，手足厥冷，头昏目重，更是重症。正如《疡科经验全书·卷一》说："单乳蛾，左畔虚阳上攻，其肿微红者，若肺气逆，外证手足厥冷，痰涎自出，头重目昏。""右畔虚阳上攻，其色微黄，其形若蚕虫之状，故谓之乳蛾，其症亦手足厥冷。"皆一派虚证之象。

2. 治疗原则

乳蛾之治疗当分清虚实、寒热、表里辨证论治，以"清、消、补"为治疗大法。风热外侵之急性乳蛾，治当疏风清热，消肿利咽；胃火炽盛者，治当清热解毒，泻火利咽；胃火炽盛，肠腑不通治当通下泻火；乳蛾肉腐成脓，治当解毒消痈；肺肾阴虚者，治当滋阴降火，清利咽喉。本病乳蛾焮红，可在内服药物的同时，病灶局部外喷药粉。对于乳蛾肿大反复发病者，可采用灼烙法治疗。

3. 证治分类

（1）急乳蛾

①风热外侵，毒结肺咽

证候　咽痛，咽赤，喉核红肿，轻度吞咽困难，伴发热、恶寒、咳嗽、咯痰等症，舌苔薄黄，脉浮数，指纹紫滞。

辨证　本证特征为：急性起病，发热恶寒，咽喉疼痛，喉核红肿，尚无明显脓点，舌苔薄黄。

治法　疏风清热，利咽解毒。

方药　银翘散加减。常用金银花、连翘、薄荷疏风解热；桔梗、牛蒡子、木蝴蝶、山豆根、芦根、甘草利咽解毒。

热邪重者加白芷、野菊花、黄芩清咽解毒；乳蛾红肿疼痛加牡丹皮、胖大海、玄参利咽消肿；大便干结者加瓜蒌子、虎杖、大黄通腑泄热；咳嗽有痰加杏仁、前胡、浙贝母止咳化痰。同时可配用西瓜霜或冰硼散外吹局部患处。

②胃火炽盛，肉腐化脓

证候　咽痛较甚，吞咽困难，身热，口渴，口臭，大便秘结，咽部及喉核红肿，乳蛾上有脓液，颌下臀核肿痛，舌质红，舌苔黄，脉滑数，指纹沉紫。

辨证　本证由风热外侵证加重而来，以发热不退、口渴多饮、乳蛾红肿、表面溢脓、口臭便秘、舌红苔黄为特征。

治法　利咽解毒，消痈排脓。

方药　五味消毒饮加减。常用金银花、蒲公英、紫花地丁、败酱草、皂角刺消痈排脓；连翘、栀子、黄芩清热解毒；牛蒡子、玄参、薄荷利咽解毒。

便秘者加大黄、虎杖通腑泄热；高热者加石膏、黄连清热泻火；咽痛者加桔梗、芦根、甘草利咽解毒；颌下臀核肿痛者加射干、瓜蒌、浙贝母清热化痰散结。同时可用珠黄散或绿袍散外吹局部患处。

（2）慢乳蛾

①肺肾阴虚，毒恋咽喉

证候　咽部干燥、灼热，微痛不适，乳蛾暗红、肿大，或有少许脓液附于表面，干咳少痰，手足心热，精神疲乏，或有午后低热，颧红，舌质红，舌苔薄，脉细数，指纹淡紫。

辨证　本证以乳蛾反复发作，咽部发干，乳蛾暗红肿大且表面不平为特征。肺阴虚者干咳少痰，午后低热；肾阴虚者精神疲惫，手足心热；痰瘀互结者乳蛾肿大，暗红质硬；余毒留恋者乳蛾红肿，时有溢脓。

治法　滋阴降火，利咽消肿。

方药　知柏地黄汤合泻白散加减。常用生地黄、牡丹皮、知母、黄柏滋阴清火；桑白皮、地骨皮、连翘、马勃清肺利咽；麦冬、玉竹、罗汉果养阴利咽。

乳蛾暗红，肿大质硬，加夏枯草、赤芍、僵蚕化瘀消肿；乳蛾色红，时有溢脓，加蒲公英、紫花地丁、虎杖解毒排脓；乳蛾色暗，肿大不消，加黄精、玄参、鳖甲益阴散结。

②肺脾气虚，痰瘀阻结

证候　乳蛾肥大不红，喉有物阻，夜寐打鼾，呼吸不利，咽部不痛，但易于发作咽部疼痛、异物感，伴多汗，易于感冒，或有喉间黏痰，神疲体倦，食少便溏，舌质暗淡夹瘀斑，苔薄白，脉沉涩，指纹淡滞。

辨证 本证以乳蛾肥大不红，伴多汗、体倦为特征。肺气虚者易于感冒；脾气虚者纳少乏力；痰浊留恋者喉间痰黏；毒瘀阻结者乳蛾肿大质硬；复感外邪者乳蛾红肿溢脓。

治法 益气养阴，化痰活血。

方药 玉屏风散加味。常用黄芪、白术、防风补气固表；党参、茯苓、红景天益气活血；牡蛎、浙贝母、蒲公英消肿散结。

乳蛾肿大质硬者，加丹参、赤芍、牡丹皮活血化瘀；咽部有痰者，加瓜蒌皮、半夏、海蛤壳化痰利咽；咽干口渴者，加黄精、麦冬、胖大海润肺利咽；夜寐打鼾者，加蒲公英、紫花地丁、虎杖消肿利咽；食少便溏者，加炒山药、陈皮、焦六神曲运脾和胃。

【其他疗法】

1. 中药成药

（1）小儿清咽颗粒：每袋 6g。每服 < 1 岁 3g、1 ～ 5 岁 6g、> 5 岁 9 ～ 12g，1 日 2 ～ 3 次。用于风热外侵证。

（2）小儿咽扁冲剂：每袋 8g。1 ～ 2 岁每服 4g，1 日 2 次；3 ～ 4 岁每服 4g，1 日 3 次；6 ～ 14 岁每服 8g，1 日 2 ～ 3 次。用于风热外侵证。

（3）蒲地蓝消炎口服液：每支 10mL。每服 < 1 岁 1/3 支、1 ～ 3 岁 1/2 支、3[+] ～ 5 岁 2/3 支、> 5 岁 1 支，1 日 3 次。用于风热外侵证、胃火炽盛证。

（4）小儿热速清口服液：每支 10mL。每服 < 1 岁 2.5 ～ 5mL、1 ～ 3 岁 5 ～ 10mL、3 ～ 7 岁 10 ～ 15mL、7 ～ 12 岁 15 ～ 20mL，1 日 3 ～ 4 次。用于急性乳蛾之发热重者。

（5）六神丸：每 1000 粒重 3.125g。每服 1 岁 1 粒、2 岁 2 粒、3 岁 3 ～ 4 粒、4 ～ 8 岁 5 ～ 6 粒、9 ～ 10 岁 8 ～ 9 粒、成人 10 粒，1 日 3 次。用于乳蛾咽喉肿痛严重者。

（6）养阴清肺口服液：每支 10mL。每服 < 3 岁 2.5mL、3 ～ 5 岁 3.5mL、5 ～ 10 岁 5mL、> 10 岁 10mL，1 日 2 ～ 3 次。用于肺阴虚证。

2. 药物外治

（1）冰硼散：外吹患处。适用于咽喉红肿，疼痛较轻者。

（2）珠黄散：外吹患处。适用于咽喉红肿较甚，疼痛较剧，或乳蛾有脓点者。

（3）锡类散：外吹患处。适用于急乳蛾、慢乳蛾。

3. 针灸疗法

（1）实热乳蛾：主穴合谷、内庭、少商，配穴天突、少泽、鱼际，少商点刺出血。高热配合谷、曲池穴。每次选其中2～3穴，针刺，中强刺激，1日1次。

（2）虚火乳蛾：主穴大杼、风门、百劳、身柱、肝俞，配穴合谷、曲池、足三里、颊车。每次选其中2～3穴，针刺，中度刺激，1～2日1次。

4. 刮痧疗法

以汤匙光滑的边缘蘸麻油于患儿脊柱两旁轻轻由上向下顺刮，以出现红瘀点为度。用于风热外侵证。

5. 灼烙疗法

慢性乳蛾反复发作或乳蛾肥大者，可施行扁桃体灼烙疗法。用特制的小烙铁器具在酒精灯上加热，烧红后蘸香油涂满烙铁头，直接烧烙扁桃体，1～2秒钟便迅速退出。用于较大年龄儿童，术时需用开口器固定张开之口腔，避免灼伤口腔内黏膜。烙完一侧扁桃体再烙另一侧扁桃体。隔3～5日烙1次，10次为1个疗程，可治疗1～2个疗程。

【防护康复】

1. 预防

（1）平时注意体格锻炼，多做户外活动，增强体质。

（2）注意随气温变化为小儿增减衣被，尽量避免与上呼吸道感染患者接触。

（3）注意口腔卫生，教育小儿养成漱口、刷牙的个人卫生习惯。

（4）应积极治疗急性扁桃体炎，防止迁延成慢性或变生他病。

2. 护理

（1）保持病室空气流通及适当温度。

（2）高热者应配合物理降温措施。

（3）患儿的饮食宜清爽，忌荤腥发物，以防助长邪势。

（4）做好口腔护理。可用银花甘草液漱口，1日3～4次。

3. 康复

（1）积极采取以上各项治疗、护理措施，让患儿顺利地渡过急性期。

（2）监测患儿症状，继续采用必要的药物调治，促使患儿康复，并减少复发。综合辨证，采取各项调理措施，扶助正气，增强御病能力，以图长期缓解甚至痊愈。

【审思心得】

1. 循经论理

乳蛾为病，病位在喉，病变脏腑在肺胃。无论是风热外邪直侵乳蛾，或是胃火炽盛上犯咽喉，亦有因肺肾阴虚、肺脾气虚，虚火上扰，皆与火热之毒壅聚咽喉有关。《疮疡经验全书·卷一》言："咽喉有数证，有积热，有风热，有客热，有病后余邪未除，变化双乳蛾者。"指明风热侵袭直中乳蛾，胃火炽盛、虚火扰动，上冲咽喉，皆致乳蛾发生。《医林绳墨·卷八》言："盖咽喉之证，皆由肺胃积热甚多，痰涎壅盛不已……于是有痰热之症见焉。其壅盛郁于喉之两旁，近外作肿，形似飞蛾者，谓之乳蛾……因食热毒之所使也。"以上论述皆认为本病的病理因素为热毒壅盛。

小儿脏腑娇嫩，形气未充，尤其肺常不足，藩篱疏薄，最易为外邪所伤。风为百病之长，外感诸邪往往以风邪为先导，小儿外感以风热之邪最为多见。咽喉为肺胃之通道，小儿乳蛾初起，感受风热邪毒，咽喉首当其冲，邪毒搏结于喉核，以致脉络受阻，乳蛾红肿胀痛。笔者根据多年的临证经验，依据急性期扁桃体有无化脓，将急乳蛾分为毒结肺咽证和肉腐化脓证；依据慢性期扁桃体有无充血，将慢乳蛾分为毒恋咽喉证和气虚瘀结证。我们认为小儿急乳蛾病机关键在于外感风热，邪毒郁结肺咽，仅表现为毒结肺咽证时，乳蛾尚未成脓，仅见局部红肿热痛；若初期风热痰毒未能及时消散清解，热毒蕴结于肺，搏结于咽喉，热盛血瘀，灼腐肌膜，致咽喉红肿热痛，乳蛾肿大，肉腐血败成脓。或小儿体质素虚，又邪热炽盛，正不敌邪，疾病初起热毒直接壅聚于咽喉，腐肉为脓，表现为肉腐化脓证时，病情较为严重，扁桃体化脓，全身症状加重。我们认为小儿慢乳蛾病机关键在于脏腑虚损，气阴不足，虚火上炎，久灼咽喉，瘀毒滞留。小儿慢乳蛾多因小儿属"纯阳"之体，脏腑娇嫩，形气未充，肺、肾、脾功能相对不足，易感受风热之邪，病后阴液受损，阳气亦常受损，正气不足，抗邪能力下降，邪毒停滞凝结聚于咽喉，每因感受外邪、过食辛热导致病情反复，迁延不愈，久病伤及肺肾，肾阴亏虚，邪热伤阴，阴液不足而咽干失养，虚火上炎，久灼乳蛾而为病。

结合临床体会，我们认为：本病辨证，需从小儿体质特点出发，首当分急慢，次则辨虚实，三则分表里，四则辨轻重。急性乳蛾起病急，病程短，属实证、热证，当辨风热与胃火。慢性乳蛾病程迁延或反复发作，属虚证，慢性者复感外邪或痰瘀阻结小可出现虚中夹实证。邪热浅者在表，为风热上乘，病情轻；邪热重者则由表入里，变为热毒内蕴，阳明积热，病情重。乳蛾日久难愈，则多因外邪屡犯，邪毒稽留不去，肺气不利，肺咽痰结瘀阻，热毒、瘀热滞留咽喉，燔灼气血，熏腐黏膜，日久则乳蛾肿胀难消，并耗气、伤阴。明确小儿乳蛾不同分期的病机特点，邪正虚实、寒热演变，则可以准确地把握证候辨别要领。

2. 证治有道

小儿乳蛾可分为急、慢乳蛾分期辨证论治，以解毒消肿为治疗大法。急乳蛾分为毒结肺咽证和肉腐化脓证，分别治以疏风清热、解毒利咽，利咽解毒、消痈排脓。慢乳蛾分为毒恋咽喉证、气虚瘀结证，分别治以利咽消肿、益气活血。因本病易于反复发作，少数还可以引发心病、肾病、痹证，故需随病情变化坚持较长时期治疗。若本病不能得到较好的控制，则会影响患儿的身体发育，包括身高及体重，甚至可能影响其智力的发育，故乳蛾防治重点在儿童阶段，探索儿童乳蛾有效的治疗方法具有重要意义。

笔者治疗小儿乳蛾急性期，以金银花、连翘、薄荷最为常用，可清热解毒、消肿散结，脓已成、未成均可用之；大黄泻火解毒、凉血逐瘀，皂角刺消肿排脓乃专药，若脓已成而无大便稀泄者此二味多用；桔梗利咽排脓，蒲公英、败酱草、芦根可清热解毒、消痈排脓，虎杖活血散瘀、解毒消肿，无论急、慢乳蛾均常用之。慢乳蛾肿大难消，常佐以黄芪、白术、防风补气固表，生地黄、玄参、胖大海养阴利咽，浙贝母、瓜蒌皮、黛蛤散化痰散结，丹参、赤芍、牡丹皮活血化瘀。以上是笔者治疗本病常用药物。

小儿乳蛾风热外侵，毒结肺咽证，治以疏风清热，消肿解毒利咽。方选银翘散加减。临证时表证重者加荆芥、白芷清热解表；热邪重者加黄芩、栀子、虎杖清热解毒；咽痛明显者加板蓝根、山豆根、土牛膝、胖大海、蒲公英清热解毒，利咽消肿；声音嘶哑者加蝉蜕、藏青果祛风利咽；咳甚者加杏仁、前胡宣肺止咳；痰多者加浙贝母、黛蛤散清化痰热；大便干结者加瓜蒌子、大黄清热通便。

小儿乳蛾胃火炽盛，肉腐化脓证，治以利咽解毒、消痈排脓。方选五味消毒饮加减。五味消毒饮为《医宗金鉴》外科的一则要方，风热邪毒与气血相搏，或脏腑蕴热，火毒结聚，腐化成脓，可以此方为主加减治疗。方中金银花、野菊花功擅清热解毒散结，金银花入肺胃，可解中、上焦之热结，野菊花入肝经，专清肝胆之火，二药相配善清气分热结；蒲公英、紫花地丁、紫背天葵均具有清热解毒之功，为消痈排脓之要药。表证未解加荆芥、白芷、薄荷清热解表；高热毒盛者加石膏、黄连、黄芩、山豆根清热解毒；脓液较多者加鱼腥草、皂角刺、虎杖消肿排脓；颌下肿痛较重者加瓜蒌、浙贝母、夏枯草软坚散结；咳嗽明显加前胡、桑白皮清肺止咳。

表里俱实者，则清热解毒，通利大便。如《咽喉经验秘传·治法凡例》说："凡患喉症，势若轻缓，一二日未即发寒热，若至第三日憎寒壮热，其势必重。须问其大小便通利否，二便若通，此不过浮游之火升越咽喉，宜内服消风清热、降火解毒之剂，即愈。若二便不通，乃内有实火，非用降火解毒重剂与通利二便之药，断难取效。"故瓜蒌子、虎杖、大黄等通腑之品在本病急性期皆常用。大便秘结者当首先选用，有釜底抽薪之效。大便正常也可用以泻火，但药后若大便稀薄则将大黄由后下改为同煎，或者停用。若患儿本已经大便稀溏则不用。

小儿乳蛾肺肾阴虚，毒恋咽喉证，治以滋阴降火，利咽消肿。《辨证录·卷之三》提及阴蛾的治疗原则为："治法宜大补肾水，而加入补火之味，以引火归藏。"肾主五液，其脉上行而循喉过咽，肾中阴液上承，供养肺胃，滋润咽喉使之常润，通利畅达而行发音纳食之功。若病程日久，邪热伤阴，肾阴亏虚，肺胃失养，咽喉失润，虚火上炎可致咽痛、咽部不适、咽痒，刺激性咳嗽，咽部堵塞感。提出滋阴清热法治疗此证，方选知柏地黄丸合泻白散加减。方中药物配伍能降虚火，滋补肾水，其意在于补不足之阴，泻有余之火，使阴平阳秘。方中用地黄直补真阴，潜阳制火，为培本之举。黄柏苦寒，清相火，坚真阴；知母苦寒，上以清润肺热，下以滋润肾阴，用为清源。两者配伍，共奏培本清源之效。肺阴虚咽干燥，加麦冬、沙参、玉竹、罗汉果养阴润咽；肾阴虚内热者，加牡丹皮、墨旱莲、龟甲滋阴清热；乳蛾暗红质硬者，加玄参、丹参、鳖甲益阴散结；咽痛乳蛾渗脓者，加冬瓜子、蒲公英、败酱草解毒消痈。

小儿乳蛾肺脾气虚，痰瘀阻结证，治以益气养阴，化痰活血。方选玉屏风散加味。如《重楼玉钥·卷上·喉风三十六症名目》曰："日久形色带白而微硬，不犯不痛……益气清金汤，或用夏枯草同郁金煎汤代茶服之。"若气虚甚者加党参、茯苓、黄精健脾益气；阴虚者加地黄、麦冬滋阴清热；咽喉有痰者加瓜蒌皮、浙贝母、牡蛎化痰散结；瘀重乳蛾质硬者酌加红花、桃仁、丹参活血化瘀；汗出较多者加五味子、浮小麦收敛固涩；食欲不振者加焦山楂、焦六神曲、陈皮运脾开胃。

历代医家都很重视外治法治疗乳蛾，不少医书介绍了刀刺法、火烙法、吹喉法、含服法、漱口法、探吐法、火针法、啄治法等，广泛地运用于治疗乳蛾及其导致的咽喉肿痛。灼烙法在孙思邈《千金翼方》已有记载："治咽中肿垂物不得食方：先以竹筒内口中，热烙铁从竹中拄之，不过数度愈。"现代研究表明，灼烙法在治疗慢性扁桃体炎时，可保留扁桃体的免疫功能，显著提高血清免疫球蛋白，提高免疫力。啄治法即在扁桃体上放血排脓，与"放血疗法"相似，使邪热外泄，脉络疏通，瘀血疏散，起到治疗作用，研究证实，啄治法能提高唾液溶菌酶浓度从而增强了咽喉的免疫功能。多种外治疗法在现代临床的应用，提高了乳蛾特别是慢乳蛾的临床疗效。

对反复发作的扁桃体炎患儿我们主张还是尽量采用中药保守治疗。因为扁桃体作为一个免疫器官，有其生理功能，是生成淋巴细胞及各种免疫球蛋白的重要场所，儿童时期免疫系统尚未发育健全，扁桃体对儿童机体具有重要的保护作用。当然也不排除必要时的手术治疗，只是建议应严格掌握手术适应证：①扁桃体局部疾病：有反复发作急性扁桃体炎史；扁桃体极度肿大，妨碍吞咽、发音、呼吸者；扁桃体肿大，咽部唾液蓄积，夜间阵发性咳嗽，严重者伴有气管、支气管炎者；扁桃体隐窝内尚存酪状物；扁桃体乙型溶血性链球菌或白喉带菌，药物治疗不能消除者。②病灶型扁桃体炎引起全身性疾病如风湿热、风湿性心脏病、关节炎、急性肾炎、长期不明原因的低热，又能排除其他内科疾病者。

第七章

喉痹

【概述】

"喉痹"一词最早见于帛书《五十二病方》:"其所产病:颔痛、喉痹、臂痛、肘外痛为四病。"喉痹是以咽部红肿疼痛,或干燥、异物感、咽痒不适为主要临床表现的急、慢性咽部疾病,可伴咳嗽、咯痰等症状。急喉痹多因起居不慎,肺卫失固,致风热邪毒乘虚侵犯,由口鼻而入直袭咽喉,外邪客于咽部所致,发病急骤,以咽痛、咽肌黏膜肿胀为特征的急性咽病。咽部红肿疼痛者发为风热喉痹;素体虚寒者,风寒之邪犯于皮毛,内应于肺,壅结于咽喉,则可表现为风寒喉痹;若因失治误治,或平素肺胃积热,则邪热传里而出现肺胃热盛的重症。慢喉痹多因脏腑虚弱,咽部失养,或虚火上灼所致,以咽部不适,咽黏膜肿胀或萎缩为特征。本病是临床常见病、多发病,一年四季均可发病,但以冬春或秋冬之交为多。喉痹若起病急,发展快,治疗不及时,可致感染向上蔓延引起中耳炎、鼻窦炎;向下蔓延可致喉炎、气管炎、肺炎。急性脓毒性咽炎可能并发急性肾炎、风湿热、败血症等诸多并发症,严重影响患儿及其家庭的生活质量。

后世医家对喉痹的认识,多在《黄帝内经》的基础上进一步加以论述和发展。《素问·阴阳别论》记载:"一阴一阳结,谓之喉痹。"王冰注:"一阴谓心主之脉,一阳谓三焦之脉也。三焦心主脉并络喉,气热内结故为之痹。"阐明了喉痹一证的发病机理,即邪气郁结于厥阴、少阳两经。《黄帝内经》阐述了喉痹的病因病机及其针灸治疗,首次提出喉痹与肺、肾、胃有密切关系。至汉代《伤寒论》对少阴咽痛诸症有了较详细的论述。明·张介宾《景岳全书·杂证谟·咽喉》说:"喉痹一证……虽多由火,而复有非火症者,不可不详察也。盖火有真假,凡实火可清者,即真火症也;虚火不宜清者,即水亏症也。且复有阴盛格阳者,即真寒症也。"认识到此病虽多由热邪治病,但有寒热虚实之不同。针对治则治法,《金匮要略·肺痿肺痈咳嗽上气病脉证并治》中有"火逆上气,咽喉不利,止逆下气,麦门冬汤主之"的论述。《伤寒论》第334条又创立了以咽部疼痛释喉痹的观点:"伤寒先厥后发热,下利必自止,而反汗出,咽中痛者,其喉为痹。发热无汗,而利必自止,若不止,必便脓血,便脓血者,其喉不痹。"并创立了治疗喉痹的有关方剂,如猪肤汤、桔梗汤、半夏散及汤、苦酒汤、通脉四逆汤、大承气汤等方。《圣济总录·小儿喉痹》指出小儿喉痹病因病机："喉痹之病，喉肿闭阻肿痛，水饮不下，呼吸有妨，寒热往来，得之风热客于脾肺，熏于咽喉，小儿纯阳，尤多是疾。"小儿为纯阳之体，风热客于脾肺，上熏咽喉；反复感受外邪后，日久郁而化热，热邪留恋，致肺胃阴液受损，虚火上灼咽喉而为病。

喉痹属西医学之急、慢性咽炎范围。急性咽炎是咽部黏膜及黏膜下组织及其淋巴组织的急性炎症，常为上呼吸道感染的一部分。3岁以下的婴幼儿很少感染，5～15岁的青少年发病率最高，其次是青年。病原多以溶血性链球菌为主，非溶血性链球菌、肺炎双球菌、葡萄球菌及病毒亦可致病。慢性咽炎是咽部黏膜及黏膜下组织及其淋巴组织的慢性炎症，常为上呼吸道慢性炎症的一部分，多为急性咽炎反复发作所致。治疗上多以抗菌、抗病毒为主，但用药单一，副作用明显，治疗效果不够理想。

现代对喉痹的研究较为广泛。随着病原学研究的进展，已认识到喉痹（急慢性咽炎）大都是急性上呼吸道感染的易感病毒或（和）细菌感染引起。中医药在喉痹治疗上具有一定的优势，喉痹急性发作期治疗多以疏风清热解毒药物为主，如金银花、黄芩、桔梗、甘草、玄参、板蓝根等，现代药理研究发现，以上清热解毒药物具有抑制细菌滋生、抗菌抗病毒、增强抗炎和免疫的作用。喉痹慢性反复发作治疗多以生地黄、麦冬、天冬等养阴润肺、益胃生津，现代药理研究表明，以上滋阴降火药物具有抗疲劳、清除自由基、提高细胞免疫功能的作用。临床辨病与辨证相结合的研究，以各种疗法综合治疗喉痹也有不少总结报道，并且获得了良好的疗效。

【病因病机】

喉痹病因有外因和内因之分。外因责之于感受外邪，其中尤以风热为多见；内因责之于肺胃热盛、虚火上炎。主要病变部位在肺胃，病久可以及肾。邪结咽喉，气血壅滞为其基本病理改变。

咽喉为肺胃之门户，故《景岳全书·卷二十八》指出："阳明为水谷之海，而胃气直达咽喉。故惟阳明之火最盛。"咽喉又为肺之门户，肺主皮毛，司呼吸，小儿肌膝不密，藩篱疏薄，调护不周，易为外邪侵袭，外邪入侵首当犯肺，侵及肺之门户、留着于咽，则发为喉痹。咽喉为胃之系，《重楼玉钥·卷上》论述："夫咽喉者，生于肺胃之上……肺胃和平，则体安身泰，一有风邪热毒结于内，传在经络，结于三焦，气滞血凝，不得舒畅，故令咽喉诸证种种而发。"充分认识到肺胃二脏在咽喉疾病中的重要地位。脾胃积热，或热病伤阴，虚火上灼，或久病体虚，命门火衰，虚阳上浮，以致邪气上干于咽喉，气血壅滞，出现咽痛、咽痒、咽干等症状，发为喉痹。急喉痹误治失治，或患重病久病，常致肾阴不足，阴精亏损，肾水不足以制相火，则虚火上炎，致慢喉痹。

1. 外感风邪

外感风、寒、热、暑等病因均可致喉痹，而以风邪夹热或夹寒致病最为常见。咽喉上通口鼻，内连肺胃。肺主皮毛，司呼吸，若风寒袭表，肺气不宣，营卫不和，邪郁不能外达，壅结于咽喉，则为风寒喉痹。若外感风热或寒郁化热，邪热犯肺，肺经风热上壅咽喉，或风热邪毒从口鼻直袭咽喉，则发为风热喉痹。正如《太平圣惠方·卷三十五》所说："若风邪热气，搏于肺脾，则经络痞塞不通利，邪热攻冲，上焦壅滞，故令咽喉疼痛也。"

2. 肺胃热盛

外感失治，邪热入里，肺胃热盛，或过食辛辣炙煿，肺胃积热，火热之邪循经上蒸咽喉，发为火热喉痹。正如《太平圣惠方·卷三十五》所云："夫咽喉卒肿痛者，由人脏腑充实，脾肺暴热之所致也。或有服食丹石，毒气在脏，熏蒸上焦，而又多食炙煿热酒，冲于脾肺，致胸膈壅滞，气道痞塞，热毒之气不得宣通，故令咽喉卒肿痛也。"

3. 肺胃阴虚

热病伤津，阴液不足，久咳伤肺，以及长期吸入辛燥气味、粉尘之物，均可致肺阴受损。或久病失养，肾阴不足，肺肾阴亏，咽喉失去津液润养，或阴虚虚火上炎，熏灼咽喉，发为阴虚喉痹。《景岳全书·咽喉》说："阴虚喉痹……或素禀阴气不足，多倦少力者是，皆肾阴亏损，水不制火而然。"临床上常见鼻渊、龋齿等病之余邪犯咽，或急喉痹余邪未消，与虚火互结而发为本病。

4. 肺脾气虚

久病失治损伤肺气，或饮食不节，过食生冷，或寒凉攻伐太过，致脾胃虚弱，清阳不升，咽喉失于温养，发为气虚喉痹。《医学心悟·喉痹》说："喉间肿痛，名曰喉痹……虚火者色淡，微肿，溺清，便利，脉虚细，饮食减少，此因神思过度，脾气不能中护，虚火易至上炎，乃内伤之火。"此处虚火实乃肺脾气虚，虚火上乘也。

5. 痰瘀互结

肺咽结热久羁，或情志不舒，气机不畅，气滞痰凝，久则经脉瘀滞，结于咽喉发为喉痹。如《杂病源流犀烛·卷二十四》说："七情气郁，结成痰涎，随气积聚。"

【临床诊断】

1. 诊断要点

（1）多有外感病史，或咽痛反复发作史。

（2）临床表现以咽痛、咽部不适为主要症状。急喉痹者，起病较急，咽部疼痛明显，吞咽时加重，可伴发热、头痛及全身不适等症；慢喉痹者，则以咽部不适为主，可见咽干、咽痒、灼热、微痛、异物感以及刺激性咳嗽等症状。

（3）急喉痹局部检查可见咽部黏膜充血，咽后壁淋巴滤泡增生或脓点散在，软腭、悬雍垂红肿及咽侧索红肿等；慢喉痹可见咽部黏膜肥厚增生，咽后壁或有颗粒状隆起，或见咽黏膜干燥，咽干、干咳，咽喉痒、伴有异物感，乳蛾肿痛不明显为特征。

（4）血常规、咽拭子细菌培养有助于病原学诊断。

2. 鉴别诊断

（1）乳蛾：乳蛾为单侧或双侧扁桃体肿大，而喉痹尽管有咽喉肿痛，不一定有扁桃体肿大。正如《增删喉科心法·单蛾双蛾》所云："凡红肿无形为痹，有形为蛾。"当然，乳蛾与喉痹亦可并发，且属常见。

（2）喉痈：两者均有咽喉部疼痛，但喉痈起病急，多高热，咽喉部剧痛、红肿，吞咽障碍，可化脓，血常规检查外周血白细胞及中性粒细胞升高明显。

【辨证论治】

1. 辨证要点

小儿喉痹从寒、热、虚、实辨证。本病的发病原因分为内外因，其内因为平素肺胃积热，外因为外感风邪、疫疠。《疮疡经验全书·喉痹》说："风热喉闭，其因皆由病人久积热毒，因而感风，风热相搏，故而发作。"又说："胸膈蕴积热毒，致生风痰，壅滞不散，发而为咽喉之病。"可见热毒为喉痹发病的重要病理因素。《三因极一病证方论·咽喉病证治》云："诸脏热则肿，寒则缩，皆使喉闭。"指出热、寒皆可致本病。《诸病源候论·小儿杂病诸候·喉痹候》云："喉痹，是风毒之气客于咽喉之间，与血气相搏，而结肿塞，饮粥不下，乃成脓血。若毒入心，心即烦闷懊侬，不可堪忍，如此者死。"更警告本病可能有热毒内舍于心的危重变证。

痰亦是小儿喉痹发病的重要病理因素，风热邪毒侵袭，或外邪侵袭入里化热，邪热灼炼，津液受灼为痰，痰火热毒结于咽喉而发喉痹；或情志不舒，气机不畅，气滞痰凝，结于咽喉发为喉痹。

（1）辨病机虚实：风寒袭表，肺气不宣，邪结咽喉，表现外感风寒表证，咽痛而稍红；风热侵袭，或寒郁化热，经口鼻直袭咽喉，表现为风热表证并咽红肿痛；或肺经热盛，或辛辣炙煿饮食，肺胃热盛，火热上蒸，均形成急喉痹实证，其素体热重，起病后迅即咽痛灼热肿胀。热病伤津，久咳伤肺，或饮食不节，或过用温热药物，均可致肺肾阴虚，虚火上炎，引发咽干少津之阴虚喉痹；或久病肾阳亏虚，命门火衰，虚阳上浮，显示阳虚全身证候，均为虚火上扰咽喉，而为慢喉痹虚证。急喉痹久病或失治，均易于转为慢喉痹。

（2）辨病程长短：发病急骤、病情重为急喉痹；病程长、病情反复者为慢喉痹。

（3）辨局部症状：咽部灼热，红肿疼痛，吞咽不利为急喉痹；咽干不适，微感疼痛，咽痒或有异物感，吞咽微觉不利为慢喉痹。

（4）辨伴见症状：咽痛伴恶寒头痛、鼻塞流清涕、头身痛为风寒喉痹；咽痛伴发热、恶寒、汗出、咳嗽痰稠厚、鼻塞流脓涕为风热喉痹；咽痛伴纳食困难，咳嗽，痰粘难咯，大便秘结，溲黄赤为肺胃积热；咽干伴神倦乏力、语音低微、大便溏薄为肺脾气虚。

2. 治疗原则

急、慢喉痹的病机分别为外邪侵袭和气阴内虚，因此治疗大法不外祛邪、利咽、补益气阴。具体治法使用视不同辨证分型而异。

3. 证治分类

（1）急喉痹

①风寒外袭

证候 咽痛，口不渴，恶寒，不发热或微发热，咽黏膜水肿，不充血或轻度充血，舌淡红，苔薄白，脉浮紧，指纹浮红。

辨证 此证以出现风寒表证同时见咽肿而充血不重为特征。本证一般为时较短，易于寒从热化而转为风热证。

治法 疏风散寒，解表利咽。

方药 六味汤加减。常用荆芥穗、防风疏风散寒，薄荷、僵蚕宣畅气机，为治风寒喉痹之要药；桔梗配甘草，宣肺利咽，解毒止痛，又引药力达于病所。六味配伍相合，散风寒，利咽喉。

如夹湿见胸闷、纳呆、身重、口淡等，可加陈皮、藿香、焦六神曲化湿行气；咳嗽者，加杏仁、白前宣肺止咳；体虚畏风，加黄芪、白术、甘草补益肺气。

重症者可用荆防败毒散加减散寒解表利咽。常用荆芥、防风、羌活、紫苏叶解表散寒；蝉蜕祛风解表；桔梗宣肺利咽；前胡宣肺化痰；甘草调和诸药。

②风热外侵

证候 咽痛而口微渴，发热，微恶寒，咽部轻度红肿，或有咳嗽，舌质略红，苔薄白或黄，脉浮数，指纹浮紫。

辨证 疾病初起，咽干灼热、疼痛、异物感、吞咽不顺，并见风热表证为特征。

治法 疏风清热，消肿利咽。

方药 银翘散加减。常用金银花、连翘辛凉解表，清热解毒；薄荷、牛蒡子疏散风热，解毒利咽；荆芥穗、淡豆豉发散表邪，透热外出，增辛散透表之力；竹叶、芦根清热除烦生津，清上焦之热；桔梗宣肺止咳；甘草调和诸药。

发热咽痛甚可加大青叶、蒲公英、草河车、鸭跖草清热利咽；头痛加菊花、白芷、藁本散风止痛；肺热咳嗽加桑白皮、黄芩、前胡、胖大海清肺止咳；痰多加瓜蒌皮、杏仁、浙贝母清咽化痰；咽痛加射干、木蝴蝶利咽止痛；暑湿盛者加佩兰、藿香、鲜荷叶清暑化湿。

③肺胃实热

证候　咽痛较剧，咽部红肿，口渴多饮，咳嗽，痰黏稠，发热，大便偏干，小便短黄，舌质红，舌苔黄，脉数有力，指纹紫滞。

辨证　本证以咽部红肿、疼痛较重，痰涎多而黏稠，咽喉梗阻感，并见咳嗽痰黄、发热、便干为特点。

治法　泄热解毒，利咽消肿。

方药　清咽利膈汤加减。常用金银花、连翘、栀子、黄芩清热解毒，解其郁热；荆芥、防风、薄荷疏表散邪，透热于外；大黄、玄明粉通腑泄热，外疏内泄；佐以牛蒡子利咽清热；玄参凉血滋阴。

壮热面赤者，加石膏（先煎）、知母、柴胡清气解热；咽部红肿甚者，加山豆根、射干、蒲公英等苦寒之品，以助解毒消肿，利咽止痛；痰粘不易咯出者，加天竺黄、浙贝母、瓜蒌皮清化痰热。咽喉疼痛显著者，加服六神丸解毒利咽。

内热炽盛者，可选用普济消毒饮加减。酒黄连、酒黄芩清热泻火，祛上焦头面热毒；牛蒡子、连翘、薄荷、僵蚕辛凉疏风清热；玄参、马勃、板蓝根加强利咽解毒；桔梗、甘草清利咽喉；陈皮理气散邪；升麻、柴胡疏散风热、引药上行。若热邪伤阴，可加生地黄、麦冬、罗汉果。

④痰热蕴结

证候　咽喉疼痛不适，咽部红赤、有黄白色分泌物附着，受凉、疲劳、多语之后症状较重，咳嗽、咯痰黏稠，口渴喜饮，舌质红，苔黄腻，脉滑数，指纹紫滞。

辨证　本证以咽喉红肿疼痛，吞咽不利，同时痰黄黏稠、舌苔黄腻为特征。

治法　清热解毒，化痰利咽。

方药　金灯山根汤加减。方中挂金灯、山豆根为主药，善清肺胃之热，为消咽肿、止咽痛之要药；辅以牛蒡子、射干疏风散热，化痰利咽；桔梗宣肺利咽，为手太阴之引经药，可引药力至病所；甘草调和诸药，亦起甘缓利咽止痛作用。

热重加黄芩、栀子、知母清热解毒；咽部黏脓加金银花、蒲公英、败酱草解毒消痈；痰黏不爽加竹沥、瓜蒌皮、冬瓜子利咽化痰；咳嗽时作加前胡、杏仁宣肺止咳。

（2）慢喉痹

①阴虚肺燥

证候 咽喉干疼、灼热，多言之后症状加剧，呛咳无痰，频频求饮而饮量不多，午后及黄昏时症状明显，咽部呈暗红色，或有颗粒隆起，舌质红，舌苔少，脉细数，指纹淡紫。

辨证 本证以病程较长，咽喉色暗红而干，伴咽痛、口干欲饮为特征。

治法 养阴清肺利咽。

方药 养阴清肺汤加减。方中重用生地黄滋阴壮水，清热凉血；玄参滋阴降火，解毒利咽；麦冬养阴清肺；佐以牡丹皮清热凉血，散瘀消肿；白芍敛阴和营泄热；川贝母清热润肺，化痰散结；少量薄荷辛凉散邪，清热利咽。生甘草清热利咽，调和诸药。

食欲差，可加怀山药、太子参、谷芽润脾助运；言语无力，动则气喘，可酌加西洋参、太子参、百合、玉竹养阴益气。

偏于肾阴不足者，症见咽喉干痛，夜晚加重，欲饮冷饮，神疲心烦，舌质红，脉细数。宜用滋阴补肾，清利咽喉，用六味地黄汤加玄参、麦冬。若肾水不足，心火独亢，心肾不交，而见心烦不眠、舌干红赤者，宜用二阴煎。若阴虚虚火上炎明显者，用知柏地黄丸加玄参、白芍、五味子治之。

②肺脾气虚

证候 咽喉干燥，但不欲饮，咳嗽，有痰易咳，平时畏寒，汗多，易感冒，神倦乏力，语声低微，大便溏薄，咽部稍红，舌质淡胖，苔薄白，指纹色淡。病程较长，并时时出现急性发作。

辨证 本证病程较长，并时时出现急性发作。以咽喉微干、痒、痛，有异物梗阻感或痰粘着感，伴多汗易感、神倦乏力为特点。

治法 补肺益脾利咽。

方药 玉屏风散合参苓白术散加减。常用黄芪、人参（党参）内补脾肺之气，外可固表止汗；茯苓、白术益气健脾渗湿；防风走表而散风邪，合黄芪、白术以益气御邪。山药健脾渗湿止泻；白扁豆健脾渗湿；桔梗宣肺利气，止咳化痰，载药入肺以补肺气；甘草调和诸药。

若咽部黏膜嫩红，佐炒黄芩、黄连，或加用牛蒡子、射干之类清咽解毒。

③肾阳不足

证候　咽部微痛不适，面色㿠白，语声低微，口干不欲饮，或喜热饮，小便清长，或腹痛寒泄，头晕耳鸣，腰膝酸软，倦怠乏力，舌质淡润，舌苔薄，脉沉细，指纹淡红。

辨证　本病临床较少见，见于素体阳虚、病程经久不愈者。证候特点：面色㿠白，喜温恶寒，腰酸膝软，小便清长，倦怠肢冷，脉象沉细。

治法　温肾引火归原。

方药　附桂八味丸加味。常用附子、桂枝祛风通络、温补肾阳；熟地黄、山药、山茱萸、茯苓、泽泻、牡丹皮、玄参等滋阴补肾，阴中求阳，使之达到阴充阳旺的目的。

肾虚腰软者，加杜仲、金狗脊、桑寄生补肾壮腰；脾虚便溏者，加党参、白术、炮姜健脾温阳；食欲不振者，加焦山楂、焦六神曲、炒谷芽消食助运。

【其他疗法】

1. 中药成药

（1）小儿清咽颗粒：每袋6g。每服＜1岁3g、1～5岁6g、＞5岁9～12g，1日2～3次。用于风热外侵证。

（2）喉症丸：每瓶100丸。每服3～10岁3～5粒、＞10岁5～10粒，含化，1日2次。用于风热外侵证。

（3）六神丸：每1000粒重3.125g。每服1岁1粒、2岁2粒、3岁3～4粒、4～8岁5～6粒、9～10岁8～9粒、成人10粒，1日3次。用于风热外侵证、肺胃实热证。

2. 单方验方

（1）金银花20g，胖大海1枚，青果、麦冬各10g，泡水代茶饮。用于风热外侵证。

（2）太子参20g，玄参、金银花各15g，罗汉果10g，煎汤代茶饮。用于阴虚肺燥证。

3. 外治疗法

（1）含漱法：用金银花、连翘、薄荷、甘草适量，水煎，含漱，1日2～3次。

用于风热外侵证。

（2）吹咽法：可选用青吹口散、冰硼散、西瓜霜等吹咽，1日3～4次。用于急喉痹。

4. 食疗方药

（1）芒果煎水，代茶频服。用于风热外侵证、肺胃实热证。

（2）雪梨干50g，罗汉果半个，水煎20分钟后，候温，饮汁。用于阴虚肺燥证。

（3）茶榄海蜜饮：绿茶、橄榄各6g，胖大海1枚，蜂蜜1匙。先将橄榄放入适量清水煎沸片刻，然后冲泡绿茶、胖大海，闷盖片刻，入蜂蜜调匀。徐徐饮汁。用于阴虚肺燥证。

5. 针灸疗法

（1）针法

①先取三棱针刺少商、商阳出血，然后取合谷、曲泽、液门，浅刺轻捻。恶寒发热者，加风门、曲池、外关，较强刺激。1日1～2次。用于急喉痹。

②取合谷、内庭、曲池为主穴，天突、少泽、鱼际为配穴。每次选3～4穴，用泻法。1日1～2次。用于急喉痹。

③取穴天突、廉泉、扶突、合谷，配以足三里、三阴交、列缺、曲池。1日1～2次。用于慢喉痹。

（2）灸法：用小粒艾炷隔姜片灸天突、气舍、璇玑等穴。1日1次。用于慢喉痹。

【防护康复】

1. 预防

（1）鼓励小儿锻炼身体，增强体质，提高机体素质，可起到预防本病的作用。

（2）改善环境，减少空气污染，加强个人防护，尽量减少或避免经常接触干燥、油烟、多灰尘的空气。

（3）起居有时，寒温适宜，谨防感冒。

2. 护理

（1）适当休息，注意营养，注意饮食清淡，忌食辛辣炙煿之品。勿大声喊叫。

（2）注意防寒保暖，居住环境空气清新、流通。

（3）锻炼身体，增强体质，提高机体抵抗力。

3. 康复

（1）及时彻底治疗能引发喉痹的原发病，如鼻塞、鼻窒、鼻渊、龋齿等邻近器官的疾病。

（2）避免接触过敏原，及时控制感染，改善机体特应性状态，提高机体免疫功能。

（3）给予患儿合理的心理疏导，以缓解其不良心理情绪，保持积极乐观的心理状态。

【审思心得】

1. 循经论理

喉痹是儿科常见疾病，痹者，即闭塞不通也。本病多因内外邪毒结聚，脏腑气机失调，经络闭阻不通，而致咽喉不适，产生咽部红、肿、痛、吞咽不利等症状。《素问·阴阳别论》曰："一阴一阳结，谓之喉痹。"临床辨证重在分虚实。喉痹实证急喉痹多与风、寒、热之邪气侵袭有关，终致风热痰火作祟致病。喉痹虚证慢喉痹多与脏腑功能失调有关，病机错综复杂，正虚邪实兼夹致病，病情缠绵，顽固难愈。对于本病的治疗，应根据其主要病机，辨证施治，以"清、泄、补、消"为治疗大法，遣以方药，同时饮食起居方面加强调护，如忌辛辣、刺激性食物，避免过度用声，以达到标本皆治，减少疾病复发。

急喉痹之病，属风、热、痰、火。小儿急喉痹多因气候骤变，起居不慎，冷热失调，肺卫不固，风热邪毒外袭，自口鼻直犯咽喉，或者经肺胃循经犯及咽喉，致风热蕴结，炼液为痰，痰凝化火，热灼津液，气血阻滞，壅结咽喉，故咽喉红肿疼痛，有异物感。正如《幼幼集成·咽喉证治》说："喉者，肺管，专主呼吸而居前，为一身之总要。若胸膈郁积热毒，致生风痰，壅滞不散，发于咽喉。病名虽多，无非热毒，速宜清解，缓则有难救之患。"风热感于膈间或过食厚味，侵犯肺胃，气滞血凝，以致火生痰瘀，凝结于咽喉。如《重楼玉钥·咽喉总论》说："夫咽喉者，生于肺胃之上……肺胃和平，则体安身泰；风邪热毒积于内，传在经络，结于三焦，气滞血凝，不得舒畅，致令咽喉诸证种种而发。"因此笔者认为"火邪为患，侵犯咽部清窍"为急喉痹常见病因。火为阳邪，其性易犯阳位，向上易袭头面，咽喉居于人体上部，属阳位，且咽喉部为机体与外界沟通的第一要道，故更易为火邪侵犯，从而使患者出现干、痛、咳、异物感等症状，且症状发作突然，局部黏膜充血明显，符合火邪致病的特点。临床亦有初起为风寒外袭，继而邪郁化热，壅结咽喉，或饮食失宜、五志化火，蕴热化火，均由火热之邪循经上蒸，熏灼咽喉而致病。邪热内蕴，若失治误治，内传脏腑使肺胃热蕴成毒，热毒灼津为痰，痰阻气血而成痰瘀互结之证。所以，热毒结咽是急喉痹的基本病机。

慢喉痹之病，病位虽在肺咽，但与肾、心、肝、脾、胃密切相关，多见虚实夹杂证、寒热错杂证，基本病机为正虚邪恋，正虚为气血阴阳脏腑亏虚、邪恋为气郁痰阻血瘀等病理产物胶着留滞。其临床证型主要分为阳郁痰瘀互结或阳虚虚阳上越、阴虚痰凝，且阴伤患儿十占八九，阳郁阳虚患儿十居一二。慢喉痹多由急喉痹转化而来，邪气留恋，郁而化热，热灼阴液，炼液成痰，肺津不润，或素来嗜食厚腻、辛辣助火之品，热灼胃经，胃津不能上承以濡润咽喉，或病程日久，肾阴不足，皆可致津亏而咽燥；肝郁气滞或脾失健运，湿聚成痰，痰气搏结于咽喉，日久化瘀，痰瘀互结。虚火喉痹多因失治、误治郁而化火，而成实火，故皆应予"清"法治火，火易与风合邪，故多配以疏风药物。疏风清热易伤阴液，热毒熏灼更易伤津，故常有阴津损伤之见证。

小儿喉痹诊查要从其病因病机出发，结合小儿体质特点。笔者认为风邪贯穿喉痹整个病程。正如《素问·风论》云："风者，善行而数变……风者，百病之长也。"风为阳邪，其性轻扬，易犯阳位，咽喉居于人体上部，极易受以风邪为首的外邪侵袭。风邪可分为外风和内风。外风多兼夹热、寒、暑、湿、燥邪，侵犯咽喉，邪气留恋，可化热、伤津、炼痰，患儿表现为咽痒咳嗽、咽干咽痛、异物感等。内风多因久病阴虚、津亏、血虚，而至血虚生风、阴虚风动，此时患者的病机为脾虚、痰阻、阴伤等合并风邪留恋，因此笔者认为临证用药时需酌加祛风之品。除辨证论治外，咽与鼻相互比邻，关系密切，小儿喉痹诊查时应鼻咽同查。鼻与咽喉均为气体出入之门户，司嗅觉、助发音，为肺系所属。《经验喉科紫珍集·原序》指出："喉应天相，乃肺之苗也。"鼻和则咽喉安，反之则相互牵连。鼻部疾病的分泌物可通过鼻后孔到达咽后壁，反复感染咽部黏膜致咽喉疾病；反之，咽喉疾病上逆则致鼻腔疾患。因而强调在诊治时需注意检查鼻部情况，行鼻咽喉镜检查，如果有鼻部疾病应同查同治。

2. 证治有道

《疡医大全·喉痹门主论》曰："喉痹咽喉肿痛，半塞半开，又宽又肿……治疗之法，急则治标，缓则治本。"本病的治疗原则为急则治标、缓则治本，以"清、泄、补、消"为治疗大法，即疏风清热，泻火解毒，利咽消肿，补益脾肾，祛痰化瘀。《保婴撮要·喉痹》认为："小儿喉痹，因膏粱积热，或禀赋有热，或乳母七情之火，饮食之毒。当分其邪蓄表里，与症之轻重，经之所主而治之。"根据不同证候，提出了柴胡栀子散、泻白散、导赤散、加味逍遥散、泻黄散、地黄丸、清胃散等治方。

咽喉位于人体的上部，有多条经脉循行，是诸阳交汇之所。诸经通畅则气血津液得以濡养咽喉。笔者认为小儿喉痹治疗上需擅用"升""浮"之性的祛风药物，可以使药力直达病所，药到病除。临床常用防风、荆芥、白芷、蝉蜕、薄荷、牛蒡子、僵蚕等。防风能祛风解表、胜湿止痛，为治风之通用药，风药之润剂；荆芥辛散气香，药性和缓，长于祛风止痒，又能宣毒散瘀，治疗热毒、痰瘀互结之咽喉不利；白芷辛温散寒，祛风止痛。防风、荆芥、白芷合用，共奏祛风利咽之功，在本病初起尤其是偏风寒者更宜。蝉蜕甘寒质轻，功在疏散肺经风热而利咽；薄荷辛凉，擅于清热利咽；牛蒡子辛寒疏散风热，解毒利咽；僵蚕味辛、咸，性平，祛外风、散风热、止痛，又可软坚散结兼化痰。蝉蜕、薄荷、牛蒡子、僵蚕合用，适用于风邪夹热或痰热互结之喉痹。

活用血分药物。针对病程迁延喉痹患儿，多兼夹瘀滞，需兼顾活血化瘀，养血活血。寒邪、热邪、气滞、外伤、各种虚证（气虚、血虚、阴虚、阳虚）均可引起瘀滞。正如《血证论·咽喉》曰："咽喉为肺之关，胃之门，少阴心脉之所络，肝经冲脉之所夹，凡此四经，皆血之所司也。故失血家往往有咽痛之证。凡咽痛而声不清利者，为肺火。"添加血分药物，一方面其久病入络，加用养血活血药能改善血瘀症状；另一方面，血能载气，使气血输布全身，上达头面营养官窍以增强疗效。常用喉痹活血药物有牡丹皮、丹参、赤芍、川芎、虎杖等。

培土生金，标本兼顾。小儿肺脾先天不足，脾土生金，脾脏功能正常，则肺气得以充盛、肺阴得以滋养。脾主运化水谷精微，肺主通调水道；肺虚则津亏，金充则水至，补益脾气，培土生金，有利于咽部不适缓解。小儿慢喉痹十有七八属于脾土虚弱型，从脾胃论治获益良多。健脾渗湿可选参苓白术散，用于湿邪停留中焦，阻滞津液上承咽喉者；健脾消痰即在补益脾气的基础上，增加味咸软坚的昆布、海蛤粉，并配合甘桔汤化痰利咽；健脾润燥可酌情使用生脉散，用于脾虚而阴虚火旺伤阴者，金生水而土生金，培土生金则水源自充；健脾补气首选四君子汤或补中益气汤，用于气虚较甚者，与此同时佐以平和的养血滋阴药，使温而不燥，补而不腻。

肝脾同调。现代社会普遍独生子女，且学业压力较大，心理承受能力、抗压能力差，心理排解能力弱。肝气郁结，疏泄失常则气机阻滞，结于咽喉。慢喉痹的治疗是一个长期的过程，合理运用疏肝的治疗方法有利于病情缓解。肝为将军之官，风木之胜，肝气上犯咽喉，可引起咽痛、咽干、咽异物感等症状。木本克土，肝气横逆则承脾，脾土受约，清阳不升，津液无以上乘，精微失其传化；肝为刚脏，肝气无制则成肝阳，水为木之母，肝旺则反食其母，引动心火，循经上犯。主方用甘草小麦大枣汤加味，甘草、小麦、大枣柔肝缓急；玄参、生地黄、麦冬、沙参养阴润燥；芦根、金银花清热利咽；桔梗化痰利咽。辅以化痰、软坚、补阴药，行气化痰、解郁利咽、清热滋阴，可选加木蝴蝶、茯苓、牡丹皮、浙贝母、射干、半夏、薄荷等药物。

小儿急喉痹风寒外袭证，治以疏风散寒，解表利咽。外邪首伤肺卫之气，卫郁则营涩，故见恶寒，全身酸痛；风邪上受，头为清阳居所，风袭阳位，寒主收引，故见头晕头痛；咽喉为肺之门户，清浊气出入之所，肺卫不利，则咽喉气机不畅，风胜则痒，寒胜则痛，故见咽痛咽痒。若遇外感、冷饮则气郁更盛，痰浊蕴生，病情迁延，反复发作。笔者认为小儿喉痹外散表寒，内清里热之主方为六味汤加减。根据不同症状，恶寒症状明显伴咽痛时，合以辛温通利，散寒通窍止痛之白芷、细辛；咽痛明显，咽部轻度充血，兼夹表热时，予以清轻宣散，解毒利咽之金银花、连翘；若病势迁延，反复作咳，易耗散肺气，且咽壁见较多分泌物渗出，在宣肺利咽之马勃、射干基础上加用收敛肺气、利咽生津之乌梅，一宣一收，一散一敛，如阴阳相合之道。风寒外袭，内有郁热，症状较重者予以荆防败毒散加减，正如《增删喉科心法·卷一》所言：当先用荆防败毒散加葱白、香豉，或加牛蒡子、玄参、僵蚕、连翘一二剂，急撤散表邪，然后用药末吹噙，方不误事。此乃疏解表邪、宣肺化痰的主方。

小儿急喉痹风热外侵证，治以疏风清热，消肿利咽。方用银翘散加减，多采用金银花、连翘、射干、生甘草等祛风、清热利咽的药物。金银花、连翘为君药，清热解毒利咽。射干清热解毒，消痰涩，利咽喉，为咽喉肿痛及痰多喘咳的要药。甘草可调和诸药，清热解毒，止咳，补气养脾。诸药合用，具有解毒利咽的功效。热邪伤津耗气，易与"风邪"相兼，故祛风药，特别是防风，作为引经药又有升散肺经伏火之功，更是治疗喉痹的要药。笔者临床工作中发现温热病后耗伤肺肾阴液，常使咽喉失于滋养，加之阴虚则虚火亢盛，虚火上炎，灼于咽喉，发为喉痹，治疗常辅以麦冬、天冬、桔梗、罗汉果等清心润肺，养阴生津。

小儿急喉痹肺胃实热证，治以泄热解毒，利咽消肿。外感失治，邪热入里，肺胃热盛，或过食厚腻、辛辣、炙煿，肺胃积热，火热之邪循经上蒸咽喉，发为喉痹。方用清咽利膈汤加减，此方出自《证治准绳·幼科·卷三》，主治脾胃蕴热，咽喉腮舌肿痛。升麻、桔梗、牛蒡子引经上行至咽喉，黄连、黄芩清上、中焦之热。笔者认为此证治疗需注重于泻火润燥，并注意到阳明胃腑热盛的治法，如石膏、芒硝、麦冬、天冬等，正如《景岳全书·杂证谟·咽喉》所说："阳明胃火盛者，宜以生石膏为主；若大便秘结不通，则宜加大黄、芒硝之属，通其便而火自降。"

小儿急喉痹痰热蕴结证，治以清热解毒，化痰利咽。风热邪毒侵袭或风寒之邪入里化热，邪热不清，灼津为痰，必致痰热壅盛，当以清热化痰，方用金灯山根汤加减。方中挂金灯味酸、性寒，是清热利咽的良药，但虚寒泄泻者勿用。山豆根清肺胃之热，消肿利咽力胜，但其味苦寒，用量以 3～6 克为宜，若过量服用，可能有呕吐、泄泻、胸闷、心悸等副作用。桔梗、甘草组成的甘桔汤出《小儿药证直诀》，是急喉痹肺热证最常用的基本方，主要用于治疗初期或轻症。正如《证治准绳·杂病·第八》曰："初起通用甘桔汤，不效加荆芥一钱半，重名如圣汤，或如圣汤中更加连翘、黍粘子各一分，防风、竹茹半分，或甘露饮。"痰热蕴结日久化火，痰火邪毒壅结咽喉，如《医学入门·咽喉》说："咽喉痛皆属火。火者痰之本，痰者火之标。故言火则痰在其中矣。"肝胆之火亢盛者，小柴胡汤合黄芩汤加减，肝胆热盛者，辅以龙胆、芍药、栀子清泻肝胆实火，正如《景岳全书·杂证谟·咽喉》所说："火证喉痹……凡肝胆之火盛者，宜以芍药、栀子、草龙胆为主。"肺火较盛者，方用泻白散加减，以泻肺中伏火；脾有伏火者泻黄散合竹叶石膏汤加减。

小儿慢喉痹阴虚肺燥证，治以养阴清肺利咽。肺阴虚内热证当治以滋阴润燥、散邪解表，兼以清热解毒、凉血利咽，常用方有养阴清肺汤、沙参麦冬汤、桔梗汤等。用药以清润、宣散为贵，兼以清热、解毒、利咽，如玄参、麦冬、川贝母、甘草、桔梗、薄荷、牡丹皮等。若是心阴虚内热证，治宜清心泻火、养血安神，选方以导赤散、泻心汤、清营汤等加减化裁，用药以清热药、补血药、补阴药、安神药等配伍治疗，如淡竹叶、川木通、生地黄、莲子心、栀子、连翘、当归、川芎、桔梗、甘草、牡丹皮、麦冬、薄荷、酸枣仁、远志、石菖蒲等。小儿慢喉痹肾阴虚型，治疗时应在滋阴润燥的基础上，重视引火归原，化气行津，使津液上润咽喉。常用知柏地黄汤加减化裁。药宜养阴药与清热药并用，温阳行气药佐之，以养阴清肺、滋阴补肾、引火归原为主，行气祛痰、清降虚火为辅治之。

小儿慢喉痹肺脾气虚证，治以补肺益脾，利咽。方用玉屏风散合参苓白术散加减，补气药如党参、黄芪、茯苓、白术等；利水渗湿药如白扁豆、莲子肉、薏苡仁等；理气药如陈皮、梅花、柴胡等；辅以化痰药如半夏、胆南星等；引经上行药如升麻、桔梗等；兼阴虚佐养阴药如天花粉、石斛、玄参、麦冬等。部分慢喉痹患儿乃肝气郁结、脾失健运、胃气虚弱，以致津液不能上承咽喉而致病，治疗以行气化痰、健脾疏肝柔肝、祛痰散结等药物加减组方，取理气药、祛痰药、补血药等组方治之，选用柴胡、芍药、当归、茯苓、白术、桔梗、甘草、陈皮、半夏、青果、胖大海、橘皮、竹茹、香橼、佛手、郁金、合欢皮等。

小儿慢喉痹肾阳不足证，治以温肾扶阳，引火归原。症见病程日久，用药寒凉攻伐太过，损伤阳气，或泄泻伤及肾阳，或不慎摄养，下元亏虚，命门火衰，以致火不归原，无根之火上熏，客于咽喉而为病。药用附桂八味丸加减，制附子、肉桂、熟地黄、山茱萸、山药、牡丹皮、茯苓、泽泻等补肾温阳，益阴摄阳。大便溏泻者加肉豆蔻、五味子涩肠止泻。小儿慢喉痹日久阳虚血凝证，可选用桂枝、干姜、细辛、川芎、当归、葛根等组方温阳活血。

小儿喉痹的辨证治疗应全身与局部相结合。全身整体辨证后的治疗以汤剂为主，局部治疗则以使用泻火清热利咽的药物外治为主。本病所应用的外治法主要包括中药吹咽法、外敷法、含服法、含漱法、噙化法等。喉痹常与鼻窒、鼻渊等同病，需要一并治疗，在治疗喉痹时配以疏风宣肺、通利鼻窍的药物，或同时使用鼻病的外治法，否则，若单一治疗，则邻近交互感染难以阻断。

第八章 急喉风

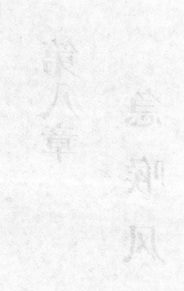

【概述】

急喉风因其来势急骤如风，发病急速，病情急重而命名，临床主要表现为声音嘶哑、喉鸣、犬吠样咳嗽、痰涎壅盛、呼吸困难甚至窒息等。病名最早记载于《瑞竹堂经验方·咽喉门》，又称紧喉风、缠喉风、锁喉风、走马喉风。急喉风发病急骤，正如《景岳全书·咽喉》描述："锁喉风证……无病而喉窍紧涩，息难出入，不半日而紧涩愈甚……问其喉，则无肿无痛也；观其貌，则面青瞪目不能言语；听其声，则喉窍之细如针，抽息之窘如线，伸颈挣命求救，不堪之状甚可怜也。"《喉科心法·卷上》描述缠喉风即是走马喉风，突然而起，声音不能出，汤水不能入，痰症壅塞闭胀，势如绳索绞喉，不急治，便马上有死亡危险，所以抢救刻不容缓。此病多发于冬春季节，儿童任何年龄均可发病，婴幼儿因咽喉腔狭小，咽喉部的淋巴滤泡组织丰富，声门下的组织较疏松等解剖生理特点，尤易罹患，且症状较重，若不及时救治，可导致死亡。

历代医籍中喉风的名目繁多，含义不尽相同，有的泛指多种咽喉疾病。如《喉科心法·卷上》曰："考古称喉症，总其名曰喉风。"《儒门事亲·卷三·喉舌缓急硬药不同解二十一》详细论述急（缠）喉风病因及症状："热结于咽，项肿绕于外，且麻且痒，肿而大者，名曰缠喉风。"急喉风病机多为火热实证，夹杂风痰瘀，壅塞咽喉。正如《增删喉科心法·缠喉风》云："走马喉风，乃实热为患，脏腑积热，热甚生风，风火迅速，鼓激痰涎，堵塞咽喉隘地，呼吸难通，缓治则死。"《医宗金鉴·喉病卷六十六》描述紧（急）喉风："紧喉膏粱风火成，咽喉肿痛难出声，声如拽锯痰壅塞。"《外科十法·外科症治方药·喉痹》说："实火者，醇酒膏粱，风火积热，火动生痰，肿痛暴发。甚则风痰壅塞，汤水不入，声音不出，此外至之火，名曰紧喉风，实证也。"《医灯续焰·卷七·喉痹脉证第六十》说："然诸证之中，惟喉痹为急……火热搏聚则肿胀，肿胀则窍闭，窍闭则气塞，气塞则痰涎壅。愈壅愈塞，愈塞愈壅，呼吸亦将从此而断。"急喉风的治疗，急者治其标，内外并治。急喉风内治法重在"祛痰开窍"，正如《尤氏喉科秘书·治症秘诀》记载锁喉风："因热毒积聚，痰涎黏稠……豁痰可治。"外治法以探吐法、外敷法、吹（灌）喉法、滴鼻法、刺络放血法等多用。正如《丹溪心法·卷四·缠喉风喉痹六十五（附咽痛咽疮）》描述："缠喉风，属痰热，戴云：'谓其喉里外皆肿者是也'，用桐油，以鹅翎探吐。又法，用灯油脚探吐。又用远志去心为末，水调敷项上一遭，立效，亦可吐。"吹（灌）喉法，急者吹之，缓者灌之。《景岳全书·咽喉方》记载："《秘方》夺命散：治急喉风。白矾（枯）、僵蚕（炒）、月石、皂角（炙烟尽，各等分）为细末，每用少许吹喉中，痰出即愈。"滴鼻法在急喉风处于危险情况，症见牙关紧急、语言不出时，用药水滴入鼻中使吐痰以开窍。正如《喉科指掌·喉风门第四》用开关散研细末，吹入鼻内："缠喉风……甚者角弓反张，牙箝紧闭，先用开关散：皂角刺（一钱）、细辛（五分）、冰片（二分）共研细末，吹入鼻内，再用针……牙关可开。"刺络放血法多作为泄热之用，通过泄其热通其络可使"痰解"，痰解则窍通，常使用于治疗急喉风。正如《医灯续焰·卷七·喉痹脉证第六十》曰："而喉痹中，又惟以发于手少阴、少阳二经者为最急……况少阴君火，少阳相火，火性速而炎上，较之他经，不更烈乎？故一二日即成不治。惟针刺出血，以泻其实……（此等证惟刺最妙）。"针对具体证候病机予以内外合治，对于本病的治疗具有重要意义。

西医学的急性喉炎、急性会厌炎、喉梗阻属于此病范畴。临床诊断以吸气性呼吸困难、喉鸣、声音嘶哑、痰涎壅盛等为主要症状。呼吸困难程度一般分为4度。Ⅰ度：安静时无呼吸困难，活动或哭闹时出现吸气性喉鸣、鼻翼扇动及轻度三凹征（胸骨上窝、锁骨上窝及肋间隙于吸气时向内凹陷）。Ⅱ度：安静时即出现上述呼吸困难表现，活动时加重，但不影响睡眠和进食。Ⅲ度：吸气性呼吸困难明显，喉鸣较响，三凹征显著，伴有烦躁，不能入睡。Ⅳ度：吸气性呼吸困难严重，坐卧不安，面白唇青，冷汗淋漓，甚或神昏肢冷，脉微欲绝等。治疗上应首先控制感染，运用足量的抗生素（首选头孢类抗生素）和糖皮质激素（地塞米松）。布地奈德作为吸入性肾上腺皮质激素，雾化吸入布地奈德起效快，局部抗炎作用强，副作用小，能快速减轻会厌水肿，减少气管切开的概率，配合局部用药以保持气道湿润、稀化痰液及消炎，必要时需建立人工气道。

中医药治疗急喉风内外合治作用机理可归纳为泄热解毒、清利咽喉、消肿散结、涤痰降浊、疏通经络、调和气血、扶正祛邪等，后期调理则应注重提高机体的免疫能力，以减少感染引起之复发。

【病因病机】

小儿急喉风的发病外因责之于机体外受风邪，风热或疫毒邪气侵袭。内因责之于禀赋先天肺脾不足，肺胃积热化痰或饮食不节导致脾胃积热生痰。平素喜食辛辣炙煿，肺胃积热，复遇风邪外袭，外风内热夹痰上壅咽喉；或患时行热病，温毒疫邪化火，火热灼津成痰，痰火上攻咽喉，致气血凝结，脉络瘀阻，痰涎壅盛，气道阻塞而为病。

1. 风痰袭喉

因素体脾虚痰盛，外感风邪引动痰涎，风痰上扰，痰涎壅盛，气道不通，闭阻咽喉；或禀赋不足，肺胃气虚，卫表不固，外邪入侵，气机阻滞，聚而生痰，咽喉肿胀，痰邪壅阻。

2. 痰火上扰

风热之邪或疫疠时邪入侵，以致肺胃热毒壅聚，肺失清肃，痰火内生，痰火与风热邪毒上壅于咽喉，致痰涎壅盛、气血瘀阻、闭阻喉窍；或素体脾虚痰盛，过食膏粱厚味，胃失通调，肺胃积热，痰涎壅聚，复感外邪，风热之邪与痰相结，上扰而熏蒸咽喉，蒙蔽喉窍。

【临床诊断】

1. 诊断要点

（1）本病一般在感冒、劳累或抵抗力下降后出现，可有外感、喂养不当、喉部外伤、异物、过敏等病史。

（2）以声音嘶哑、喉鸣、犬吠样咳嗽、痰涎壅盛、吸气性呼吸困难等为主要症状，常同时伴有鼻、咽部的炎性症状或下呼吸道感染症状。较重感染者可伴有发热、畏寒、倦怠、食欲不振等全身症状。日间症状较轻，夜间加剧。

（3）电子喉镜检查可见喉黏膜急性充血、肿胀，呈弥漫性，黏膜充血肿胀首先出现在声带，逐渐发展导致室带及声门下黏膜充血肿胀，以声带及杓会厌襞最为显著。

2. 鉴别诊断

（1）急性喉痹：是指以咽部红肿疼痛，或干燥、异物感，或咽痒不适，吞咽不利等为主要临床表现的疾病。预后一般良好。急喉风则发病迅速，以声音嘶哑、犬吠样咳嗽及吸气性呼吸困难为主要特征，病情急重。

（2）白喉：由外感白喉疫毒之邪引起的急性传染病，临床以发热、咽痛、声音嘶哑、气憋、犬吠样咳嗽及咽、喉、鼻等部位的黏膜出现灰白色假膜为主要特征。

【**辨证论治**】

1. 辨证要点

本病辨证，在肺胃积热化痰或饮食不节脾胃积热生痰的基础上，再以痰火、风痰论证。急喉风患者出现呼吸困难等各种危急证候乃因素体禀赋加上外邪侵袭，体内产生大量痰涎，痰涎壅盛向上壅阻于喉部所致，危急证候的关键在于"痰涎壅盛，喉窍闭阻"。

（1）辨别风痰与痰火：风痰上扰、闭阻咽喉者，症见痰壅于喉间、咽喉肿胀、堵塞喉间，出现呼吸不畅、痰鸣辘辘、见三凹征，声音嘶哑甚则失声；全身兼有恶寒发热、头痛鼻塞、胸闷纳呆、舌淡苔腻、脉濡滑等症状。

痰火上壅阻闭咽喉者，症见咽喉红肿热痛、气道狭窄、气上下不通、喉窍不利引发呼吸困难，出现三凹征；痰阻气道造成气道不通，呼吸伴随痰鸣声，声如拽锯；全身伴有憎寒发热，口干舌燥，大便秘结，小便短赤，舌红绛，苔黄腻，脉数；若吞咽受阻，水浆难下，呼吸困难甚者则兼有呼吸浅促，濒临窒息、四肢厥冷、面青唇紫等症状。

（2）电子喉镜检查协助辨证：早期声带黏膜表面呈淡红色，可见充血的血管纹；随着疾病进展，逐渐变成暗红色，声带边缘圆钝成梭形。喉部黏膜早期分泌少，继而有黏液分泌物附着于声带表面，加重声带闭合不全而造成声音嘶哑加重；分泌物咳出后，声音嘶哑可有所减轻。

风痰袭喉证，检查可见喉部肿胀色淡，喉间多白色泡沫痰涎，如鱼泡状；痰火上扰证，检查可见咽喉、会厌红肿明显，痰涎量多质稠时有腐物。

2. 治疗原则

本病特点为发病急，变化快，治疗时应注意呼吸困难情况，针对病因，及时解除呼吸困难症状，故掌握病变阶段，准确辨证施治是治疗本病的关键。若患者呼吸困难明显应首先迅速解除呼吸困难症状，待缓解后再辨证施治。小儿急喉风治疗原则以"祛痰开窍"为主，治疗方法分内治法和外治法，内治法"祛痰开窍"，结合辨证治以疏风散邪，解毒消肿；宣肺泄热，清胃降火。外治法分探吐法、吹喉法、灌喉法、外敷法、滴鼻法、针刺法等。喉梗阻需急救时应使用西医疗法。

3. 证治分类

（1）风痰袭喉

证候 咳嗽声重，声如犬吠，喉间痰鸣，声音嘶哑，吞咽不利，饮水呛咳，可伴发热恶寒、头痛流涕，甚则吸气困难、胸高胁陷、面唇青紫、烦躁不安，舌苔白腻，脉弦滑，指纹色紫红。

辨证 本证由外感风邪侵犯肺胃，引动痰涎而致，以急性起病、声音嘶哑、咳嗽声重声如犬吠、喉间痰鸣为特征。邪盛正实者，本证易于转化为痰火上扰证。

治法 疏风散邪，涤痰开窍。

方药 麻黄杏仁甘草石膏汤合礞石滚痰丸加减。常用麻黄开宣肺气以平喘，开腠解表以散邪；石膏清泄肺热以生津，辛散解肌以透邪。连翘、金银花、荆芥、防风、薄荷解表清热；黄芩、黄连清热解毒；桔梗、甘草宣肺利咽；沉香疏利气机；大黄、礞石涤痰通腑导热下行。

声音嘶哑者，加胖大海、玄参、芦根清热利咽；痰多者，加胆南星、僵蚕、浙贝母消风涤痰。

（2）痰火上扰

证候 高热烦躁，咽喉肿痛，声音嘶哑，咳嗽气急，喉中痰鸣，声如拽锯，喘息鼻扇，甚或语言难出，胸高胁陷，面唇青紫，躁扰不宁，乱动如狂，汗出如雨，舌质红绛，苔黄或腻，脉滑数，指纹紫滞。

辨证 本证外风邪热、脏腑积热与痰邪相结，上壅咽喉，以高热烦躁、咽喉肿痛、声音嘶哑、痰鸣拽锯、呼吸不畅为特征。重症者吞咽受阻、水浆难下、面青唇紫、四肢厥冷，有濒临窒息的危险。

治法　清热解毒，消痰利咽。

方药　黄连解毒汤合导痰汤加减。常用黄芩泻肺火于上焦、黄连泻脾火于中焦、黄柏泻肾火于下焦、栀子通泻三焦之火，大苦大寒之药，抑阳而扶阴，泻其亢盛之火。胆南星、葶苈子燥湿涤痰、祛风散结；枳实下气导痰；橘红下气消痰；半夏燥湿祛痰；茯苓渗湿，甘草调和，为佐使药。

同时可结合外治法，如中药散剂吹喉、中药离子透入、中药煎水含漱，亦可选用针灸疗法。病情危重者应中西医结合治疗，喉梗阻严重时须及时做气管切开手术。

【 **其他疗法** 】

1. 中药成药

（1）六神丸：每1000粒重3.125g。每服1岁1粒、2岁2粒、3岁3～4粒、4～8岁5～6粒、8+～10岁8～9粒、成人10粒，1日3次。用于风痰袭喉证、痰火上扰证。

（2）小儿清咽颗粒：每袋6g。每服＜1岁3g、1～5岁6g、＞5岁9～12g，1日2～3次。用于风痰袭喉证、痰火上扰证。

2. 针刺疗法

（1）针刺：取合谷、少商、商阳、尺泽、少泽、曲池、扶突等穴，每次2～3穴，用泻法，不留针。或取少商、商阳刺出血以泄热。

（2）耳针：选用神门、咽喉、平喘等穴，留针15～30分钟，1日1～2次。

3. 外治疗法

（1）吹药：如喉风散、西瓜霜、冰硼散、珠黄散等清热解毒、消肿祛痰药物，频频吹喉。

（2）含漱：用清热解毒、消肿利咽的中药如金银花、蒲公英、薄荷等，煎水，含漱。用于咽部红肿者。

（3）中药离子透入：可用黄芩、栀子、连翘、赤芍、牡丹皮、浙贝母、天竺黄、大黄等药浓煎后，借助于离子透入仪将药从颈前部皮肤导入至喉部病变部位。

（4）理疗：配合微波治疗仪、超短波治疗仪等对局部进行治疗，起到活血解毒消肿作用。

（5）擒拿及提刮法：根据病情，Ⅰ、Ⅱ度呼吸困难可酌情配合擒拿或提刮法。

4. 西医疗法

本病重症需配合西医治法急救。常用方法如下。

抗生素疗法：使用适当足量广谱抗生素控制感染。

肾上腺皮质激素疗法：对有Ⅱ度以上呼吸困难者用激素治疗，常用泼尼松、地塞米松或氢化可的松。

镇静剂：患儿烦躁不安者可用镇静剂，如异丙嗪口服或注射。

气管切开术：Ⅳ度呼吸困难患儿应立即行气管切开术抢救，Ⅲ度呼吸困难经药物治疗无效者也应作气管切开。

【防护康复】

1. 预防

（1）患儿平时应注意锻炼身体，增强体质，避免吹风受凉。

（2）饮食宜富含营养，易于消化，忌食辛辣刺激性食物。

（3）患病后要注意居室及周围环境安静，保持室内适宜温度、湿度。

（4）饮食宜少量多次，避免呛咳或过饱。

2. 护理

（1）加强护理，严密观察病情，防止突然窒息死亡。

（2）密切观察病情变化，做好充分准备，随时进行抢救。

（3）为了避免加重呼吸困难症状，应尽量少活动，多安静休息，并应采取半卧位。

（4）进食或服药应缓缓下咽，以免引起呛咳，如咽喉疼痛应进冷或温流质、半流质饮食。

3. 康复

（1）加强锻炼，增强体质，积极防治外感，可减少急喉风的再次发生。

（2）避免过敏原，以免刺激咽喉，加重病情。

（3）忌食辛辣、肥甘、黏腻之物，以免助长火势及滋生痰湿，使病情加重。

【审思心得】

1. 循经论理

《丹溪心法·缠喉风》云:"缠喉风,属痰热。"元代朱震亨首先提出急喉风的病机关键为"痰热"。明清喉科专著普遍认为急喉风的病因与风、痰、热、疫毒有关,分外因和内因两方面。外因多属机体外受风邪,风热或疫毒邪气侵袭,内因多属肺胃积热化痰或饮食不节导致脾胃积热生痰。具体而言,肺胃痰热蕴结,复感风热或疫毒邪气,痰热邪气上逆于咽喉,致痰涎壅盛、气道不通、声音难出、汤水难下,且有痰声似拽锯。如《医宗金鉴·外科心法要诀》说:"紧喉风……此证由膏粱厚味太过,致肺胃积热,复受邪风,风热相搏,上壅咽喉,溃痛声音难出,汤水不下,痰涎壅塞之声,颇似拽锯。"《重楼玉钥·喉风针诀》说:"喉风诸症,皆由肺胃脏腑深受风邪,郁热风火相搏,致气血闭塞,凝滞不能流行,而风痰得以上攻,结成种种热毒。"另外,若风痰阻于咽喉,痰涎上壅,致咽喉肿胀,不能饮食,如《重楼玉钥·喉风三十六症》说:"叉喉风……喉内生此疾者,极为急症。先咽喉作紧,风痰上涌多有绵涎,内紧外浮肿,不能饮食,渐至咽喉紧闭如叉叉住。甚则头面浮大,其患最速,宜急治之。"

笔者根据儿童的发病特点,将小儿急喉风病因病机归纳为风热疫毒邪气侵入,风痰或痰火上逆于喉间,痰涎壅盛,喉窍闭阻。小儿急喉风多因素体禀赋不足加上外邪侵袭,体内产生大量痰涎,痰涎壅盛向上壅阻于喉部所致,可知造成急喉风危急证候的关键病机为"痰涎壅盛,喉窍闭阻"。小儿急喉风的证候与"痰"息息相关,尤其与痰火、风痰关系密切。痰火多因风热之邪或疫疬时邪入侵,以致肺胃热毒壅聚,痰火内生,痰火与风热邪毒上壅于咽喉,致痰涎壅盛、气血瘀阻、闭阻喉窍;或素体脾虚痰盛,过食膏粱厚味,肺胃积热,痰涎壅聚,复感外邪,风热之邪与痰相结,上扰而熏蒸咽喉,蒙蔽喉窍。如《医学心悟·周身上下所患之病名》说:"实火者,醇酒膏粱,风火积热,火动生痰,肿痛暴发,甚则风痰壅塞,汤水不入,声音不出,此外至之火,名曰紧喉风,实证也。"风痰多因素体脾虚痰盛,外感风邪引动痰涎,风痰上扰,痰涎壅盛,气道不通,闭阻咽喉;或禀赋不足,肺胃气虚,卫表不固,外邪入侵,气机阻滞,聚而生痰,咽喉肿胀,痰邪壅阻。诚如《成方便读·卷三》所说:"亦治喉风……等证,夫风痰壅盛于上,有升无降,最为急候。"《尤氏喉症指南·治症秘诀》指出缠喉风症为:"肾虚受寒,劳碌而渴,寒则生热,热则生风,风寒相搏,痰气上跻,壅滞凝结,故患此症。"

小儿急喉风诊断需四诊合参,重在闻诊与望诊。闻诊从声音嘶哑、喉鸣、犬吠样咳嗽、痰涎嘶响、呼吸困难可以诊断为本病。望咽喉局部可辨疾病之疑似、虚实、深浅、病情轻重等。急喉风需与急喉痹、白喉等疑似疾病进行鉴别;从咽喉黏膜的色泽辨虚实;从红肿的程度、声音(犬吠声、鼾声)、体征(三凹征)审察疾病深浅;按不同年龄、察痛苦貌、全身并发症状判断其病情轻重。咽喉乃呼吸、水谷出入之道,居肺胃之上为上窍,清阳出上窍,温邪上受,首先犯之,浊邪壅盛,邪正相搏而罹患急喉风。头面清窍,得清阳之气而畅通,本病诊查需重视人体正气的盛衰,若疫毒上蒸化腐,邪毒凌肺则喘促犬吠,凌心则脉微唇青,此正不胜邪也。急喉风乃热毒邪气循口鼻入肺胃,上蒸于喉化为火,风、痰、火相结,咽喉不利甚至闭塞而发病。

2. 证治有道

小儿急喉风为风热疫毒邪气侵入,风痰或痰火上逆于喉间,痰涎壅盛,喉窍闭阻,治疗原则以"祛痰开窍"为主。治疗方法分内治法和外治法,内治法分"祛风散邪,泻火解毒,祛痰开窍",外治法分探吐法、吹喉法、灌喉法、外敷法、滴鼻法、针刺法等。急喉风从"痰"论治,可获捷效,治法多样。笔者在治疗小儿急喉风时擅用辛凉散邪、清热化痰、降气涤痰、清营凉血之法,透邪与清热并重,平喘与化痰并举。

小儿急喉风之风痰袭喉证治以疏风散邪,涤痰开窍。方用麻黄杏仁甘草石膏汤合礞石滚痰丸加减,重用辛凉之药冀以透邪外出、涤痰通腑借以驱痰通窍。《素问·至真要大论》曰:"风淫于内,治以辛凉,佐以苦甘,以甘缓之,以辛散之。"风邪痰热蕴结于咽喉,内结于脏腑,当用辛味药外散在表之风邪,以寒凉药清在里之郁热。麻黄杏仁甘草石膏汤是辛凉解表、清热宣肺的代表方剂,既能疏散在表之邪,又能清在里之热,笔者将其作为急喉风之风痰袭喉证之主方。《伤寒论·辨太阳病脉证并治法》曰:"发汗后,不可更行桂枝汤,汗出而喘,无大热者,可与麻黄杏仁甘草石膏汤。"用麻黄杏仁甘草石膏汤方证相应,疏风清肺解热。麻黄与石膏均属辛味，意在宣发透邪。麻黄开宣肺气以平喘，开腠解表以散邪；石膏清泄肺热以生津，辛散解肌以透邪。二者配伍，一宣肺、一清肺，俱能透邪于外，合用相辅相成，共奏透邪之功。重用生石膏，味辛、气寒，入手太阴肺、足阳明胃经，清金而止燥渴，泻热而除烦躁。治疗急喉风时应用石膏，不仅能清肺胃之热，还能宣散在表之邪气，一药而兼两功，防止其病情恶化；桔梗配伍杏仁，一宣一降，以降气为主，桔梗又能利咽祛痰，更增其平喘之功，杏仁尚能润肠通便以泻热结。配伍前胡、竹茹、射干等清热化痰、利咽消肿之品疏通气道。另外，对于痰浊浓稠、咳唾不出、呼吸急促的患儿，多因先天禀赋不足或肺胃脾虚，素体痰湿内盛，突遇外邪，风痰上壅喉间而突发肿胀，阻闭喉窍，呼吸不畅，奋力挣吸，故见三凹征，外邪客犯声门，故声音嘶哑甚则失声，可用礞石滚痰丸加减涤痰降气、通腑泄热。该方出自元代医家王隐君所著《泰定养生主论》，专治实热老痰及顽痰。"滚痰"者，旨在治病求本，急斩壅塞咽喉之痰，以釜底抽薪之法更泄其热。此方由酒蒸大黄、黄芩、煅青礞石及沉香四味药组成。大黄、黄芩皆苦寒之品，既以清热，又具荡涤之功。沉香行气，取"人之气道贵乎顺，故善治痰者，不治痰而治气"之意。煅青礞石质坚而重，尤能攻逐积聚伏匿之痰。全方意在泻火逐痰，适用于热痰胶结所致的诸般病证，组方合理，用药简洁，为逐痰名方。

小儿急喉风之痰火上扰证治以清热解毒，消痰利咽。方用黄连解毒汤合导痰汤加减。黄连解毒汤见于《外台秘要·卷一》，三焦积热，邪火妄行，故用黄芩泻肺火于上焦、黄连泻脾火于中焦、黄柏泻肾火于下焦、栀子通泻三焦之火，是为清热解毒重剂。此外，可据病位所在、病势缓急酌情选配药物，如用金银花、连翘、板蓝根、紫花地丁、蒲公英等清肺解毒；牛蒡子、升麻、射干、山豆根等清热利咽；生地黄、水牛角、玄参、牡丹皮等滋阴清热凉血。当然，需要注意的是，小儿脾胃功能欠佳者，不可过于苦寒伤胃，或加养胃之品以纠偏。痰热交炽，壅塞于咽喉部，致咽喉气机不利，呼吸不畅可危及生命，更需急用化痰涤痰法，有利于消除咽喉肿胀，防止喉梗阻导致窒息险证的发生。药选胆南星、浙贝母、竹茹、半夏、桔梗、瓜蒌等化痰利咽。本证胃肠热结、上攻咽喉十分常见，多表现有口干、口臭、便结、腹满等阳明积热之征，尤其因咽喉为肺胃之门户，肺与大肠相表里，胃亦下连于肠，此时应用上病下取之法，通腑泄热，则可开通肺气，临床往往见大便通利后咽痛、热势大减，随即咽喉闭塞、呼吸困难缓解，药选大黄、玄明粉、瓜蒌子，或径用礞石滚痰丸，正所谓泻肠胃以利咽喉是也。但体弱者应中病即止，勿过剂伤正。本证后期，热结痰阻于咽喉部，致局部气血运行受阻而瘀滞，瘀血阻滞经脉，气机不利，不通则痛，使咽痛加剧，且瘀血久不消除，与火毒、痰浊为伍，易使肌膜灼腐成脓，通过活血化瘀可减轻疼痛，阻止化脓，久肿不消或有化脓趋势者，用药选桃仁、红花、赤芍、牡丹皮、皂角刺、地龙、虎杖、川芎、姜黄、穿山甲、蒲公英等。

小儿急喉风自古以来常配合使用外治疗法以解其急。其一为针刺放血泻热。古代医家治疗急喉风常用针刺法急刺，通过泻其热通其络可使其"痰解"，"痰解"则喉窍通利。如《重楼玉钥·喉风针诀》说："喉风诸症……风痰得以上攻，结成种种热毒，故宜以针法开导经络。使气血通利。风痰自解。热邪外出……凡临诸症先从少商、少冲、合谷……各根据针法刺之。"《医宗金鉴·外科心法要诀》急刺少商穴治紧喉风："此证……肺胃积热，复受邪风，风热相搏，上壅咽喉肿痛，声音难出，汤水不下，痰涎壅塞之声，颇似拽锯……急刺手大指内侧少商穴。"少商穴具有治疗咽喉肿痛、开窍启闭的作用，故成为治疗急喉风的主穴，经常用于痰堵未出之急症，急刺少商以泻热利咽，开窍醒神。正如《万病回春·咽喉》记载喉闭急症时刺少商穴："喉闭急症，急刺少商穴，在大指甲外侧，用三棱针放出毒血，并豁吐痰涎为要。"

急喉风外治法之二为探吐痰浊，是祛痰利咽喉的直接、快速的治法。朱震亨用探吐法、外敷法治"缠喉风"，认为"缠喉风"属痰热，"宜用桐油以鹅翎探吐之……又用远志去心为末，水调敷项上一遭，立效，亦可吐。"亦可用吹（灌）喉法、滴鼻法等。吹喉法及灌喉法，急者吹之，缓者灌之，是以药物直接吹入或灌入咽喉患处引起吐痰，使痰出而开窍，常用于缠喉风、锁喉风、哑瘴喉风等，对于急喉风有迅捷的祛痰开窍功效，常用药为金锁匙、僵蚕炒末、牛膝汁、冰片。据《重楼玉钥·喉风诸方》记载，金锁匙吹之痰自出："治喉闭缠喉风，痰涎壅塞口噤不开、汤水难下等症。"滴鼻法在急喉风处于危险情况，症见牙关紧急、语言不出时，用药水滴入鼻中使吐痰以开窍。如《医宗金鉴·哑瘴喉风》描述将药水吹入鼻孔直达咽喉："哑瘴喉风……初起咽喉肿塞疼痛，汤水难咽，语言不出，牙关紧急，此属险候，急用雄黄解毒丸，水化，用细竹管将药水吹入鼻孔，直达咽喉，药入作呕，即令患者吐之。"

急喉风来势急骤，演变迅速，初发、轻症若能及时恰当治疗预后良好，若失治误治、病情转重，可迅速出现窒息或死亡，需要紧急抢救。急重症治疗务必及时，用药务必精要。治疗时可使用六神丸解毒利窍，药用解毒、化痰、通腑、活血四法兼施；灵活运用外治吹喉药、探吐法、含漱法、外敷法、针刺法等。喉头梗阻严重呼吸困难时则需中西医结合治疗急救，如使用激素、吸氧、吸痰、气管插管或切开等。

急喉风病后还需特别重视防感风邪、饮食宜忌和调理康复，以防再发。

第九章

腺样体肥大

【概述】

腺样体肥大是一种儿童常见病、多发病，多因鼻咽部的炎症或鼻炎、鼻窦炎时脓性分泌物的长期刺激，使腺样体发生慢性炎症反应，逐渐增生肥大，肥大的腺样体堵塞后鼻孔，又可加重鼻及鼻窦炎症，因而出现鼻塞、打鼾、流涕、呼吸困难等主要症状。与本病相关的中医主症、病名在古代文献中称"鼾""鼾眠"，现代多归为鼾症，又与乳蛾、鼻窒、鼻渊密切相关，病变部位在颃颡。如《伤寒论·辨太阳病脉证并治》说："风温为病，脉阴阳俱浮，自汗出，身重，多眠睡，鼻息必鼾，语言难出。"儿童易发本病多因小儿形气未充，外邪入侵，治疗不当或误治，邪气滞留肺咽，邪正交争，气血痰瘀阻滞，引发腺样体肥大。本病好发于 10 岁以下儿童，临床上最多发的年龄是 6～7 岁，发病率高达 9.9%～29.9%。发病无明显性别差异。易在冬春季节加重，发病率在寒冷潮湿地区相对较高。近年来儿童腺样体肥大引发的鼻窦炎、过敏性鼻炎、分泌性中耳炎等耳鼻喉科疾病不断增加，另外，长期发病对儿童面骨、牙齿、唇部的发育产生影响，引起儿童面容改变，临床上称"腺样体面容"，给儿童患者带来了生理与心理的伤害。

古代文献中有不少与本病病名、症状及病因病机相关的描述。《灵枢·经脉》说："肝足厥阴之脉……夹胃属肝络胆，上贯膈，布胁肋，循喉咙之后，上入颃颡。"《灵枢集注·卷二·经脉第十》曰："颃颡在会厌之上，上腭与鼻相通之窍是也。"由此可知，颃颡系指咽后壁上方的后鼻通气道，相当于鼻咽部腺样体部位。《灵枢·忧恚无言》曰："颃颡者，分气之所泄也……人之鼻洞涕出不收者，颃颡不开，分气失也。"《灵枢集注·卷八·忧恚无言第六十九》曰："颃颡者，腭之上窍，口鼻之气及涕唾，从此相通。故为分气之所泄，谓气之从此而出于口鼻者也。"颃颡之窍不开，清气不行，则浊液聚而不出，其病理特点与腺样体肥大类似。《诸病源候论·瘿瘤等病诸候》专设"鼾眠候"曰："鼾眠者，眠里喉咽间有声也。人喉咙，气上下也，气血若调，虽寤寐不妨宣畅；气有不和，则冲击喉咽而作声也。"本病临床表现又与"鼻窒"有相似之处，如《素问玄机原病式·六气为病》曰："鼻窒，窒，塞也。"又曰："但见侧卧则上窍通利，下窍窒塞。"本病病理特征还与"乳蛾"相关，《疡科心得集·辨喉蛾喉痈论》云："风温客热，首先犯肺，化火循经，上逆入络，结聚咽喉，肿如蚕蛾，故名乳蛾。"笔者认为乳蛾部位为腭扁桃体，广义来说，腺样体属于腭扁桃体的一部分，两者解剖位置相邻，功能相似，故也可将腺样体肥大归属广义"乳蛾"范畴。由此认为，临床上小儿鼾眠、鼻塞、乳蛾需重视腺样体肥大致病。

西医学将腺样体又称作咽扁桃体、增殖体，位于鼻咽顶部后壁的中线处，为咽淋巴环内环的组成部分，是人体重要的免疫器官，它包含各个发育阶段的淋巴细胞如B细胞、T细胞、浆细胞、吞噬细胞等，具有体液和细胞免疫双重功能。在正常的生理情况下腺样体于出生后逐渐增大，2～10岁为生理性肥大，6～7岁的儿童腺样体发育到最大，10岁后逐渐萎缩，到青春期后开始逐渐地萎缩，成人则基本消失。如果小儿上呼吸道反复感染，腺样体反复受到炎症刺激而发生病理性的增生，且引起相应症状者，临床统称为儿童腺样体肥大。西医学治疗腺样体肥大多采用手术切除或激素吸入剂治疗。鼻咽部位置隐蔽，手术多采用盲法切除或刮除，术后可造成患儿鼻咽部的损伤，包括鼻腔出血、感染、窒息、软腭损伤，腺样体复发增生，甚至麻醉药过敏导致休克等手术并发症，术中鼻咽顶部及两侧易于发生残留腺体组织，仍可复发或鼻塞打鼾症状不能改善。腺样体同腭扁桃体一样，是人体重要的免疫器官，儿童期免疫，尤其是局部免疫，起着比成人期更重要的防御作用。从免疫学角度上看，不应该在小儿免疫系统未充分形成期将其切除，否则很可能损害鼻咽部局部免疫和抗呼吸道感染的全面免疫功能，大大增加上呼吸道感染的机会。

中医药辨证论治汤剂结合推拿、外治等治疗本病有效，不良反应小。根据中医整体观，腺样体虽是局部器官，但也是机体不可分割的一个组成部分。腺样体肥大的辨证施治，以脏腑辨证和八纲辨证为基础，把全身整体状况和局部症状结合起来进行综合分析，综合判断，综合治疗。腺样体肥大的中医药治疗通常分为两个步骤：首先选用清热利咽、解毒消肿的药物，缓解患儿咽喉部堵塞的症状，减轻痛苦，继而用健脾化痰、活血散结法增强疗效；然后调理患儿体质，增强免疫力，建立患儿本身的良性循环，使其抵抗力增强，不易发病，减少呼吸道感染的发生，随着年龄的增长腺样体可自行萎缩。中药如黄芪能调节免疫球蛋白、细胞因子等免疫分子水平，可直接作用于B淋巴细胞，使之克隆增殖，产生更多的抗体，并诱导B淋巴细胞对辅助T细胞的敏感性，从而增强对抗原的免疫应答。中医药治疗腺样体肥大整体调节脏腑功能失调，标本兼治，达到促进机体阴阳平衡的目的，诸药整合，多环节、多层次、多靶点的调节和改善机体病变。中医药防治腺样体肥大的研究也日渐增多，彰显了中医对于腺样体肥大的治疗优势。

【病因病机】

咽喉为肺胃之门户，外邪犯肺，或素体胃热炽盛，复感外邪，致肺胃受病，咽喉首当其冲，邪毒上攻，搏结咽喉颃颡而发生本病。小儿脏腑先天未充，外邪侵袭，失治或治疗不当，邪留鼻咽交界之处，痰气结聚，腺样体增殖，颃颡不开，堵塞耳窍而为病，则出现鼻塞、耳闭、打鼾等窍道阻塞症状。

1. 外感风热，肺经蕴热

小儿肺脏娇嫩，肺卫不固，易为外邪所犯，外感风热入里，或风寒时邪入里化热，蕴结于肺，肺经蕴热日久，失于宣发，致肺热上熏鼻咽部，风热毒邪滞留鼻咽部，搏结于颃颡，留聚不散，腺样体反复受到刺激而发生病理性增生。

2. 邪毒留滞，气血凝结

急性腺样体炎失治误治、外邪屡犯颃颡，滞而不去或腺样体肥大早期失治，迁延不愈等，均可致邪浊阻于腺样体脉络，壅遏气血，使气血运行不畅，渐滞成瘀，以致腺样体肿胀难消，影响肺气宣降畅通，无力助心气推动心血运行，进而可出现胸闷、心悸气短、唇舌紫暗等心脉瘀阻之症。

3. 肾精亏虚，虚火上炎

急性鼻咽炎、伤风鼻塞等病反复发作，缠绵日久，邪热伤阴；或温热病后，余邪未清，耗伤阴津；或由于先天禀赋不足，肾阴亏损等原因，均可出现肺肾阴虚之候。阴津不足，则津液不能上布颃颡，致腺样体失于濡养；阴虚日久，必生内热，虚火上炎，搏结于腺样体，致其肿胀增大，日久不消，致成此证。

4. 肺脾不足，痰湿困结

久病体弱、病后失养、鼻窒、鼻渊等病日久，耗伤肺气，肺脏虚弱，卫外功能下降，易为邪毒侵犯。正气不足，清肃无力，邪毒极易滞留颃颡，久而不去。若平素脾胃不足，饮食不节，过食寒凉等均可损伤脾胃阳气，而出现中焦虚弱之候，脾胃运化失健，则易致湿邪内停，循经上犯颃颡，湿停日久则凝聚为痰，痰湿与邪毒搏结于腺样体，使其肿胀不消，致本病迁延反复。

【临床诊断】

1. 诊断要点

（1）气候骤变，冷暖失调，或有反复感受外邪病史。

（2）鼻部症状：肥大的腺样体可堵塞后鼻孔，故常合并鼻炎及鼻窦炎而出现鼻塞、流鼻涕症状。可有张口呼吸、讲话闭塞性鼻音及睡眠时打鼾等症状。腺样体肥大是儿童阻塞性睡眠呼吸暂停低通气综合征最常见的病因之一。

（3）耳部症状：腺样体肥大可堵塞咽鼓管咽口，引起该侧的分泌性中耳炎，出现传导性耳聋及耳鸣症状。有时可引起化脓性中耳炎。耳部症状有时可为本病的首发症状。

（4）腺样体面容：长期鼻塞和张口呼吸，可引起面骨发育障碍，如上颌骨变长、硬腭高拱、上切牙突出、牙齿不整齐导致咬合不良、下颌下垂、唇厚、上唇上翘、下唇悬挂，且多伴有鼻中隔偏曲，加上精神萎靡，面部表情愚钝，即所谓"腺样体面容"。长期用力经鼻呼吸可至鼻翼萎缩，前鼻孔狭窄。

（5）全身症状：咽部分泌物向下流并刺激呼吸道黏膜。可出现阵咳，易并发支气管炎，可有低热。下颌角淋巴结可肿大。鼻咽分泌物常被患儿咽入胃中，引起胃肠活动障碍，导致儿童厌食、呕吐、消化不良，继而营养不良。因呼吸不畅，肺扩张不足，可造成胸廓畸形（如鸡胸）。还可出现夜惊、多梦、遗尿、磨牙、反应迟钝、注意力不集中及性情烦躁等症状，有时可伴头部钝痛。

（6）鼻咽部检查：较大的儿童可见到肥大的腺样体，其隐窝中可见分泌物附着；以手指触诊较小的儿童，于鼻咽顶及后壁可触及条块柔软物。临床上通过纤维鼻咽镜、鼻内镜、鼻咽 X 线侧位片、磁共振、CT 扫描、电子鼻咽喉镜等仪器，可发现儿童腺样体肥大。

2. 鉴别诊断

（1）慢性鼻窦炎（鼻渊）：脓鼻涕较多，鼻塞可于脓涕清除后暂时缓解，常伴有嗅觉减退。慢性鼻窦炎患者常常伴头痛。鼻腔检查示鼻甲肥大，脓性分泌物附着于鼻道，鼻窦 CT 示窦腔黏膜不同程度增厚，透光度欠佳，或有液平，腺样体未见明显增大。

（2）慢性鼻炎（鼻窒）：间歇性鼻塞或持续性鼻塞，遇寒加重，张口呼吸，活动后减轻。无腺样体面容。鼻腔检查可见黏液样分泌物，下鼻甲充血、肿胀，腺样体不增大。

（3）慢性扁桃体炎（慢乳蛾）：常见儿童发病，咽扁桃体肥大较重时，也可出现张口呼吸、打鼾、鼻塞等症状，但鼻咽部检查时可见明显充血的舌腭弓及两侧肿大的咽核。本病临床上常与腺样体肥大同时发病，除了诊断出慢性扁桃体炎外，及时检查腺样体的情况也是需要重视的。

（4）扁桃体过度生理性肥大：患者多为3～5岁儿童，喉核肿大常达到Ⅱ°～Ⅲ°，虽然有呼吸困难、打鼾、吞咽困难等症状，但无鼻塞、流涕以及呼吸道感染表现。

【辨证论治】

1. 辨证要点

本病辨证重在腺样体肥大引发的一系列局部、全身的临床变化。腺样体形态、色泽的辨别及全身症状的分析对辨别本病的虚实属性及证候类型有着重要意义。本病辨证需遵循"确定病因、抓住病机、先证而辨"的原则。

（1）辨别证候虚实：素体多病，发育障碍，头痛健忘，形体消瘦，神疲乏力，面色㿠白，脉细无力者，腺样体色淡，触之不硬多属于虚证；形体壮实，呼吸气粗，鼾声有力，腺样体硬实，舌暗红，或有瘀斑者，腺样体色暗，触之坚硬多属实证。

（2）辨别外感时邪与食积痰湿：患儿年幼，寒暖不知自调，乳食不节，若外感时邪或食积生痰常引发本病。当外感时邪引发腺样体肥大时，表证症状比较明显，伴恶寒发热，咽痛，脉浮等；当食积生痰引发腺样体肥大时，湿困脾胃症状较明显，纳差，舌质淡胖，有齿痕，脉濡缓等。

（3）辨别气血瘀阻与肺热蕴结：鼻塞日久，持续不减，睡中鼾声时作，耳内闷胀，听力下降，腺样体肿大暗红，触之硬实者多属气血瘀阻。腺样体肿大色红，鼻道可见脓性分泌物，同时伴发热、鼻塞、脓涕、咳嗽、咽痛等症状为肺热蕴结证。

（4）辨别肺肾阴虚与肺脾气虚：患儿属稚阴稚阳之体，脏腑娇嫩，尤其以肺、脾、肾三脏为主，若肺气宣降、脾气传运、肾之气化失调，津液不能输布，聚而成痰，阻塞颃颡。阴虚内热症状较重者，舌苔多花剥，或舌红少苔、无苔，局部辨证腺样体肿大呈暗红色，触之不硬多属肺肾阴虚；气虚乏力，舌质淡胖，腺样体肿胀色淡，触之柔软多属肺脾气虚。

2. 治疗原则

《丹溪心法·痰十三》曰："善治痰者，不治痰而治气，气顺则一身之津液，亦随气而顺矣。"扶正祛邪，化痰行气散结为本病的主要治疗原则。发作期时，根据不同证型分别采用解表清热、散风除湿；健运脾胃、化痰祛湿。迁延期时，针对不同病机，适时加入补肺、健脾、益肾的治则。在缓解期时，未病先防，"防"既要杜绝诱因，避免小儿患病，又要防止传变，防止病情迁延恶化，更能有效地控制其并发症。本病除内服汤药外，还常使用中药成药、中药制剂滴鼻、鼻腔灌洗、鼻腔雾化、针灸等方法治疗。

3. 证治分类

（1）外感风热，肺经蕴热

证候 发热、鼻塞、脓涕、咳嗽、咽痛，睡时打鼾或张口呼吸，涕为黄绿色、偶有涕中带血，鼻道见脓性分泌物、鼻甲大或不大、鼻黏膜色淡，腺样体色红肿大，舌尖红，苔薄黄，脉浮数，指纹色紫。

辨证 本证可因感受风热之邪引起，也可由风寒感冒转化而来。以发热重，鼻塞、脓涕、咳嗽、咽痛，睡时打鼾或张口呼吸为特征。表热重者高热，咳嗽重，涕为黄绿色，偶有涕中带血，鼻道见脓性分泌物。表证结合咽部是否红肿，为本证的诊断要点。

治法 疏风清热，宣肺通窍。

方药 银翘散合泻白散加减。常用金银花、连翘解表清热；桑白皮、地骨皮、黄芩等清肺解热；柴胡透解邪热，疏达经气；薄荷、牛蒡子、大青叶疏风散热，宣肺利咽；荆芥辛温透表，助辛凉药散表达邪外出；芦根、竹叶清热生津除烦。

咳嗽者加用杏仁、百部、款冬花润肺利咽止咳；鼻塞症状重者，加苍耳子、白芷、川芎、辛夷散风除湿通窍；咽痛者用桔梗、败酱草、甘草利咽排脓通窍。扁桃体肿大明显者，加用蒲公英、紫花地丁、皂角刺等清热软坚散结。

（2）邪毒久留，气血瘀阻

证候　鼻塞日久持续不减，睡中鼾声时作，耳内闷胀、听力下降，腺样体肿大暗红、上布血丝、触之较硬、日久不愈，舌质暗红或有瘀斑，脉涩，指纹沉滞。

辨证　急性腺样体炎失治误治或外邪屡犯颃颡，滞而不去。本证以鼻塞日久持续不减，睡中鼾声时作，耳内闷胀听力下降，腺样体肿大暗红转硬为特征。

治法　行气活血，软坚散结。

方药　会厌逐瘀汤加味。常用桃仁、红花、当归、赤芍活血化瘀；配柴胡、枳壳调理气机，行滞散结；生地黄配当归养血活血，使瘀去而不伤阴血；桔梗、玄参、甘草清利咽喉，解毒消肿。

鼻塞重者加用石菖蒲、苍耳子化瘀通窍；耳闷、听力减退者加用路路通、佛耳草宣通耳窍；伴肺脾气虚者，加用党参、黄芪益气健脾；肺肾阴虚者，加用百合、麦冬、生地黄、熟地黄等滋阴清热，补肾填精。

（3）肺肾阴虚，虚火上炎

证候　鼻塞，涕黄白、量不多，颃颡部不适，口咽干燥，睡眠中时有鼾声，体弱多病，发育障碍，形体消瘦，头痛健忘，少寐多梦，夜卧不宁，腺样体肿大色红或暗红，触之不硬，舌红少苔，脉沉细弱、细数，指纹紫滞。

辨证　急性鼻咽炎、急性增殖体炎、伤风鼻塞等病反复发作，缠绵日久，出现鼻塞，涕黄白、量不多，颃颡部不适，口咽干燥，睡眠中时有鼾声等症。肺肾阴虚为主者形体消瘦，健忘，少寐多梦；虚火上炎较重者，口咽燥热，头痛，夜卧不宁，腺样体肿胀增大。

治法　养阴润肺，补肾填精。

方药　六味地黄丸合百合固金汤加减。常用生地黄、熟地黄滋肾壮水，凉血止血；山茱萸、五味子滋养肝肾而涩精；山药补脾益气而固精；泽泻泄肾利湿；牡丹皮清泻肝火；茯苓健脾渗湿；麦冬、百合滋阴清热润肺；玄参清虚火、利咽喉；生甘草清热，调和诸药。

鼻塞明显加辛夷、苍耳子宣通鼻窍；咽干而红加川贝母、桔梗润肺利咽；头痛健忘者加用枸杞子、女贞子、益智仁补肾填精；夜寐盗汗者加用煅龙骨、煅牡蛎、酸枣仁安神敛表。

（4）肺脾气虚，痰湿凝结

证候 鼻塞，涕黏白或清稀，睡眠时有鼾声，咳嗽咯痰色白，肢体倦怠，纳少腹胀，大便溏泄，表情淡漠，面色㿠白，腺样体肿大色淡，触之柔弱，分泌物色白量多，舌淡胖有齿痕，舌苔白，脉缓弱，指纹淡滞。

辨证 久病体弱、病后失养，表现为鼻塞，涕黏白或清稀，睡眠时有鼾声，咳嗽咯痰色白等证候。脾虚失运、湿邪内停者，表现为肢体倦怠，纳少腹胀，大便溏泄，表情淡漠，面色㿠白；痰湿与邪毒搏结凝聚者，表现为腺样体肿大色淡，触之柔弱，分泌物色白量多，肿胀不消。

治法 补益肺脾，化痰散结。

方药 补中益气汤合二陈汤加减。常用黄芪补中益气，升阳固表；配伍党参（人参）、炙甘草、白术补气健脾；当归补气养血；陈皮理气和胃；半夏燥湿化痰；茯苓健脾渗湿。可少用乌梅收敛肺气；少量升麻、柴胡升阳举陷。

腺样体肥大不消加用浙贝母、僵蚕、夏枯草等软坚散结；鼻塞重加用辛夷、苍耳子宣通鼻窍；纳少腹胀者，加用山楂、谷芽、麦芽、砂仁等健胃理气；大便溏泻者，加用苍术、薏苡仁健脾化湿。

【其他疗法】

1. 中药成药

（1）小儿清咽颗粒：每袋6g。每服＜1岁3g、1～5岁6g、＞5岁9～12g，1日2～3次。用于外感风热，肺经蕴热证。

（2）小儿咽扁冲剂：每袋8g。1～2岁每服4g，1日2次；3～4岁每服4g，1日3次；6～14岁每服8g，1日2～3次。用于外感风热，肺经蕴热证。

（3）六神丸：每1000粒重3.125g。每服1岁1粒、2岁2粒、3岁3～4粒、4～8岁5～6粒、8+～10岁8～9粒、成人10粒，1日3次。用于咽喉肿痛明显者。

2. 药物外治

（1）十三味辛夷滴鼻剂：每支6mL。外用滴鼻，每次每侧2滴，1日3次。用于缓解鼻塞、头痛等症状。

（2）鼻宁喷雾剂（苗药）：每瓶15mL。外用喷鼻，每次每侧喷2下，1日2～3

次。用于缓解鼻塞症状。

（3）鼻腔雾化吸入：金银花、鱼腥草、野菊花、薄荷等制剂，倒入超声雾化器，喷头对准两侧鼻腔，雾化后的气雾经鼻孔吸入双侧鼻腔。

（4）含服法：可选用润喉丸、铁笛丸、草珊瑚含片等，1日含服数次。

3. 耳针疗法

取肺、肾、脾、胃、咽喉、内鼻、内分泌、皮质下、肾上腺等穴。每次选2～3穴，埋针，或以王不留行籽贴压耳穴，令病人每日自行揉按1～2次。各证型均可应用。

4. 推拿疗法

清补脾，清胃经，清肺经，清天河水，退六腑，清入柱骨，掐揉合谷，揉涌泉，推三关。用于外感风热，肺经蕴热证。

【 防护康复 】

1. 预防

（1）注意增强体质，经常户外活动，呼吸新鲜空气，多晒太阳，加强锻炼。

（2）建议患儿平时睡眠取侧卧位。

（3）避免与感冒患者接触，感冒流行期间少去公共场所。

2. 护理

（1）注意观察病情变化，保证患儿呼吸道通畅。

（2）居室保持空气流通、新鲜。

（3）保证睡眠充足，增加白天的休息时间。

（4）呼吸道感染期间，建议饮食清淡，节制海鱼、虾等易过敏食物摄入。

3. 康复

（1）治疗邻近器官炎症，如变应性鼻炎、慢性鼻窦炎等。

（2）监测患儿症状，继续采用必要的药物外治、针灸等措施调理，促使患儿康复。

（3）对反复呼吸道感染的患儿要在恢复后及时采取调理措施，扶助正气，增强御病能力，并可辅助性食用健脾化痰的食物如山药等。

【审思心得】

1. 循经论理

小儿为"纯阳"之体，生机蓬勃，发育迅速，机体处于生长发育最旺盛的阶段。小儿出生后，腺样体随着年龄的增长而逐渐长大，2～6岁为增殖旺盛的时期，10岁以后逐渐萎缩，成人则基本消失。因小儿特有的体质特点，本病多发于儿童时期。《小儿药证直诀·脉证治法》曰："小儿在母腹中，乃生骨气，五脏六腑，成而未全……乃全而未壮也。"小儿先天机体柔嫩，气血未充，经脉未盛，内藏精气未足，卫外功能未固，肺脾肾常不足。脏腑之气未充，卫外不固，风邪乘虚而入，风寒束肺，郁而化火，或风热侵袭，肺气不宣，风热外邪滞留颃颡。肺通调水道、脾运化水湿，肺脾二脏是水液代谢重要的调节脏器，脾气运化水湿有赖肺气宣降、肺之宣降又靠脾的运化资助，两脏协调则水液代谢正常输布。儿童脾常不足，健运失司，湿邪内停，聚湿生痰，阻滞颃颡，肺失宣降。外邪侵袭，缠绵不去，邪热伤阴，复因儿童先天禀赋不足，肾常虚，肾阴不足，颃颡失于濡养，久生内热，虚火上灼颃颡。病邪久稽，痰热湿邪内阻颃颡，壅遏气血，气滞血瘀，肿胀难消。以上诸因，终致患儿鼻塞、睡时打鼾或张口呼吸等鼻窍闭阻的症状。究其标在肺，肺经不畅；究其本在脾肾气血津液生化不足，水湿运化、气化乏力；邪属风、痰、瘀互结壅塞气道；病邪久留，虚其本，实其标，故致本病迁延反复。

本病病因不外乎内外两方面，外因责之于风热之邪，内因责之于正气不足，内外因造成的反复呼吸道感染与腺样体肥大密切相关。病情变化贯穿于整个病程之中，根据各个阶段的病机特点，分为发作期、迁延期及缓解期。发作期多由于外感风热之邪侵袭肺卫，肺经蕴热，肺气失宣，清肃之令不行，故可见发热、咽喉不利、鼻塞，或伴有咳嗽，夜寐鼾声重，张口呼吸，咽红，扁桃体红肿，舌质红、舌苔薄、脉浮数、指纹淡紫等。迁延期多由于正气不足，邪气渐退，余邪留伏于里，留邪易受外邪扰动，且肺气不足，宣肃不利，卫外不固，脾运不健，聚湿成痰，热郁成毒，邪郁瘀阻，痰、瘀、毒三者互结于咽喉，多见鼻塞流涕，咽喉不利，动则汗多，胃纳不佳，或身有低热，或有恶心，或大便溏，鼾声鸣响，张口呼吸，咽红，脉浮，指纹色紫等。缓解期多因小儿体质差异，易寒易热，常见肺脾气虚证、肺肾阴虚证。

其一，小儿脾肺不足，外邪侵袭，迁延日久，进一步耗伤脾肺之气，肺气虚则卫外不固，脾气虚则运化失司，食积内停，气不布津，痰液内生，热毒未散，邪郁瘀阻，痰、瘀、毒三者互结，多见恶风，多汗，纳差，精神倦怠，动则气短、乏力，面白少华，或有咽红，伴有鼾声，舌质淡，苔薄白，脉来无力，指纹淡红等见症；其二，小儿肺脏柔弱，热伤肺津，阴津受损，阴虚内热，炼液成痰，热毒未散，痰瘀互结，可见恶热，手足心热，口渴多饮，大便干结，小便短赤，咽红，鼾声，舌红少苔，脉来细数，指纹色紫等症。

结合临床体会，我们认为：本病辨证，需从小儿体质特点出发，遵循"分析病因、抓住病机、未病先防"的原则。小儿腺样体肥大病机本质为正虚，小儿患此病前，多有反复上呼吸道感染病史，病机关键为邪入机体，化热化火，留聚鼻咽部不散，腺样体反复受到刺激而发生病理性增生。故发作期多表现热证，热不得泄，肺经蕴热；迁延期则表现为正虚邪实，气血瘀阻、痰湿凝结；缓解期与肺、脾、肾关系密切，肺肾阴虚或肺脾气虚，均可导致腺样体增生肥大，阻塞鼻咽部引发本病。现代小儿成长环境优越，娇生惯养者易滋生性情执拗、急躁，肝亢有余，肝火煎灼津液，渐成痰凝，且肝恶抑郁喜条达，若患儿所欲未遂致肝气郁结，则其所行之处必有郁滞，肝经循行经颃颡，肝郁则颃颡之处经络郁滞，气血津液停聚，也可促使腺样体增大。本病重在明确小儿腺样体不同分期的病机特点，邪正虚实，风、痰、瘀演变，则可以准确地把握证候辨别要领。

2. 证治有道

小儿腺样体肥大需分期论治，每个时期有不同的病机特点，需根据证候病机确立治法和方药。本病的发生多由外感风热和肺、脾、肾三脏功能失调引起，患儿系反复呼吸道感染，肺脾肾不足，反复外感致肺经蕴热，上扰咽喉，脾失运化，湿聚成痰，热郁成毒，久病成瘀，痰瘀毒互结而为病，治疗方法可围绕清热散邪、宣通肺窍、固护卫表、益气健脾、养阴润肺、化痰散结、活血化瘀开展。从小儿腺样体肥大的病因病机可以看出，发作期风热时邪外袭，肺经蕴热是发病的早期因素，治宜疏风宣肺，清热利咽；迁延期、缓解期本质多为本虚标实，肺脾肾亏虚。急则治其标，缓则治其本，早期应先防再治，固护卫表的基础上佐以清热解毒，若肺虚肃降失职，脾失健运，痰浊内生则补益肺脾，化痰散结；若肺阴亏虚，则宜养阴清热，兼以解毒散结、祛痰化瘀；若致肺肾阴虚、虚火上炎，应滋阴润肺，填精补肾；久病不愈，气滞血瘀，以活血行气，软坚散结之法缓解证情。

小儿稚阴稚阳之体，发病急，传变快，本病初期或急性发作期要随时观察病机演变、证候转化，随机选方用药。初诊时为外感风热，治疗当以疏散风热、清热利咽为主。风热之邪渐退后，肺阴不足之象逐渐显露，此时为迁延期，予固护卫表，清热育阴，同时可佐以浙贝母、胆南星化痰散结，赤芍、牡丹皮、丹参活血化瘀，皂角刺、蒲公英、紫花地丁清热散结解毒。至缓解期表现为肺脾不足，气阴两伤，则予益气固表，养阴通窍，兼以解毒散结、祛痰化瘀。应当指出，肺脾不足、气阴虚损为腺样体肥大之本，此类患儿体质薄弱，御邪能力低下，容易发生反复呼吸道感染，致腺样体肥大难愈，因而在缓解期通过补益肺脾、益气养阴，兼以活血化瘀，以增强体质，减少呼吸道感染，为治疗腺样体肥大及防止复发的有效方法。

外感风热，肺经蕴热证，治以疏风清热，宣肺通窍，方选银翘散合泻白散加减。其中银翘散以疏风解热为主，泻白散以清泄肺热为主。咽喉红肿疼痛，宜加野菊花、皂角刺、蒲公英、紫花地丁、冬瓜子等清热解毒，消肿散结；热盛便秘，可选加虎杖、大黄通腑泄热；咽喉红赤，可加赤芍、川芎、牡丹皮凉血清热；苔腻夹湿，可加茵陈、藿香、浙贝母化湿祛浊；鼻塞声重，可加白芷、辛夷、菊花散风宣窍。

邪毒久留，气血瘀阻证，治以行气活血、软坚散结，方选会厌逐瘀汤加味。会厌逐瘀汤乃"活血而不耗血，去瘀又能生新，利咽并能散结"之喉科治瘀良方。邪毒久稽、气滞血瘀是本证病机，腺样体持续肥大，久则硬化难治。疏肝行气选用柴胡、郁金、枳壳；活血化瘀选用川芎、赤芍、丹参、红花；配合活血养血的当归、清热活血的生地黄，瘀血自去而不伤血；玄参清利咽喉，散结毒；桔梗载药上行，药力随其直入颃颡；甘草去咽痛，除邪热，调和诸药；海蛤壳、浙贝母、海浮石、瓦楞子、莪术、三棱等软坚散结均可随证选用。鼻塞重者加用石菖蒲、苍耳子、鱼脑石化痰通窍；耳闷痛、听力减退者加用路路通、佛耳草、紫花地丁宣通耳窍。

肺肾阴虚，虚火上炎证，治以养阴润肺、补肾填精，方选六味地黄汤合百合固金汤加减。偏肺阴虚用百合固金汤加减，偏肾阴虚用六味地黄汤加减，两方皆具有养阴清热之功。鼻干痒痛者，加桑叶、南沙参、石膏清燥润肺；咽干而红者，加胖大海、川贝母、桔梗润肺利咽；头昏眩晕者，加用枸杞子、菊花、天麻补肾平肝。

　　肺脾气虚，痰湿凝结证，此期治以补益肺脾，化痰散结，方选补中益气汤合二陈汤加减。偏气虚用补中益气汤加减，偏痰湿用二陈汤加味。祛湿化痰、软坚散结还常加用浙贝母、瓜蒌皮、僵蚕等；兼见肝郁气滞痰聚者，加用夏枯草、柴胡、郁金、蒲公英等疏肝理气化痰散结。

　　山慈菇解毒化痰、散结消肿力强，可用于本病日久难消者，但需注意勿误用为有毒之光慈菇。穿山甲活血通络消癥，且使用安全，但本品药源紧张、价格昂贵，笔者在本病中一般不用。

　　本病发作期虽然有痰瘀互结，但需先治其标，针对风热外感而治，标证一解则可缓解堵塞之苦，此不治堵而堵自通，不散结而结自散之理。在迁延期及缓解期，需根据病情辨证施治，但痰、瘀、毒作为病理产物聚结于咽喉，总当辅以解毒散结、祛痰化瘀：肺之气虚、阴虚，脾之气虚湿聚，肾之阴虚火炎，也常常兼见，当据证兼用益气、养阴、化湿、清热之品，不可简单对证取方用药。

　　本病也可以采用内外合治法以图增强疗效，如在辨证论治中药汤剂的基础上，加用推拿、穴位贴敷、耳穴疗法、刮痧法等。

第十章

咳　嗽

【概述】

咳嗽是儿童肺系疾患中的一种常见病证。咳嗽病证,早在《素问·咳论》中就已有专篇论之。《幼幼集成·咳嗽证治》指出:"凡有声无痰谓之咳,肺气伤也;有痰无声谓之嗽,脾湿动也;有声有痰谓之咳嗽,初伤于肺,继动脾湿也。"咳和嗽在含义上是不同的,而两者又多并见,故多合称"咳嗽"。小儿咳嗽有外感咳嗽和内伤咳嗽之分,临床所见,外感咳嗽多于内伤咳嗽,由于小儿肺脏娇嫩,卫外功能未固,外感时邪每易犯肺,使肺气失于清肃,而发生咳嗽。本病一年四季均可发生,而以冬春为多,在季节变换及气候骤变时史易发病。各年龄儿童均可发病,其中3岁以内的婴幼儿更多见,年龄愈小,症状往往愈重,正如《小儿卫生总微论方·咳嗽论》云:"百晬内儿病嗽者,十中一二得全,亦非小疾也。"本病一般预后较好,若治疗不当,调护失宜,则反复迁延,若因邪未去而进一步发展,病情随之加重,可转为肺炎喘嗽。

咳嗽之名,虽然在《黄帝内经》《伤寒论》《金匮要略》中主要是针对成人而论,但实际上也包括了小儿咳嗽在内。咳嗽病名,小儿与成人并无差异。儿科专著《颅囟经》与《小儿药证直诀》均论及小儿咳嗽,以"咳嗽"命名之,一直沿用至今。《黄帝内经》一书中,早有关于咳嗽病因的论述,并指出咳嗽的病变在肺而涉及五脏六腑。《伤寒论》中提及的主要为外感寒邪所致的咳嗽,而《金匮要略》中则有两篇专门论述"咳嗽"的章节:"肺痿肺痈咳嗽上气病脉证并治"和"痰饮咳嗽病脉证并治"。此后,对咳嗽的论述甚详,《景岳全书》把咳嗽明确地分为外感、内伤两大类。隋唐之时的《诸病源候论》与《备急千金要方》中则设专篇论述小儿疾病,其中都论及咳嗽。《诸病源候论·小儿杂病诸候》中提出了"伤寒嗽""伤寒后嗽"及"百日内嗽"等的分类,并指出了小儿咳嗽的致病因素多为外感寒邪。《小儿药证直诀》则将咳嗽分为"肺盛"和"脾虚"二类,认识到脾与痰有密切的关系。《医宗金鉴·幼科心法要诀》则将小儿咳嗽分为风寒咳嗽、肺寒咳嗽、火热咳嗽、食积咳嗽等,这种分类方法,基本上为目前儿科临床所习用,可与张介宾的外感、内伤分类方法互参。关于咳嗽治疗,《金匮要略·痰饮咳嗽病脉证并治》论述痰饮可引起咳嗽，提出"病痰饮者，当以温药和之"的治疗原则。其中有不少方剂如苓桂术甘汤、小青龙汤、苓甘五味姜辛汤、葶苈大枣泻肺汤等至今仍为治疗咳嗽的常用方。《小儿药证直诀·脉证治法》提出"治嗽大法，盛则下之，久则补之，更量虚实，以意增损"的治疗原则。《素问病机气宜保命集·咳嗽论》对咳嗽的治疗提出："故咳嗽者，治痰为先，治痰者，下气为上，是以南星、半夏胜其痰而咳嗽自愈，枳壳、陈皮利其气而痰饮自除。"明·秦景明《幼科金针·咳嗽》云："咳嗽者，以风邪入于肺也，久而不愈，则成痨瘵。"指出了小儿久咳不愈可形成痨瘵；在治疗方面他还提出了"风则散之"的法则。张介宾吸取前人之长，结合临床实践，根据咳嗽的有邪无邪、起病的急骤缓慢，把咳嗽分为外感和内伤两类。认为由外邪所致，起病突然，素无他疾者属外感；体质素弱，病无外邪，来势缓慢的便是内伤。这种分类方法提纲挈领，便于指导临床治疗，因此为后人大多采用。

西医学认为本病相当于小儿支气管炎。至于其他疾病，如肺痨、肺痈、肺炎喘嗽、顿咳、哮喘等所引起的咳嗽，不属于本章讨论范围。西医学认为咳嗽是为了排除呼吸道分泌物或异物而发生的一种身体防御反射动作。一般咳嗽多先有短促的深吸气，继而声门迅速关闭，同时呼吸肌、肋间肌、横膈肌剧烈收缩，使胸内压力升高，最后声门突然开启，肺内被压空气和分泌液随之咳出，即成咳嗽。现代研究证明，呼吸道感染是引起小儿咳嗽的重要因素。小儿呼吸道血管丰富，气管、支气管的内径狭窄，黏膜柔嫩，容易发生感染，故感染为小儿咳嗽最多见的原因，如病毒、细菌、肺炎支原体性呼吸道感染。此外，尚有因霉菌性感染，包括白色念珠菌、新生隐球菌及其他真菌引起的咳嗽。

现代对小儿咳嗽的研究不断深入，在临床方面从中医传统的辨证论治到病与证相结合的治疗方法均有涉及。在方药运用上，由古方加减到自拟验方的推陈出新，以及在辨证基础上结合胸部 X 线和肺功能的检测与辨病相结合，提高了疗效。在实验研究方面，制造了咳嗽的动物模型，应用化学刺激、机械刺激、电刺激等引咳法制造动物咳嗽模型。明确了镇咳新药研究的指导原则，提出了药效综合研究要求，经药理研究证明一批有镇咳作用的中药饮片，并进行了中医镇咳成分药理研究，给治疗咳嗽药物的筛选、应用及剂型改革提供了基础。

【病因病机】

"五脏所伤肺为咳""咳证虽多，无非肺病"。小儿肺常不足，肌肤柔嫩，藩篱疏薄，肺脏尤娇，卫外不固，易为外邪所侵；小儿脾常不足，易为饮食所伤，脾虚易生痰湿，上贮于肺，皆易发生咳嗽。咳嗽病位主要在肺，由肺失宣肃所致，分外感、内伤两大类。外感咳嗽病起于肺，内伤咳嗽可因肺病迁延，或他脏先病，累及于肺所致。

小儿咳嗽外因主要责之于外感风邪。风邪致病，首犯肺卫，肺为邪侵，壅阻肺络，气机不宣，清肃失司，肺气上逆，则致咳嗽。风为百病之长，其他外邪多随风侵袭，犯肺作咳。小儿咳嗽内因主要责之于肺脾虚弱，并由此而致生痰蕴热或痰湿蕴肺，又可因肺脾虚弱而久嗽难止。外感咳嗽起病较急，病程相对较短，以表证为主要表现，多属实证；内伤咳嗽起病相对缓慢，病程迁延，以里证为主要表现，先为实证，久则转为虚证或虚实夹杂证。

《素问·咳论》指出："五脏六腑皆令人咳，非独肺也。"《景岳全书·咳嗽》指出："外感咳嗽，其来在肺，故必由肺以及他脏……内伤之咳，先伤他脏，故必由他脏以及肺。"叶天士《临证指南医案·咳嗽》明确提出："咳为气逆，嗽为有痰，内伤外感之因甚多，确不离乎肺脏为患也。"故小儿咳嗽的病变部位主要在肺，病理机制以肺失宣肃为主。肺为娇脏，其性清宣肃降，上连咽喉，开窍于鼻，外合皮毛，主一身之气，司呼吸。外邪从口鼻或皮毛而入，邪侵入肺，肺气失宣，清肃失职，发生咳嗽。小儿咳嗽亦常与脾相关。小儿脾常不足，脾虚生痰，上贮于肺，或咳嗽日久不愈，耗伤正气，可转为内伤咳嗽。而内伤咳嗽正气不足，复感外邪，也可出现表里俱病，虚实夹杂之证。

1. 感受风寒

风夹寒邪，从鼻口而入，侵袭于肺，束遏肺气，宣发失司，则见咳嗽频作，咽痒声重，痰白清稀。

2. 感受风热

风夹热邪，从鼻口而入，或风寒化热，犯于肺脏，灼津为痰，阻于肺络，肺失清肃，则致咳嗽不爽，痰黄黏稠。

3. 痰热蕴肺

小儿肺脾虚弱，气不化津，痰易滋生。若外感邪热稽留，炼液生痰，或素有食积内热，或心肝火盛，痰热相结，阻于气道，肺失清肃，则致咳嗽痰多，痰稠色黄，不易咯出。

4. 痰湿蕴肺

小儿脾常不足，易为乳食、生冷所伤，则使脾失健运，水谷不能化生精微，酿为痰浊，上贮于肺。肺脏娇嫩，不能敷布津液，化液生痰，痰阻气道，肺失宣降，气机不畅，则致咳嗽痰多，痰色白而稀。

5. 肺气亏虚

小儿禀赋不足素体虚弱者，或外感咳嗽经久不愈耗伤正气后，致使肺气亏虚，脾气虚弱，运化失司，气不布津，痰液内生，蕴于肺络，则致久咳不止，咳嗽无力，痰白清稀。

6. 肺阴亏虚

小儿肺脏嫩弱，若遇外感咳嗽日久不愈，正虚邪恋，热伤肺津，阴津耗损，阴虚生内热，损伤肺络，或阴虚生燥，而致久咳不止，干咳无痰，声音嘶哑。

【临床诊断】

1. 诊断要点

（1）好发于冬春季节。咳嗽为主要症状。多继发于感冒之后，常因气候变化而发生。各年龄儿童均可发病，而以3岁以下的婴幼儿尤为多见，年幼儿童所表现的症状常较重，而且易因咳嗽而转成他疾。

（2）肺部听诊：两肺呼吸音粗糙，或有少量散在的干、湿性啰音。

（3）X线检查示肺纹理增粗。

2. 鉴别诊断

（1）顿咳：咳嗽呈阵发性，日轻夜重，剧咳时面红目赤，涕泪交流，颈脉怒张，弯腰曲背，咳毕有吸气样鸡鸣回声，病程较长，有传染性，可引起流行。

（2）肺痨：咳嗽长期不愈，痰中带血或咯血，午后潮热，骨蒸盗汗，颧赤唇红，日渐消瘦。结核菌素试验阳性、痰液涂片抗酸染色阳性或痰培养结核杆菌阳性。X线胸片示肺部浸润性改变。

【辨证论治】

1. 辨证要点

本病辨证，明确病位在肺，病理因素为痰，咳嗽的发生与痰邪阻塞气道关系密切。以八纲辨证为纲，重在辨表里、寒热、虚实。综观咳嗽之病机属性，无论外感或内伤咳嗽均可分寒（表寒、里寒）与热（表热、里热）两方面。

外感咳嗽常起病急，病程较短，有表证，多属实证。按照寒热区分，可分为风寒、风热咳嗽。外感风寒，束于肌表，郁于皮毛，寒邪袭肺，肺气不得宣畅，发为风寒咳嗽。风热时邪伤于肺卫，卫气郁遏，肺失清肃，气逆而上则咳嗽不爽，伴风热征象。内伤咳嗽病程多缓，常由外感咳嗽患儿因正虚迁延不愈转化而成，虚实夹杂证、虚证居多，按照寒热区分，可分为肺脾虚寒、痰热内盛、阴虚肺热证等。脾虚生痰，上渍于肺，肺失宣降，故作咳嗽，是脾虚内寒之象；肺气虚则肺失于布露肺中津液，聚积成痰，形成肺虚内寒之证。肝热心火素蕴，炼液成痰，逆乘于肺，或外感之邪化火入里灼津成痰，痰随气逆，为痰热内盛之象。湿热久羁，津液被烁，则阴虚生燥，症见阴虚内热之象。然外感咳嗽与内伤咳嗽可相互影响为病，久延则邪实转为正虚，外感咳嗽如迁延失治，邪伤肺气，更易反复感邪，而致咳嗽屡作，肺气益伤，逐渐转为内伤咳嗽。脏腑有病，卫外不固，易受外邪引发或加重，特别在气候转寒时尤为明显，此则由虚转实。

（1）辨外感内伤：外感咳嗽，常起病急，病程较短，并伴有表证，多属实证；内伤咳嗽，发病多缓，病程较长，往往兼有不同程度的里证，亦可虚实互见，然虚证居多。内伤咳嗽有声无痰者，病在肺；有痰无声者，病在脾；有声有痰者，属肺脾同病。

（2）辨寒热虚实：通过小儿咳嗽的痰涎色量及伴随症状辨别。咳声频频，重浊有力，喉痒声重，伴鼻流清涕等肺卫表证，唇舌淡红，苔薄白，咽不红者，多属风寒咳嗽；咳声高亢气粗，或咳声嘶哑，伴鼻流浊涕等表证，唇舌咽红者，多属风热咳嗽；干咳阵阵，气涌作呛，舌红苔黄燥者，多为燥火伤肺；干咳或咳声短促而哑，舌红少苔或花剥者多属肺阴耗伤。咳声高亢、有力，为实；咳声低微、气短无力，为虚。痰涎稀薄、色白量少或中等、易咯出者为寒；痰涎稠厚、色黄量少或中等、咯出不爽或有腥臭味者属热；痰少或成黏丝，不易咯出，或痰中夹以血丝，多属燥痰；痰涎清稀如水，起泡沫，量多，易咯出，多属痰饮。

2. 治疗原则

咳嗽治疗，应分清外感、内伤。外感咳嗽以疏散外邪，宣通肺气为基本法则，根据寒、热证候不同治以散寒宣肺、解热宣肺。外感咳嗽一般邪气盛而正气未虚，治疗时不宜过早使用滋腻、收涩、镇咳之药，以免留邪。内伤咳嗽应辨别病位、病性，随证施治。痰盛者，按痰热、痰湿不同，分别治以清肺化痰、燥湿化痰。气阴虚者，按气虚、阴虚之不同，分别治以健脾补肺、益气化痰；养阴润肺、兼清余热之法。本病除内服药物外，还常使用中成药、推拿等疗法治疗。

3. 证治分类

（1）外感咳嗽

① 风寒袭肺

证候 咳嗽频作，痰稀色白易咯，鼻塞，喷嚏，流清涕，恶寒，发热，无汗，咽痒声重，口不渴，头痛，全身酸痛，舌质淡红，苔薄白，脉浮紧，指纹浮红。

辨证 多发生于冬春寒冷季节，常有明显感受风寒病史。本证以起病急，咳嗽频作、声重，咽痒，痰白清稀为特征。小儿风寒咳嗽容易转化为热证，若风寒夹热，症见声音嘶哑，恶寒发热，鼻塞，口渴，咽红；若转风热证，则咳嗽痰黄，口渴咽痛，鼻流浊涕。

治法 疏风散寒，宣肺止咳。

方药 金沸草散加减。金沸草顺气止咳；前胡、荆芥解散风寒；细辛温经散寒；半夏燥湿降逆；茯苓利水除痰；生姜散寒化痰；甘草、大枣调和诸药，使邪散气顺则咳嗽自止。

寒邪较重，咳嗽不爽，气逆喘促者加炙麻黄辛温宣肺；咳甚者加杏仁、桔梗、枇杷叶宣肺止咳；痰多者加陈皮、远志、紫菀化痰理气；伴鼻塞、鼻痒、喷嚏、流清涕者，加辛夷、苍耳子、防风温通肺窍；恶寒头痛者，加白芷、川芎散寒止痛。风寒夹热证，方用杏苏散加大青叶、黄芩清肺热。

② 风热犯肺

证候 咳嗽不爽，痰稠色黄难咯，鼻流浊涕，发热，恶风，有汗，咽痛，口渴，头痛，舌质红，苔薄黄，脉浮数，指纹浮紫。

辨证 有感受风热外邪的病史，外感风热症见咳嗽不爽，痰黄黏稠。肺热重者痰黄黏稠，不易咳出，口渴咽痛；风热束表，症见发热头痛，恶风，微汗出；风热表证重者发热，鼻流浊涕，舌质红，苔薄黄，脉浮数或指纹浮紫；若风热夹湿，症见咳嗽痰多，胸闷汗出，舌苔黄腻，脉濡数。

治法 疏风清热，宣肺止咳。

方药 桑菊饮加减。桑叶、菊花甘凉轻清，疏散风热；薄荷、连翘辛凉透邪，清热解表；杏仁、桔梗宣肺止咳；芦根清热生津；甘草和中解表。

肺热重者加金银花、黄芩清宣肺热；喉痛红肿者加牛蒡子、土牛膝、玄参利咽消肿；咳重者加炙枇杷叶、前胡清肺止咳；痰多者加浙贝母、瓜蒌皮化痰止咳。

另外，风热咳嗽可以兼湿夹暑。如风热兼湿，则见咳嗽痰多，胸闷汗出，舌苔腻而中黄，脉象濡数，可加薏苡仁、天竺黄、半夏、海蛤壳宣肺燥湿。若风热夹暑，则咳嗽胸闷，气短，心烦口渴，尿深黄，舌质红赤，脉象濡数，方加六一散、前胡、香薷、竹叶、藿香、佩兰、西瓜翠衣等，若气粗、口渴重者，加石膏、天花粉清热生津。

临床还有风燥（热）咳嗽，多见于秋燥时节，症见咳嗽不爽，干咳无痰，鼻燥咽干，咳甚胸痛，身热，舌红，脉数等，治疗以清肺润燥为主，用清燥救肺汤加减。咳甚痰中带血者，加天冬、藕节炭、白茅根清络凉血止血；口渴者，加南沙参、天花粉、玉竹润养肺胃之阴；大便干结者，加瓜蒌子、郁李仁、火麻仁润肠通便。

（2）内伤咳嗽

①痰热壅肺

证候 咳嗽痰多，色黄黏稠，咳吐不爽，或有热腥味，或痰中带血，发热面赤，目赤唇红，烦躁不宁，甚则鼻衄，小便短赤，大便干燥，舌质红，苔黄厚腻，脉象滑数，指纹色紫。

辨证 表邪已解，痰热内盛。本证以咯痰多，色黄黏稠，咯吐不爽为特征。热重者发热口渴，烦躁不宁，尿少色黄，大便干结；痰重者喉间痰鸣，大龄儿咳出黄稠痰量多。

治法　清肺化痰，肃肺止咳。

方药　清金化痰汤加减。常用药桑白皮、前胡、款冬花肃肺止咳；黄芩、栀子、鱼腥草清泄肺热；远志、浙贝母、天竺黄止咳化痰；麦冬、甘草润肺止咳。

咳嗽频作，痰多色黄，黏稠难咯者，加瓜蒌皮、胆南星、葶苈子清肺化痰；咳重胸胁疼痛者，加柴胡、郁金、枳壳理气通络；咯痰带血、鼻衄者，加黛蛤散、栀子、仙鹤草凉血止血；心烦口渴者，加栀子、淡竹叶、灯心草清心除烦；大便秘结者，加瓜蒌子、虎杖、制大黄通便泄热。

②痰湿蕴肺

证候　咳嗽声重，痰多色清而稀，喉间痰声辘辘，胸闷纳呆，口不渴，神疲肢倦，大便溏薄，舌质淡，苔白腻，脉滑，指纹滞。

辨证　本证以痰多壅盛、色清而稀为特征。痰盛者痰声辘辘，或能咳出多数痰涎；湿盛者胸闷，神乏困倦；湿浊困脾重者纳食呆滞。

治法　燥湿化痰，肃肺止咳。

方药　三拗汤合二陈汤加减。常用炙麻黄、杏仁、白前、远志宣肺止咳；陈皮、半夏、茯苓燥湿化痰；甘草和中。

痰多，苔腻者，加苍术、厚朴燥湿化痰；痰声辘辘者，加紫苏子、莱菔子利气化痰；咳重者，加桑白皮、款冬花肃肺止咳；纳呆食少者，加焦六神曲、炒麦芽、焦山楂消食运脾。

③肺脾气虚

证候　咳嗽无力，痰白清稀，久延难愈，神疲自汗，气短懒言，面白少华，自汗恶风，纳呆食少，反复感冒，舌质淡，苔薄白，脉细无力或指纹淡。

辨证　本证常为久咳，尤多见于痰湿咳嗽转化而成，以咳嗽无力，痰白清稀为特征。偏肺气虚者气短懒言，语声低微，自汗畏寒，易于感冒；偏脾气虚者面色苍白，痰多清稀，纳呆食少，舌边齿痕。

治法　益气补肺，健脾化痰。

方药　六君子汤加减。常用党参、白术、茯苓等健脾益气；半夏、陈皮燥湿化痰；远志、百部肃肺止咳；甘草调和诸药。

气短懒言者，加黄芪、黄精、山药益气补虚；咳重痰多者，加杏仁、川贝母、枇杷叶化痰止咳；纳呆食少者，加焦山楂、焦六神曲、谷芽和胃消食；汗出恶风者加生姜、大枣调和营卫。

气阴两虚久咳者，宜用生脉散加黄芪、南沙参、太子参、黄精、玉竹、百合、百部、天冬等以气阴双补。

④阴虚肺热

证候 干咳无痰，或痰少难咯，或痰中带血，咽痛声嘶，口渴咽干，潮热盗汗，五心烦热，形体消瘦，大便干结，舌质红，舌苔少或花剥，脉细数，指纹紫。

辨证 本证以干咳无痰，喉痒声嘶为特征。常由痰热咳嗽转化而来。阴虚重者午后潮热，手足心热，舌质红，脉细数；阴津耗伤，无以上承者口渴咽干；热伤肺络者咯痰带血。

治法 滋阴润燥，养阴清肺。

方药 沙参麦冬汤加减。常用南沙参、麦冬、玉竹润肺清热止咳；百部、百合养阴润肺止咳；天花粉、扁豆益胃阴、清胃火；桑叶清肃宣通肺络；甘草泻火和中。

肺热未清者加桑白皮、地骨皮、黄芩清解肺热；咳嗽有痰者加川贝母、炙枇杷叶、海浮石豁痰止咳；咳甚痰中带血者加藕节、蛤粉炒阿胶、茅根保肺止血；阴虚发热者加玄参、生地黄、石斛养阴清热；潮热盗汗颧红者加银柴胡、炙鳖甲、青蒿滋阴除蒸。

【其他疗法】

1. 中药成药

（1）三拗片：每片 0.5g。每服＜3 岁 0.5g，1 日 2 次；3～6 岁 0.5g，1 日 3 次；＞6 岁 1.0g，1 日 2～3 次。用于风寒袭肺证。

（2）清宣止咳颗粒：每袋 10g。每服 1～3 岁 1／2 袋、4～6 岁 3／4 袋、7～14 岁 1 袋，1 日 3 次。用于风热犯肺证。

（3）小儿肺热咳喘颗粒：每袋 4g。每服＜3 岁 4g，1 日 3 次；3～7 岁 4g，1 日 4 次；＞7 岁 8g，1 日 3 次。用于风热犯肺证。

（4）清燥润肺合剂：每瓶 100mL。每服＜3 岁 5mL，1 日 3 次；3～6 岁 10mL，1 日 2 次；＞6 岁 10mL，1 日 3 次。用于风燥伤肺证。

（5）小儿宣肺止咳颗粒：每袋 8g。每服＜ 1 岁 1 ／ 3 袋、1 ～ 3 岁 2 ／ 3 袋、4 ～ 7 岁 1 袋、8 ～ 14 岁 1.5 袋，1 日 3 次。用于风寒外束，痰热壅肺证。

（6）小儿肺热咳喘口服液：每支 10mL。每服 1 ～ 3 岁 10mL，1 日 3 次；4 ～ 7 岁 10mL，1 日 4 次；8 ～ 12 岁 20mL，1 日 3 次。用于痰热壅肺证。

（7）蛇胆川贝液：每支 10mL。每服 5 ～ 10mL，1 日 2 次。用于痰热壅肺证。

（8）橘红痰咳液：每支 10mL。每服＜ 3 岁 5mL，1 日 3 次；3 ～ 6 岁 10mL，1 日 2 次；＞ 6 岁 10mL，1 日 3 次。用于痰湿蕴肺证。

（9）二陈丸：每袋 6g。6 岁以上儿童每服 6 ～ 9g，1 日 2 次。用于痰湿蕴肺证。

（10）玉屏风颗粒：每袋 5g。每服＜ 1 岁 2g、1 ～ 5 岁 2.5 ～ 5g、6 ～ 14 岁 5g，1 日 3 次。用于肺脾气虚证。

（11）养阴清肺口服液：每支 10mL。每服＜ 3 岁 5mL，1 日 2 次；3 ～ 6 岁 5mL，1 日 3 次；＞ 6 岁 10mL，1 日 2 次。用于阴虚肺热证。

（12）罗汉果止咳糖浆：每瓶 150mL。每服 5 ～ 10mL，1 日 2 ～ 3 次。用于阴虚肺热证。

2. 针灸疗法

（1）体针：取穴：①天突、曲池、内关、丰隆。②肺俞、尺泽、太白、太冲。每日取 1 组，两组交替使用，1 日 1 次，10 ～ 15 次为 1 个疗程。中等刺激或针后加灸。

（2）耳针：主穴：肺、气管、神门。配穴：枕、下屏尖、耳迷根。每次选 3 ～ 4 穴，毫针刺法选双侧耳穴，1 日 1 次。压豆法取单侧，隔日 1 次，两耳交替，并嘱每日自行按压 3 ～ 4 次，每次 1 ～ 2 分钟。

3. 推拿疗法

（1）外感咳嗽推攒竹，推坎宫，推太阳，黄蜂入洞，拿风池，推上三关，退下六腑，拿合谷。以疏风解表。内伤咳嗽加揉二马，按揉气海，揉肺俞，揉肾俞。以补脾养肺益肾。

（2）揉小天心，补肾水，揉二马，揉板门，逆运内八卦，清肺经，推四横纹，揉小横纹穴，清天河水。咳嗽轻者，1 日 2 次，咳嗽严重者，1 日 4 ～ 6 次。咳嗽以夜间为重者，停推四横纹穴，分推肩胛穴各 50 次，以止咳平喘。高热者，揉小天心后加揉一窝风。

4. 拔罐疗法

先用三棱针扎大椎穴，并在其周围 6 厘米处上下左右各刺 2 针，共计 8 针，以微出血为佳，然后用中型火罐，拔于穴位上，以侧面横拔为宜，20 ～ 30 分钟起罐。用于学龄儿童。

【防护康复】

1. 预防

（1）加强身体锻炼，增强抗病能力。

（2）注意气候变化，防止受凉，特别是秋冬季节，注意胸、背、腹部保暖，以防外感。

（3）饮食不宜过于肥甘厚味、辛辣刺激。

2. 护理

（1）注意保持室内空气流通，避免煤气、尘烟等刺激。

（2）咳嗽期间，适当休息，多饮水，饮食宜清淡，避免腥、辣、油腻之品。

3. 康复

（1）病后适当休息，多喝水，不能强进油腻食物。

（2）内伤咳嗽，常反复发作，久治不愈或暂愈而复发者，为肺肾不足，抗病能力薄弱，在咳嗽缓解期应作长疗程的扶正治疗，重在补肺、肾，扶正固本，以图少发。

【审思心得】

1. 循经论理

咳嗽是小儿肺部疾患中常见的病证。临床小儿以外感咳嗽多见，多责之于风邪犯肺，清肃失司，治节不利，上逆作咳。小儿内伤咳嗽除责之于内伤乳食外，则为脏腑功能失调，导致肺失清肃，气道壅塞，肺气呼吸不利，发为咳嗽，一般病程较长，易迁延反复。近年来久咳发病率呈增高趋势，成为儿科常见疑难病之一。

《景岳全书·咳嗽》曰："盖外感之咳，其来在肺，故必由肺以及脏……内伤之咳，先因伤脏，故必由脏以及肺。"叶桂《临证指南医案·咳嗽》明确提出："咳为气逆，嗽为有痰，内伤外感之因甚多，确不离乎肺脏为患也。"小儿咳嗽主要病位在肺脏，常分为外感咳嗽和内伤咳嗽两大类。外感先病肺，以肺为主，肺为娇脏，其性清肃，上连咽喉，开窍于鼻，外合皮毛。小儿具有"肺常不足"的生理特点，风寒、风热等邪反复侵袭肺卫，肺气失宣，浊气难呼，进而闭阻气道，影响到"肺主气，司呼吸"的正常生理功能，发为咳嗽。《备急千金要方·少小婴孺方·咳嗽第六》云："小儿风冷入肺，上气气逆，面青，喘迫咳嗽。"《小儿卫生总微论方·咳嗽论》云："百晬内儿病嗽者，十中一二得全，亦非小疾也。"就病因而言，笔者认为外感风寒邪气是初生儿和百日内婴儿咳嗽的主要病因，且一般病情较重。《婴童百问·伤寒咳嗽伤风第五十四问》云："肺伤于暖，则嗽声不通，壅滞。"外感风热之邪犯肺，卫气郁遏，肺失清肃，多致风热咳嗽。内伤咳嗽则需结合他脏认识，患儿多为正虚体质，肺病及他脏，或他脏病传肺脏。同时需结合不同时令，秋季燥邪为甚，肺则先受邪；春季风邪为甚，肝风受引，则肝为先受脏；夏季火热之邪为甚，心则先受邪；长夏湿邪为甚，脾则先受邪；冬季寒邪为甚，肾则先受邪，各脏受邪而后传肺，病咳嗽。正如《素问·咳论》曰："五脏六腑皆令人咳，非独肺也……五脏各以其时受病，非其时各传以与之……乘秋则肺先受邪，乘春则肝先受之，乘夏则心先受之，乘至阴则脾先受之，乘冬则肾先受之。"五脏与六腑又互为表里，因此咳嗽又病传大肠、小肠、胃、胆、膀胱、三焦等，加之小儿脏腑娇嫩，传变迅速，六腑又可传五脏，脏腑之间横传，皆可导致咳嗽反复。痰邪贯穿小儿咳嗽病程始终，加之喂养失当，肠胃积滞极为常见。小儿素体脾虚或饮食积滞，运化失健，则易内生痰浊，蕴阻于肺。痰浊久酿，壅阻肺络，气道不利者，肺失清肃，则肺气上逆而久咳难止。《小儿卫生总微论方·咳嗽论》云："又有停饮作痰者，由儿乳饮失宜，致脾胃不和，停滞其饮不散，若留结成痰，随气上干于肺而嗽者，此为痰嗽。"久咳易耗气，又因小儿或为肺虚质、脾虚质，故肺脾气虚证常见于本病。临床多见于素体脾虚、久咳不止的患儿。正如《小儿卫生总微论方·咳嗽论》云："肺气不足，谓寒邪所干，咳嗽喘满短气者，治补肺。"本病属热证咳嗽者，迁延日久，易灼伤肺津，形成肺阴亏虚证，阴津亏虚，肺脏失于濡养，又易于滋生内热，以致久咳不已。正如《小儿药证直诀·咳嗽》云："有肺虚者，咳而哽气，时时长出气，喉中有声，此久病也，以阿胶散补之。"

　　小儿咳嗽诊查不同于成人，望诊历来备受重视，笔者认为临床仍需结合闻诊，望诊尤重舌诊，闻诊尤重咳嗽声。《辨舌指南·辨舌总论》曰："辨舌质，可决五脏之虚实；视舌苔，可察六淫之浅深。"舌为心之苗，居口中，脏腑之气发现于口者，多着于舌，故察舌苔可以知脏腑诸病。《素问·阴阳应象大论》提出以五音、五声应五脏的理论："善诊者，察色按脉，先别阴阳，审清浊而知部分，视喘息听声音而知所苦。"张仲景在《伤寒论》《金匮要略》中也以病人的咳嗽、喘息等作为诊断疾病的重要依据。笔者临床上多根据小儿咳嗽的声音特点结合舌质、舌苔诊断疾病，咳嗽主要反映肺的病变，咳嗽声音的高低、时间长短及伴随症状是咳嗽辨证的重要依据。咳嗽声重伴鼻塞流涕，多为外感风邪；干咳声嘶，为燥热伤肺；声重痰多或伴喉鸣，为痰浊阻肺；久咳声哑，为肺阴耗伤；久咳声轻无力，为肺气虚弱。小儿咳嗽病因虽多，但其发病机理则一，皆为肺脏受累，宣肃失司而成。外感咳嗽病起于肺，内伤咳嗽可因肺病迁延，或他脏先病，累及于肺所致。若风夹寒邪，风寒束肺，肺气失宣，则见咳嗽频作，咽痒声重，痰白清稀，舌质淡红，苔薄白。若风夹热邪，风热犯肺，肺失清肃，则致咳嗽不爽，痰黄黏稠，舌质红，苔薄黄。小儿咳嗽的内因主要为肺脾虚弱，小儿脾常不足，易为饮食所伤，脾虚易生痰湿，上贮于肺，并由此而致生痰蕴热、或痰湿蕴肺，发生咳嗽，咳嗽多声重，痰多，偏热者痰色黄黏稠，偏寒者痰色白而稀；舌苔多厚腻，痰热苔多黄腻，痰湿苔多白腻；又可因肺脾虚弱而久嗽难止，咳嗽无力，痰稀色白，舌质多色淡胖嫩。小儿咳嗽日久不愈，耗伤正气，可转为阴虚肺热证，咳嗽以干咳无痰为主，舌红少苔或花剥苔。

　　小儿咳嗽临床辨证，外感咳嗽多而内伤咳嗽少，其产生原因在于外感时邪首先犯肺，小儿肺常不足，元气虚弱，抵抗外邪侵袭的防御功能尚未健全，六淫之邪侵袭肺系，以致肺气壅遏不宣，清肃之令失常，则痰液滋生，痰阻气道，影响肺气出入，气逆最易引起咳嗽。若病程日久，小儿肺脏内伤虚损，则出现内伤咳嗽，肺气亏虚，肃降无权，气不化津，津聚成痰，气逆于上而咳。内伤咳嗽一般病程较长，易迁延反复，为儿科常见疑难病之一。内伤若为它脏病及肺者，多因邪实正虚。小儿脾常不足，脾失健运，水谷不能化为精微上输以养肺，痰湿犯于肺而咳；现代小儿多家庭条件优裕，性情骄纵，若肝火犯肺则气火耗伤肺津，炼液为痰，聚为痰浊，肺气壅塞，上逆为咳；"脾为生痰之源，肺为贮痰之器"，若小儿脾肺两虚，气不化津，则痰浊更易滋生，痰湿蕴肺，遇感引触，转从热化，则可出现痰热咳嗽。肺阴不足每致阴虚火旺，灼津为痰，肺失滋润，气逆作咳；病久及肾可因纳气失职而由咳至喘。一般来说，本病预后较好。如不及时治疗或治疗方法不当，调护失宜，咳嗽反复迁延不愈，可出现痰多喘满，时轻时重，时犯时止。如果因旧邪未去，又感新邪，或治疗护理不当，又容易转为肺炎喘嗽。

2. 证治有道

小儿咳嗽无外乎外感与内伤，辨证须以外感内伤、寒热虚实为纲，治疗上应综合考虑小儿特殊的生理病理特点，辨证施治。小儿咳嗽治疗的原则，以宣通肺气，化痰止咳为主。若外感咳嗽，首当分辨其病因病机，风寒者宜疏风散寒，宣肺止咳；风热者宜疏风清热，化痰止咳，邪去则正安，痰去则咳止。《医门法律·咳嗽门》："凡邪盛咳频，断不可用劫涩药。咳久邪衰，其势不锐，方可涩之。"治疗中需要注意的是，治疗外感咳嗽过程中不可过早使用寒涩的药物，以免碍邪之弊。内伤咳嗽，则应辨明由何脏累及所致，视病情而定，随证立法施治。

《幼幼新书》治疗小儿咳嗽以祛外邪为主，因小儿具有脾常不足、肺常不足的生理特点，脾肺气虚，小儿"脏腑薄，藩篱疏"，卫表不固，加之患儿素体薄弱，寒温不知自调，极易感受外邪。而外邪一旦进入，正虚难却，往往形成表邪留恋之势。若专行解表，则难以汗出而解；纯用补气，则壅滞留邪。同时小儿脏腑娇嫩、气血未充，在祛邪时要注意保护正气。在此基础上，笔者认为小儿咳嗽多责之于脾胃失调，这是由小儿特有的生理、病理特点所决定的，小儿"肠胃脆薄，谷气未充，此脾所以不足也""脾为生痰之源，肺为贮痰之器"。在临证时还要详辨证之虚实，虚者宜健脾运脾，兼以化痰消积；实者宜祛邪导滞，兼以止咳平喘。小儿脾常不足，易生积滞，因而健脾运脾、消积导滞、子病治母、杜绝生痰之源就成为小儿咳嗽的重要治疗原则。笔者在治疗小儿咳嗽时常常将健脾助运消积燥湿化痰之法贯穿于整个病程之中。

风邪咳嗽，见于外感初期，病邪轻浅，随风而入，郁闭肌表，致肺气壅遏不宣而发为咳嗽。外感初期虽也分寒热，但病邪表浅，小儿脏气清灵，随拨随应，应予轻宣之品宣发肺气即可。又小儿乃纯阳之体，肌肤柔嫩、腠理疏松，具有发病容易、传变迅速的特点，感邪易入里热化而出现郁热，或感受风热之邪后复感风寒之邪，故临床小儿外感咳嗽常寒热夹杂。对初期之小儿外感咳嗽，笔者以寒温并用及轻清甘淡宣透之法为主，治以疏风宣肺，理气止咳。正如《婴童百问·伤寒咳嗽伤风》所说："然肺主气，应于皮毛，肺为五脏华盖，小儿感于风寒，客于皮肤，入伤肺经，微者咳嗽，重者喘急……伤于寒者，必散寒邪；伤于暖者，必泄壅滞。发散属以甘辛，即桂枝、麻黄、细辛是也。"小儿外感咳嗽解表宣肺不外辛凉、辛温两类，但小儿实证、热证较多，辛凉清宣最为常用，常用药如桑叶、杏仁、桔梗、前胡、蝉蜕、炙麻黄、连翘、一枝黄花、炙款冬花、炙紫菀、炙枇杷叶等。本证治疗应宗"治上焦如羽，非轻不举"之策，巧用桑叶、蝉蜕甘寒质轻，能宣散外邪，疏散风热；杏仁、前胡、炙枇杷叶宣肃兼施，使肺气调畅；麻黄宣肺止咳，临床应用以"无汗用生、有汗用炙、多汗不用"为原则；桔梗宣肺利咽；炙款冬花、炙紫菀润肺止咳；连翘、一枝黄花清宣肺热。咽红肿痛加土牛膝、板蓝根清咽解毒；鼻流浊涕加辛夷、胆南星宣窍化痰；鼻衄者加侧柏叶、白茅根清肺凉血。

针对内伤咳嗽，本着辨证论治的原则，食积者导滞；湿甚者健脾；实火者清热；虚火者滋阴；金虚补土；肺寒温散。咳嗽，凡是长期不愈者，都系肺有伏邪不得外泄。可用麻黄温宣开肺，以舒展肺气，但若见热象者当与清肺药同用。若久咳不已，肺气虽虚，苔薄舌质不红者，可用培土生金法，其咳能痊。咳嗽不畅，呛咳后痰中带血，用养肺法治疗不效，乃系呛咳气道出血，用开肺法止咳，麻黄不避，因咳止则血自止。咳嗽检查嗜酸性粒细胞明显升高者，则为风咳，本书将另立一章论述。笔者针对久咳，提出宣发、肃降、燥湿、涤痰、消风、化滞、益气、养阴之治咳八法，八法或单用、或联用，又当根据证候灵活施治，方能取得良效。

证属肺气上逆者，当治以肃肺止咳。偏寒证用三拗汤加味，偏热证用泻白散加减。药用炙麻黄、杏仁、白前、桑白皮、地骨皮、前胡、枳壳、炙甘草等。取麻黄调气止咳，以复肺气宣肃之常；杏仁味苦降泄，亦能肃降肺气；桑白皮、地骨皮泻肺清火；白前、前胡、枳壳降气化痰；炙甘草调和诸药。若有发热，可加石膏、黄芩清肺泄热；咯痰黄稠，加天竺黄、黛蛤散清化痰热；肝火犯肺，加栀子、青黛清肝泻火。

证属肺蕴痰浊者，当治以燥湿化痰。《幼幼集成·咳嗽证治》指出："有声有痰谓之咳嗽，初伤于肺，继动脾湿也。"所以，痰湿咳嗽乃是外感引动脾湿、痰湿上泛蕴肺，以致久咳难止。此证当以燥湿化痰止咳为法，常与宣肺之品同用，方选二陈汤加味。药用法半夏、陈皮、茯苓、远志、桔梗、百部、桑叶、紫苏叶、冬瓜子等。方中法半夏、陈皮既能燥湿化痰，又能降逆和胃止呕；茯苓健脾化痰；远志、桔梗、百部化痰止咳；桑叶、紫苏叶宣肺止咳；冬瓜子利湿化痰。若痰液色黄，加浙贝母、黛蛤散、黄芩、金荞麦清化痰热；胸闷脘胀加枳实、苏梗行气化痰；食滞纳呆加莱菔子、焦山楂消痰健胃。

证属痰阻气逆者，当治以涤痰降气止咳。《万氏家传幼科指南心法·咳嗽》云："大凡咳嗽治法，必须清化痰涎，化痰顺气最为先，气顺痰行咳减。"方选清气化痰丸合三子养亲汤加减。药用桑白皮、前胡、紫苏子、莱菔子、葶苈子、杏仁、炙麻黄、瓜蒌皮、枳实、黄芩、栀子等。方中炙麻黄、杏仁共调肺气之宣降；葶苈子、紫苏子、莱菔子降气涤痰；枳实下气除痞；前胡、瓜蒌皮肃肺化痰止咳；黄芩、栀子清泄肺热。痰液黄稠难咯者，加胆南星、竹沥、浙贝母清化痰热；咳逆气促者，加射干、青礞石、僵蚕解痉降逆止咳。痰湿阻滞日久，蕴而化热，证属痰热咳嗽者，多因小儿为阳热体质，脏腑薄弱，易于传变，外感之邪易热化入里而成肺热咳嗽。邪热壅肺可灼伤肺津，致气道不利、肺失宣降，发为咳嗽；同时热邪炼液为痰，致痰热壅肺，肺气失宣，清肃失常而致咳嗽，痰液黏少难以咯出。当治以清热泻肺、化痰止咳之法，可取泻白散加味，用桑白皮、地骨皮、胆南星、天竺黄、浙贝母、海浮石、天花粉、栀子、黄连、黄芩等。

证属风痰咳嗽者，正如《症因脉治·痰症论》指出："风痰之因，外感风邪，袭人肌表，束其内郁之火，不得发泄，外邪传里，内外熏蒸。"风痰咳嗽是风邪与痰邪留恋于肺的病证，可分为因风生痰以及因痰生风两种。患儿往往脾气亏虚、痰湿内生、伏风内潜、外风引发，故而风痰内蕴、咳嗽不止。消风化痰是治疗关键，拟止嗽散加减。鼻咽作痒，加蝉蜕、玄参、木蝴蝶、牛蒡子疏风利咽；咳闻痰嘶，加胆南星、浙贝母、僵蚕、地龙消风化痰；干咳连作，加南沙参、天冬、百合、五味子润肺消风；肤痒湿疹，加刺蒺藜、地肤子、防风、白鲜皮祛风止痒。

证属宿食内积者，治以化滞消积。多因乳食积滞壅于胃肠，则碍滞气机，升降失司，再加外感风邪，则肺气宣肃失职，咳嗽难解。此证当以化滞消积、止咳化痰为法，方选杏苏散合保和丸加减。药用紫苏叶、紫苏梗、杏仁、前胡、陈皮、法半夏、枳实、莱菔子、焦山楂、焦六神曲、炙枇杷叶等。方中紫苏叶、紫苏梗宣肺理气；杏仁、前胡止咳化痰；陈皮、法半夏运脾化痰；枳实、莱菔子行气消滞；焦山楂、焦六神曲消积化滞；炙枇杷叶和胃止咳。兼脾虚者，加茯苓、白术健脾益气；脾弱乳积者，加炒谷芽、炒麦芽消乳化积；大便秘结者，加槟榔、瓜蒌子导滞通便，重者加生大黄。

疾病后期，肺脾两虚，久咳耗伤肺气，金土相生，损及脾胃；或因药物攻伐，损伤脾胃，故本病后期多见肺脾两虚之证。肺气虚，宣降失调则咳嗽无力，布津不利、痰湿内生则见白稀痰，脾胃气虚、纳运失常则食欲下降，肺脾气虚、表虚不固则多汗，故久咳者多呈现一派肺脾两虚之象。补土以生金，治以益气健脾，固表养阴之法。证属肺脾气虚者，治以健脾益气，补肺固表，方选玉屏风散合异功散加减。药用炙黄芪、白术、防风、茯苓、太子参、陈皮、百部、远志等。方中黄芪为君，加白术共用益气固表，防风御风达邪；茯苓、太子参健脾益气；百部、远志、陈皮化痰止咳。若汗多且不温，加桂枝、白芍、炙甘草温卫和营，煅龙骨、煅牡蛎敛汗固表；痰多清稀，加法半夏、白前燥湿化痰；食欲不振，加焦山楂、焦六神曲、炒谷芽健脾开胃助运。

证属肺阴亏虚者，当治以养阴清热，润肺止咳，方选沙参麦冬汤加减。药用南沙参、麦冬、桑白皮、玉竹、天花粉、百部、天冬、炙款冬花、炙枇杷叶等。方中南沙参、麦冬滋养肺阴，生津润燥，吴瑭称此为"甘寒救其津液"之法；桑白皮肃肺止咳；玉竹、天花粉养阴清热；百部、天冬、炙款冬花、炙枇杷叶润肺止咳。久咳无痰者，可加五味子、炙乌梅敛肺止咳，正如《婴童百问·伤寒咳嗽伤风》所说："五味子、乌梅之酸，可以敛肺气，亦治咳嗽之要药也。"咽干音哑者，加蝉蜕、玄参、胖大海养阴清咽；兼咽红肿痛者，加蒲公英、土牛膝、芦根清利咽喉；咳嗽咯血加阿胶、白茅根润肺凉血；低热加银柴胡、地骨皮养阴清热。

咳嗽是儿科常见的病证，急性外感咳嗽只要辨证治疗恰当常能迅速见效，但若是小儿素体肺脾不足或治疗护理不当则往往由外感转为内伤，患儿久咳不愈，在治疗方面具有一定的难度。目前，针对小儿咳嗽的治疗主要为内服和外治两种手段。内服辨证论治常用中药汤剂，但中成药辨证选药服用方便、口感较好，在儿科颇受欢迎。外治则可结合使用穴位贴敷、针灸、推拿等法。穴位贴敷膏肓穴可帮助患儿调理肺气，而肺俞穴是肺气传输、输注的重要穴位，穴位贴敷肺俞穴可改善患者肺脏病变及功能。小儿咳嗽采取内外合治疗法，可提高患儿的依从性、提高患者的治疗有效率，值得在临床上推广应用。

第十一章

风咳

【概述】

《诸病源候论·咳嗽病诸候》最早对"风咳"进行描述："又有十种咳。一曰风咳，语因咳言不得竟是也。"说明"风咳"发作时因为咳嗽而使得说话不能连续的典型症状。参考古今中医文献，笔者根据小儿咳嗽变异型哮喘的临床症状，将其归类于风咳。中医学"哮喘"的命名定义与西医不同，明·虞抟《医学正传·哮喘》曰："大抵哮以声响名，喘以气息言。"即必须既有哮鸣声响又有气急喘息方可归属于哮喘，而以咳嗽为主症者只能归属于咳嗽。但是，小儿咳嗽变异型哮喘于一般咳嗽又有其特殊之处。除咳嗽经久难愈外，遇凉风或嗅到刺激性气味等加重或诱发，常伴见恶风、鼻痒、喷嚏、或皮肤瘙痒，甚至有时会发作为哮喘等证，又说明其与"风"邪致病有关。根据中医学以临床主症为命名主要依据的惯例而称"咳"，进一步在《诸病源候论》基础上将其含义深化，突出了本病病因病机与伏风、外风相合致病的特点而名"风"，因而笔者提出本病可以命名为"风咳"。在我国，咳嗽变异性哮喘位居中国儿童慢性咳嗽病因构成比的首位。近年来，儿童咳嗽变异性哮喘呈现出逐年增加的趋势，如不及时治疗，也可能发展为典型哮喘。

中医学对风咳的病因病机早有相关论述。《礼记·月令》曰："季夏行春令，则谷实鲜落，国多风咳，民乃迁徙。"最早出现"风咳"的记载，并且提出其病因为季夏行春令，季节气候反常。《黄帝内经》虽无"风咳"病名的出现，但其中有诸多"风邪"致咳临床表现特点的描述，后世医家在此基础上不断深入阐述，多将"风邪"作为咳嗽发病的首要外因，以外感"风寒""风热""风燥"等风邪夹杂他邪作为病因。东汉张仲景在《金匮要略·肺痿肺痈咳嗽上气病脉症治》中论述了因风致咳："风舍于肺，其人则咳。"唐代孙思邈沿用《诸病源候论》学说，在《备急千金要方·卷十八·咳嗽第五》中描述："十咳之证以何为异？师曰：欲语因咳言不得竟，谓之风咳。"清代沈金鳌在《沈氏尊生书·咳嗽哮喘源流》曰："风咳遇春即发，为脾病，健脾为主，宜异央散加止嗽药。"认为风咳不唯外感之证，脾虚内伤病机也是发病的重要条件。总之，古代医家多把"风咳"归类于咳嗽范畴，多为外因致病或外因引动内因发病。现代临床研究发现，风咳多经久不愈，病程较长，不同于外感的风寒、风热、风燥,寒热证象常不显著,也不同于普通内伤咳嗽,不论症状、舌脉都相对较为平和。临床多表现为干咳无痰或少痰,发作突然,出现阵咳、顿咳甚至呛咳,有刺激性、挛急性的特点,咽与气管部位痒感,痒即引发咳嗽不断,说话、冷风、异味、油烟易于诱发。这类咳嗽应用一般的疏解表寒、表热药物,温里调补药物常难以收效。因而笔者提出:"风咳"发病由于伏风内潜、外风引发,与咳嗽发病仅因于外风、一般无伏风内潜有明显的区别;而"风咳"一般咳而无喘,与哮喘发作时必须有哮鸣声响、气急喘促也有显著的不同。因其有独特的病因病机与临床主症,在儿科应当作为一种独立的疾病,才能获得突破性的理论认识和临床辨证论治方法的创新。

西医学认为咳嗽变异性哮喘是小儿慢性咳嗽最常见的疾病之一,是一种特殊类型的哮喘,咳嗽是其唯一或主要临床表现,无明显喘息、气促等症状或体征,但有气道高反应性。西医将其归类为哮喘。咳嗽变异型哮喘与哮喘发病机理类似,是儿科临床顽症之一,因此,早期诊治及缓解期调理对于本病的预后起着重要的作用。西医学认为,本病病理机制与哮喘相似,临床上可以作为症状较轻、没有典型的喘憋症状的哮喘处理,一旦确诊即可按照哮喘进行规范化治疗,如吸入糖皮质激素、支气管扩张剂、口服白三烯受体拮抗剂、抗变态反应药物等。这些药物可在一定程度上缓解患儿的临床症状,但仍有一部分患者治疗无效或者效果有限,易反复发作,且西药的副作用难以避免,尤其是激素类药物的应用,虽然是小剂量但长期使用对儿童的生长发育可能造成影响,为家长所疑虑,也影响到了治疗用药的依从性。

中医治疗本病,禀审症求因、治病求本之原则,冀图除咳嗽之症,又要却风咳之因。我们提出了风咳患儿多为特禀体质,伏风为夙因,外风为诱因,两因相合而发病的理论及临床辨证论治的思路和治疗方法。消风止咳法可通过纠正 Th1/Th2 免疫失衡,达到降低气道炎症反应,缓解咳嗽症状,提高临床疗效的目的。同时,中医药发时消风止咳治标、平时扶正御风消风治本,也能够起到很好的治疗和预防作用,降低发病次数,减轻发作症状,提高患儿生活质量。所以,深入探析风咳的病因病机理论和辨证论治方法,是儿科临床一项有重要研究价值、有广泛应用前景的工作。

【病因病机】

小儿风咳的发病外因责之于感受外邪，而六淫外邪总以风邪为先导。风为百病之长，风邪常兼杂寒、热、燥、湿邪致病。风邪上受，首先犯肺。所以，各种肺系疾病包括咳嗽的发病均与冒受风邪有关，此为外风致病，在本病通常是发病的诱发起因。

但是，本病之发病，与其他伤风咳嗽又有所区别。患儿风咳往往迁延难愈、反复发作，恶风而易于感受风邪，其症状表现咳嗽连作，常伴咽痒、鼻痒、喷嚏、眼痒，或有婴儿湿疹史，伴哮喘、湿疹、荨麻疹等过敏性疾病，常有家族过敏性疾病史，说明与其特禀质有密切关系。特禀质的本质是伏风内潜，这是患儿易发生本病及发病后病程迁延难平且易于反复发作的内在因因。当然，与患儿体质肺气亏虚、卫外不固、易感外风，脾气亏虚、土不生金、难御风邪，肾气亏虚、水不生金、风邪易着，也有着密切的关系。

当小儿正气不足、机体抵抗力低下时，如逢气候变化、寒温交替、调护失宜等外因，外风便乘虚而入，引发伏风，发作为风咳。因此，本病发病的病机在于外风引动伏风，两风相合，肺气宣肃失司。

1. 感受风寒

风为百病之长，风邪兼夹寒邪上犯，风寒袭肺，肺失宣肃，邪郁气阻，内风应之，气道不利，症见鼻塞鼻痒、喷嚏流涕、咽痒不适，遇刺激性气味后加重，咳嗽连作，咳剧气急。

2. 感受风热

风热外犯或风寒化热，外风邪热与伏风交结，郁遏气道，令肺气失于宣发，肺道挛急，咳嗽连声阵作，少痰或无痰，可伴喷嚏、目赤作痒、咽红疼痛，甚至有发热、面红、烦闹等症。

3. 风痰蕴肺

伏风与内蕴之痰饮相互胶结，聚居于肺，风因痰着、痰因风动，痰难消而风难祛，使咳嗽更难消解。如元·曾世荣《活幼心书·咳嗽》云："有热生风，有风生痰，痰实不化，因循日久，结为顽块，圆如豆粒，遂成痰母……故痰母发动，而风随之，风痰渐紧，气促而喘，乃成痼疾。"属于风痰内蕴者，咳嗽可闻及声音重浊、喉间痰嘶、痰黏难咯、咯痰黄稠，其痰之产生，与外感后肺热炼液为痰，或肺脾肾虚水液代谢失常有关。

4. 肺脾肾虚

小儿肺脏娇弱，宣发肃降功能未健，肺气不足易感外风而致咳嗽反复发作；肺阴不足失于润养而易为风燥所伤而干咳难止。脾主运化，脾虚运化失健肺失所养，痰湿内生，与伏风相结而风痰内蕴。肾阴虚难以生津而养肺、肾阳虚难以温煦而御风寒，气化失职，水液代谢失常，伏痰内生。凡因肺脾肾虚，卫外不固则易罹外风，禀赋有异则伏风内潜，水湿不化则痰浊内生，伏风与痰湿相结，内蕴而酿成宿根，成为风咳久病难愈、并易于反复发作的内在凤因。

【临床诊断】

1. 诊断要点

（1）持续咳嗽 > 4 周，通常为干咳，常在夜间和（或）清晨发作，运动、遇冷空气后咳嗽加重，临床上无感染征象或经过较长时间抗菌药物治疗无效。

（2）支气管舒张剂诊断性治疗咳嗽症状明显缓解。

（3）肺通气功能正常，支气管激发试验提示气道高反应性。

（4）有过敏性疾病病史、过敏性疾病家族史。过敏原检测阳性可辅助诊断。

（5）除外其他疾病引起的慢性咳嗽。

2. 鉴别诊断

（1）咳嗽：咳嗽病以咳嗽为临床主症，外感咳嗽初起多夹痰，与风咳初起多干咳有区别。尤其是风咳常有鼻痒喷嚏、眼痒红赤、咽痒不适、皮肤瘙痒，甚至伴见哮喘等过敏症状表现，可供与咳嗽病鉴别。

（2）慢性上气道咳嗽综合征：多见于 < 5 岁的学龄前儿童，咳嗽可持续 4 ~ 6 周。冬春季节易发难愈，反复上感咳嗽持续数月。其临床特点为咳嗽好发于冬春季节，夏季不咳；开始时先有上感症状如流涕、发热，后出现咳嗽，可为干咳，可伴咽部痰鸣；体征方面可见流涕、咽红，肺和胸部 X 线片检查阴性。无明显诱因，无气道高反应性。

（3）鼻窦炎（鼻渊）：鼻渊之鼻塞同时多见鼻涕量多；鼻涕多为黏脓性或脓性；伴头昏痛等。检查见鼻道内脓性分泌物多。咳嗽可有可无。鉴别诊断有困难者摄鼻窦 X 线片或鼻窦 CT 有助于鼻渊的诊断。

（4）胃食管反流：患儿的消化道症状多不明显而容易被忽略，以咽、喉、支气管症状为主要表现，特别是婴幼儿，慢性咳嗽是其唯一症状。机制主要有两种说法，其一是反流的食物吸入气管，诱发了支气管痉挛，其二食管下段的 pH 值较低和张力下降引起了食管下段扩张，反流的胃肠道物质刺激了迷走神经在食管黏膜中的受体，继而迷走神经反射性地引起了支气管收缩。胃 pH 值监测仍然是最简单、敏感和特异的诊断方法。

（5）嗜酸性粒细胞支气管炎：临床特点为慢性咳嗽，大多为干咳，有时有少许白色黏液痰，不伴有喘息。其诊断标准是痰液或诱导痰液中嗜酸性粒细胞增高（＞3%），肺功能显示无支气管高反应性，醋甲胆碱激发试验阴性，无可逆性气道阻塞的证据，因此支气管舒张剂治疗无效，口服或吸入糖皮质激素有效。不过，本病临床也可参考风咳辨证论治。

【辨证论治】

1. 辨证要点

本病辨证，重在辨别其寒、热，风、痰。本病正虚以肺脾不足为主，标实则可见风痰、寒痰、热痰犯肺。笔者强调风痰内伏是咳嗽长期不愈和转为哮喘的病理基础，同时因时因地因人而别，可夹寒、夹热、夹燥，及兼气虚、阴虚等证。

（1）辨别风寒与风热：《灵枢·百病始生》曰："重寒伤肺。"现代小儿多恶热喜凉，易于着凉而致寒邪犯肺，表现畏风寒，鼻塞流清涕，咳嗽骤起阵作，或痉挛性咳嗽，遇冷则重的特点。寒邪郁积化热或风热犯肺，则有肺卫表热证如发热、面红、烦闹、唇舌咽红等。本病无论风寒、风热，初期常显示夹有燥象，咳嗽表现为干咳为主，伴口干咽痒等症。

（2）辨别外风与伏风：外风为六淫之邪，有风寒、风热之别，证候如上。伏风为小儿先天禀赋有异，多有湿疹、鼻衄、哮喘等过敏性疾病史、家族史，风咳发病后有咳嗽连作、遇刺激性气味后加重，咽痒不适、鼻痒喷嚏、目赤眼痒等症，是为患儿素有伏风内潜的征象。

（3）辨别痰热与痰湿：小儿风咳初起多为干咳无痰，但随后可以转为有痰。痰之产生，有因热灼津液成痰，是为痰热，表现为咯痰黄稠，咳吐不爽，舌苔黄腻；有因脾虚失运生痰，是为痰湿，表现为咳痰清稀，咳吐爽利，舌苔白腻。

（4）辨别气虚与阴虚：气虚为肺脾气虚，常见咳嗽久延，倦怠乏力，汗出易感，纳呆，或有大便稀溏、四肢不温等症；阴虚为肺肾阴虚或热伤肺阴，久咳不已，干咳为主，或痰少黏稠难咯，伴见口干、颧红、烦热等症。

2. 治疗原则

本病治则为消风、止咳、固本。发作期以咳嗽为主要表现，风寒袭肺治以疏风散寒、宣肺止咳，风热犯肺治以疏风清热、宣肺止咳，均常配伍消风、润肺、止咳之品。缓解期患儿咳嗽明显减轻，痰多为主要表现，治以健脾化痰止咳；稳定后治以补益肺脾肾，扶正固本，消风化痰。

3. 证治分类

（1）风寒袭肺

证候 咳嗽，呈阵发性呛咳，干咳无痰或少痰，以夜间、晨起明显，咽痒，鼻痒、喷嚏，恶风寒，咽部不红，舌质淡红，苔薄白，脉浮紧，指纹红。

辨证 本证多有夙根，需仔细询问病史，一般有过敏性疾病史、家族史。证候特点多起病急骤，呛咳无痰，夜间、晨起多发，鼻咽作痒，恶风畏寒。

治法 疏风散寒，消风止咳。

方药 小青龙汤加减。常用蜜麻黄、刺蒺藜散寒宣肺而疏外风、抑内风；桂枝配合麻黄解表散寒宣肺；细辛温肺祛风；辛夷消风通窍；炙紫菀、百部温肺止咳；五味子敛肺抑风；炙甘草益气和中。

若外寒证轻者，可去桂枝，减发汗解表作用；清涕者，加苍耳子、防风宣通肺窍；咽痒者，加蝉蜕、木蝴蝶利咽止痒；干咳咽干者，加南沙参、麦冬润肺止咳；咳有稀痰者，加半夏、干姜燥湿化痰。

（2）风热犯肺

证候 咳嗽，呈阵发性呛咳，无痰或少痰，以夜间、晨起明显，或有发热，鼻咽作痒，面红，烦闹，咽红咽痛，舌质红，苔白或薄黄，脉浮数，指纹紫。

辨证　本证多有夙根，可询及过敏性疾病史、家族史。证候特点阵发性呛咳，夜间、晨起加重，咽痒咽红咽痛，面红，烦闹，或有发热等。

治法　疏风清热，消风止咳。

方药　桑杏汤加减。常用桑叶、淡豆豉甘凉轻清，疏风散热；杏仁、桔梗宣肺止咳；南沙参、天冬、五味子养阴清肺抑风；连翘、栀子清肺解毒；枇杷叶、甘草清肺止咳。

发热面红，加薄荷、金银花、黄芩清宣肺热；呛咳频作，加桑白皮、百合、百部肃肺止咳；鼻咽作痒，加蝉蜕、辛夷消风利窍；咽红肿痛，加牛蒡子、玄参、锦灯笼清热利咽；口干燥热，加麦冬、天花粉、生地黄养阴清热。

（3）风痰蕴肺

证候　咳嗽减轻而不止，有痰，色白或黄，喉中痰鸣，咽痒，可伴鼻痒喷嚏、皮肤瘙痒，纳少，大便不实，舌淡红，苔白或白腻，脉滑，指纹滞。

辨证　本证常见于前两证表证已解，干咳转为咳嗽有痰者，以咳嗽延续、咳时痰嘶、或可咯出痰液，咽痒，可伴鼻痒喷嚏、皮肤瘙痒等症为特征。痰湿内停，气失宣展者，则胸闷神乏，困倦苔腻；脾失运化者，则食欲不振，大便不实。

治法　健脾化痰，消风止咳。

方药　三拗汤合二陈汤加减。常用炙麻黄、地龙消风止咳；杏仁、前胡宣肺止咳；半夏、橘红燥湿化痰；茯苓健脾渗湿以杜生痰之源；胆南星、僵蚕消风化痰；加少许乌梅敛肺抑风；甘草调和诸药。

痰稀色清量多者，加生姜、苍术、厚朴燥湿化痰；咯痰黄稠，舌苔黄腻者，加浙贝母、瓜蒌皮、黄芩清化痰热；大便稀溏者，去杏仁，加炒山药、炒薏苡仁、干姜健脾燥湿；鼻痒喷嚏者，加防风、辛夷、五味子消风宣窍；食欲不振者，加莱菔子、麦芽健脾消食化痰。

（4）肺脾肾虚

证候　咳嗽减少或消失，倦怠乏力，多汗易感，纳呆，或大便稀溏，四肢不温，夜间多尿或尿频，接触或食入发物则易发咳嗽、皮疹瘙痒，舌质淡，舌苔薄白，脉沉弱，指纹淡。

辨证　平素体质虚弱患儿，病程迁延日久，或咳嗽缓解后又反复发作。肺气虚者多汗易感，面色少华；肺阴虚者盗汗咽干，颧红潮热；脾气虚者倦怠乏力，纳呆便溏；肾气虚者四肢不温，尿频遗尿。

治法　益气固本，消风截痰。

方药　偏肺气虚者，玉屏风散加味。常用炙黄芪补肺益气；白术、党参健脾益气；防风走表御风。乏力加白术、黄精健脾养肺；多汗加煅龙骨、煅牡蛎、五味子固表敛汗；肤凉加桂枝、生姜温卫护表；喷嚏多涕加辛夷、苍耳子消风宣窍；时有咳嗽加紫菀、款冬花止咳化痰。

偏肺阴虚者，百合固金汤加减。常用百合、麦冬润养肺阴；生地黄、玄参滋阴清热；川贝母、瓜蒌皮润肺化痰。口干咽燥加南沙参、石斛滋养肺胃；时有干咳加天冬、天花粉润肺止咳；鼻干鼻痒加炙乌梅、五味子消风敛阴；咽部红肿加桑白皮、土牛膝清肺利咽；颧红潮热加地骨皮、白薇除蒸清热；夜寐盗汗加酸枣仁、五味子敛表止汗。

偏脾气虚者，异功散加味。常用党参、白术、茯苓、甘草健脾益气；陈皮理气助运。脘腹胀满加枳实、莱菔子行气和胃；脘痞苔腻加苍术、炒薏苡仁化湿和中；大便溏薄加干姜、益智仁温脾止泻；纳谷呆钝加炒山楂、炒谷芽开胃助运；清涕常流加防风、白芷宣窍化湿；湿疹瘙痒加徐长卿、地肤子消风止痒。

偏肾气虚者，金匮肾气丸加减。常用熟地黄滋阴补肾；山茱萸、山药补肝益精；泽泻、茯苓健脾渗湿；牡丹皮活血通络；桂枝温化痰饮。肢冷畏寒加附子、细辛温阳通经；尿频遗尿加益智仁、桑螵蛸补肾固脬；干咳时作加黄精、五味子益肾止咳；动则喘息加刺五加、红景天补益肺肾。

【其他疗法】

1. 中药成药

（1）小儿治哮灵片：每片重0.094g。每服＜3岁2～4片、3～6岁4～6片、6⁺～12岁6～8片，1日3次。年幼儿捣碎，温开水调服。用于风寒袭肺证。

（2）小儿热咳清胶囊：每粒重0.4g。每服4～6岁0.8g、7～14岁1.2g，1日3次。用于风热犯肺证。

（3）小儿白贝止咳糖浆：每支10mL。每服＜6月1～5mL、7～12个月

5～15mL、1$^+$～3岁20mL、3$^+$～6岁20～25mL、6$^+$～9岁25～30mL、>9岁30～50mL，1日3次。用于痰热蕴肺证。

（4）玉屏风颗粒：每袋5g。每服<1岁2g、1～5岁2.5～5g、6～14岁5g，1日3次。用于肺脾气虚证。

2. 贴敷疗法

采用伏九贴，即"三伏"的一伏、二伏、三伏及"三九"的一九、二九、三九的第1天穴位贴敷。白芥子21g，延胡索21g，甘遂12g，细辛12g。共研细末，分成3份，每隔10日使用1份。用时取药末1份，加生姜汁调稠如1分硬币大，分别贴在天突、膻中、肺俞、膈俞穴，贴2h揭去。若贴后皮肤发红，局部出现小疱疹，可提前揭去，并作相应处理。

3. 拔罐疗法

取穴：定喘、风门、肺俞、心俞、天突。适用于3岁以上患儿。

【**防护康复**】

1. 预防

（1）远离灰尘、油烟、香烟、花粉、油漆等刺激性气味。

（2）饮食宜清淡、营养、易于吸收，不食辛辣刺激、咸寒、炙煿食物，尤应禁忌可能引起过敏的食物。

（3）居室内保持适宜的温度和湿度，空气新鲜。

（4）根据气候变化增减衣物，防止感冒。

2. 护理

（1）注意观察病情变化，保证患儿呼吸道通畅。

（2）居室保持空气流通、新鲜。

（3）保证睡眠充足，增加白天的休息时间。

（4）尽量避免可能引起过敏的吸入性、食入性发物。

3. 康复

（1）避免接触过敏原。

（2）适当做户外活动，避免剧烈运动。

（3）积极采取以上各项治疗、护理措施，让患儿顺利地度过发病期之后，继续补益肺脾肾、消息伏风，促使患儿康复，减少复发。

【审思心得】

1. 循经论理

咳嗽变异型哮喘常发生于禀赋有异、过敏体质的儿童，素体肺常不足，卫外不固，又易感受风邪而伤肺，外感风邪夹寒、热、燥等邪，侵袭肺脏，引动伏风，两风相合，肺气郁遏不宣，清肃之令失常，气道不利，肺气上逆，因而引起风咳且迁延难愈。本病发病关键在于体内伏风，又易于复感外风，或为异气异物所诱，而致咳嗽反复，时轻时重，病程久延。

《素问·太阴阳明论》曰："伤于风者，上先受之。"风邪上受，首先犯肺，肺气上逆，气冲作咳。风甚则痒，咳嗽常因咽痒难忍而诱发。风咳之症，多为外感引发，久则邪郁于肺，肺道不利，气道挛急所致，本病起病病因以风邪为主。《杂病源流犀烛·咳嗽哮喘源流》曰："盖肺不伤不咳，脾不伤不久咳，肾不伤火不炽，咳不甚，其大较也。"指出肺脾肾三脏伤损是久咳的主要原因。宋代医家陈无择在上述理论基础上进一步完善，提出三因论咳，外因即六气之咳，内因即五脏之咳，不内外因者，乃饥饱伤脾、罢极伤肝、叫呼伤肺、劳神伤心等，指出了咳嗽常见的三种病因。《景岳全书·咳嗽》概括："咳嗽之要，止惟二证，何为二证？一曰外感、一曰内伤而尽之矣。"小儿体虚，屡感风邪，失于表散，肺气损伤，上焦津液不布；脾气虚弱，不能输布津液；肾气不足，不能温化水液，凝聚成痰，内伏膈上，风痰交结，气道受阻，肺气不宣，发为咳嗽。由此可知，肺、脾、肾三脏功能不足，风痰留伏是发病的主要内在因素；寒热失调、气候变化等类虚邪贼风是发病的外在条件，本病多由于外邪引发伏风，内外合邪而发病，或患儿素体肺、脾、肾三脏不足，致使外邪引动内伏风痰，痰阻气道，以致肺气不宣，郁而发病。儿童风咳的主要原因可归纳为风、痰、虚，而肺经伏风为本病病机的关键，内外合邪兼夹为病，以致病程迁延，反复为患。

我们自 2008 年起提出了广义外风、内潜伏风产生儿童过敏性疾病的新概念。2016 年就"从风论治儿童过敏性疾病"作了专题阐述。在传统风病的基础上，明确提出儿童过敏性疾病与特禀体质先天禀赋有异相关的"伏风"病因新学说。小儿风咳其伏风内潜是发时难解、止后易复的内因，不仅要在发病时给予较长疗程宣肃肺气、祛风止咳治疗以求缓解，而且应当在咳嗽停止后继续坚持补肺益气，防御外风、平息伏风治疗，以改善体质而减少再发。多年临床证明，提出伏风理论，深化了对于风咳、哮喘等过敏性疾病病因病机的认识，对于辨证治疗小儿风咳确有指导作用。在辨证时需考虑到本病以风（外风、伏风）为发病主因，或兼寒、热、燥邪，病程延长者可夹痰；其反复发作、病程较长，又与内有肺、脾、肾虚损，伏风内潜，外邪复感，内外合邪有关，所以造成本病迁延难愈。

风咳证候的发生及演变、转化与患儿体质有密切关系。体质的差异性决定了个体对某些疾病的易感性，变应性咳嗽和哮喘患者同样是内有"风根"。"风根"即伏风。伏风为家族体质有异、先天禀赋，即特禀质（过敏性体质），在儿科颇为常见，且有日渐增多之趋势。伏风平素深伏体内，疏之不散、息之难平，一有风邪侵袭，或者接触异味、异物，则伏风随之被引动而发病。体虚伏风、营卫不和、肺气失宣是风咳的主要病机。本病虽与外邪致病有一定关系，但其多为久咳，肺、脾、肾不足，正虚内因也不可忽视。同时也不能忽略风邪外因在致病中的重要作用，所谓"风盛则痒""风盛则挛急"。风咳患者常先表现为咽痒，然后刺激性咳嗽，符合风邪致病的特点，且常伴见鼻衄、湿疹甚至哮喘等"风病"，表明患者有伏风内潜之风因，外风引动体内伏风而表现为顽固性咳嗽，即"内外合邪"致病。

我们根据本病的临床特点，结合中医学理论及临床经验，对风咳的发病机理进一步研究探讨，认为本病以病程长，易反复发作为临床特点，故正虚邪恋是本病发生的病理基础。临床患儿可见肺脾气虚、肺阴亏虚及脾肾亏虚等不同的证候表现。而结合小儿的病理生理特点，通过长期的临床观察，认为小儿风咳正虚以肺脾气虚多见，外因则多责之于风邪犯肺，其病机主要是肺脾气虚、易罹外感、引动伏风，风束肺络，宣肃失司、肺气上逆而发病。或有脾虚痰蕴者，风邪犯肺，风痰交结，使气道受阻，亦可使肺失宣肃而发病。由于伏风内潜或风痰内蕴，故一旦外感风邪，则内外合邪而病易发难解，造成咳嗽反复发作或连绵不止。其标为外感风、寒、热、燥，本为肺、脾、肾不足伏风内潜，这是对于本病病理因素的全面认识。

2. 证治有道

咳嗽变异型哮喘是一种过敏性疾病，有其易感基因，即伏风内潜的先天禀赋体质凤因。现代研究已经表明，虽然易感基因与生俱来不可改变，但是基因的表达是可以调控的，中药治疗不仅仅着眼于见咳止咳，而同时注重发时祛风、平时御风，并将消风法贯穿于治疗的始终，用于临床，确有效验。

本病发作期以祛外风、抑伏风为主，兼以宣肃肺气，润肺止咳，以达到祛邪安正的目的；缓解期以御外风、息伏风为主，兼以补肺益气、健脾化痰等，以达到减少外感引起咳嗽再发的效果。

本病治疗首当分清虚实，实证在肺，虚证在肺、脾、肾。疾病初期以实证为主，分为风寒、风热、风燥之邪犯肺，以及是否有痰；疾病后期以正虚为主，分为肺脾气虚、肺肾两虚。笔者认为本病临床主症为经久咳嗽，伏风内潜引发于肺、肺气宣肃失司是其主要病机，治疗上应始终不离"消风"主线，以消风法为主辨证治疗。发病时宣肃肺气，润肺祛风以止咳；未发时补肺益气，消风固表以御风。

发病时宣肃肺气，祛风消风，润肺止咳。笔者根据多年临床经验，设计风咳发病期间的治疗主方"金敏汤"，基本方为：蜜炙麻黄 3g，蜜炙紫菀 6g，天冬 10g，桑白皮 10g，五味子 6g，炙乌梅 6g，胆南星 6g，黄芩 10g，炙甘草 3g。方中蜜炙麻黄为君药，麻黄性温，辛、微苦，轻清上浮，专疏肺郁，宣畅气机，既可宣肺、又能肃肺，既能消散外风、又可平抑内风，为本方君药，蜜炙则减其疏表之性、增其平肺之功。蜜炙紫菀性味辛温，功专润肺下气止咳，蜜炙增加其润肺作用。天冬润肺清宣止咳，为治疗久咳肺阴受损之要药。桑白皮甘寒，功擅泻肺清热，主治肺热肺气肃降失职之证，是儿科鼻祖钱乙《小儿药证直诀》清肺主方泻白散的君药。黄芩苦寒，是清泄上焦肺热首选药物，对于多种呼吸道细菌、病毒有拮抗作用，并能降低毛细血管的通透性，减少过敏介质的释放，具有抗过敏作用。炙乌梅性平味酸涩，敛肺御风，主治风恋阴伤咳嗽。五味子酸甘化阴，温润敛肺，为肺风咳嗽之要药。炙乌梅、五味子合甘草酸甘化阴润肺敛风。胆南星苦、辛、凉，擅长消风清肺化痰。诸药合用，共奏宣肃肺气、消风清热、润肺止咳之功效，适用于儿童风咳肺热伏风证。

临床汤剂应用，常随证在主方基础上加减。咳嗽频作，加炙款冬花、百部肃肺止咳；咽部干痒，加蝉蜕、生地黄消风润咽；鼻塞喷嚏，加辛夷、苍耳子宣窍祛风；流涕清稀，加荆芥、苍术温肺止流；流涕黄浊，加菊花、鱼腥草宣窍清热；咯痰黄稠，加地龙、前胡清化痰热；黄痰多者，去炙乌梅，加天竺黄、浙贝母清热豁痰；皮肤瘙痒，加地肤子、刺蒺藜消风止痒；咽红肿痛，加虎杖、败酱草利咽消肿；发热苔黄，加栀子、金荞麦清肺解热。

　　未发时以补肺益气扶正、御风消风化痰为主。风咳发病与禀赋有异、伏风内潜有关，虽然经治疗后病情缓解，但有着易于复发的临床特点。所以，在未发病时还应当继续治疗，改善其体质，以达到减少外感或其他异物引起咳嗽再发的效果。本病缓解期要求患儿注意避免接触过敏原、慎防外感风邪，同时应当用中药扶正固本治疗。药物治疗以补肺益气、消风化痰、固表御风为基本法则。临证多以玉屏风散为主方加味。方中重用炙黄芪为君，补肺益气固护体表；白术为臣，健脾益气以资化源；防风佐使，走表而助黄芪益气御风。且其中炙黄芪、防风同用，炙黄芪得防风则不虑其固邪；防风得炙黄芪则不虑其散表，为散中寓补、补中兼疏之剂。现代研究表明，炙黄芪、白术增强免疫功能，防风有抗过敏作用，三药还均有一定的抗炎作用，所以，对于减少外感、过敏有较好的"屏风"效应。

　　临证常在玉屏风散基础上加味用药。如汗多易感加煅龙骨、煅牡蛎、碧桃干固表敛汗；恶风、多汗、汗出身凉加桂枝、白芍、甘草温卫和营；鼻塞喷嚏加苍耳子、辛夷、细辛宣窍祛风；皮肤瘙痒加刺蒺藜、地肤子、白鲜皮祛风止痒；口干苔少加南沙参、麦冬、生地黄养阴润肺；咽痒喉干加蝉蜕、青果、胖大海利咽生津；咽喉有痰加胆南星、浙贝母、地龙消风化痰；脘胀痞满加枳实、莱菔子、陈皮理气和中；食欲不振加焦山楂、焦六神曲、炒麦芽消食助运；形瘦体弱加党参、茯苓、大枣健脾益气。同时，若是患儿胃纳尚可，便另加乌梅、五味子、甘草等酸甘敛肺之品，以助敛风御风之功。若有肾虚见证者，常配合应用金匮肾气丸，其方中之"桂"多用原方之桂枝，附子则在阳虚证重时方才使用，较轻者常改用菟丝子、核桃仁、补骨脂；偏肺肾阴虚者则常加用北沙参、黄精、枸杞子、五味子等。

　　本病总的治疗原则当以平和之剂处之，用药注意一般不用大寒大热之品，以免再伤脏腑生机，药宜温润平和，润而不腻，温而不燥，散寒不助热，解表不伤正。也可以配合使用中医外治疗法，如穴位贴敷、穴位埋线、推拿疗法等，中医内外合治，整体调理，治疗儿童咳嗽变异性哮喘已经有较多的临床报道，其机理仍在于调节脏腑功能、疏通经络气血，扶正消风，使患儿机体达到阴阳平衡的最佳状态。

第十二章

哮喘

【概述】

哮喘作为儿科病名，指儿童发病时显示喉中哮鸣、气息喘促的病症。与哮喘相关的中医病名尚有齁、哮吼、呷嗽等等。"齁"见于《幼幼新书·卷第十六》，指小儿有痰母内伏，发作时气促喘急，喉间如拽锯声音的疾病。"哮吼"见于《幼科折衷·喘症》，指喉中痰鸣如吼的喘证证候。"呷嗽"见于《诸病源候论·咳嗽病诸候》："呼呷有声，谓之呷嗽。"《幼幼集成·哮喘证治》对哮喘的命名做了进一步阐述："吼者，喉中如拽锯，若水鸡声者是也；喘者，气促而连属，不能以息者也。故吼以声响言，喘以气息名。"即吼（哮）指声响，喘指气息，哮必兼喘，故通称哮喘，临床以反复发作，发作时喘促气急，喉间哮鸣，呼吸困难，张口抬肩，摇身撷肚为主要特征。哮喘是由多种原因引起的小儿时期常见的肺系疾病，发作有明显的季节性，冬春二季及气候骤变时易于发作。发病年龄以 1～6 岁为多见，大多在 3 岁以内初次发作。多数病儿可经治疗缓解或自行缓解，部分儿童哮喘在青春发育期可完全消失。接受正确治疗和调护的病儿，随年龄的增长，大都可以终生控制而不发作；如治疗不当，长时间反复发作，则会影响肺功能，易造成肺肾两虚，喘息持续，难以缓解，病延终生，甚者可危及生命。

古代医籍对哮喘记载甚多，金元之前，多列入喘门。《丹溪心法·哮喘》首先命名为"哮喘"，提出哮喘"专主于痰"，并论述了分期与治疗原则，即"未发宜扶正气为主，已发用攻邪为主。"《幼科发挥·喘嗽》曰："或有喘疾，遭寒冷而发，发则连绵不已，发过如常，有时复发，此为宿疾，不可除也。"提出本病有反复发作、难以根治的临床特点。《杂病源流犀烛·咳嗽哮喘源流》认为：哮证大都感于幼稚之时，提出哮喘发病年龄大多在婴幼儿时期。小儿哮喘的治疗，早在《金匮要略·肺痿肺痈咳嗽上气病脉证治》就已指出："咳而上气，喉中水鸡声，射干麻黄汤主之。"《幼科全书·哮喘》说："其证有二，不离痰火，有卒感风寒而得者，有曾伤盐酢汤水而得者，故天阴则病发，连绵不已。轻则以五虎汤，一服即止，重则葶苈丸治之，皆一时解急之法。若欲断根，当内服五圣丹、外用灸法……仍禁酸咸辛热之物。"《幼幼集成·哮喘证治》曰："凡哮喘初发，宜服苏陈九宝汤。盖哮喘为顽痰闭塞，非麻黄不足以开其肺窍，放胆用之，百发百中。"特别推崇麻黄在本病中的应用。

本病主要指西医学所称支气管哮喘。哮喘的病因复杂，受遗传和环境双重因素影响。本病是一种多基因遗传病，其中过敏体质（特发反应性体质）与本病关系密切，多数患儿既往有湿疹、过敏性鼻炎、食物或药物过敏史，不少患儿有家族史。但是，哮喘的形成和反复发作往往又是受环境因素综合作用的结果，如呼吸道感染和寒冷刺激，接触或吸入螨、蟑螂、霉菌、花粉、皮毛等过敏原。2000年全国0～14岁儿童哮喘流行病学调查资料表明，呼吸道感染和过敏为诱因的哮喘发作占94.62%。说明呼吸道感染与哮喘关系极为密切，这在婴幼儿哮喘发作中更为突出。西医学认为，哮喘是由嗜酸性粒细胞、肥大细胞、T淋巴细胞等多种炎性细胞参与的气道慢性炎症，这种气道炎症使易感者对各种激发因子具有气道高反应性，并可引起气道缩窄。因此，气道高反应性是哮喘的基本特征，气管慢性（变应性）炎症是哮喘的基本病变。在发病因子的作用下，参与病损形成过程的因素有免疫因素，神经、精神因素，内分泌因素等。全球大约有2亿人患哮喘，近年来发病率又有增加趋势，特别是小儿哮喘明显增多。我国儿童哮喘患病率为2.0%～4.2%，有些地区甚至达到10.1%～12.4%。哮喘已成为一个严重的公共卫生问题而引起世界各国的高度重视。世界卫生组织（WHO）参与制定的《全球哮喘防治的创议》，简称"创议"（GINA）方案，为支气管哮喘的预防、治疗、管理等提供了指导。

中医学在古代对于儿童哮喘治疗积累了丰富的经验。近年来，面对临床的实际情况，经过观察总结提炼，我们提出对于小儿哮喘的分期，在传统发作期、缓解期之中，应当增加一个迁延期，以反映邪实未祛、正虚已现即虚实夹杂的这一阶段，已经得到学术界的普遍认同。小儿哮喘的治疗原则则提出发作期祛邪为主，迁延期祛邪扶正兼施，缓解期扶正为主，同时需时时注重消风化痰、调理肺脾肾。证诸实践，确有理论指导和临床实用价值。

【病因病机】

本病的发病原因有外因和内因两方面，外因是诱发因素，内因是夙因。外因责之于感受外邪、接触发物、过食酸咸食物、精神因素等。正如《婴童百问·第五十六问》指出："小儿有因惊暴触心，肺气虚发喘者，有伤寒肺气壅盛发喘者，有感风咳嗽肺虚发喘者，有因食咸酸伤肺气发虚痰作喘者，有食热物毒物冒触三焦，肺肝气逆作喘者。"内因责之于肺脾肾不足，风痰内伏，其风指特禀质儿童之伏风，多种外因作用于内因而发为哮喘。正如《症因脉治·哮病》云："哮病之因，痰饮留伏，结成窠臼，潜伏于内，偶有七情之犯，饮食之伤，或外有时令之风寒束其肌表，则哮喘之症作矣。"

哮喘的病位以肺为主。脾、肾与肺在生理、病理方面关系密切。肺司呼吸，肾主纳气；脾为生痰之源，肺为贮痰之器。哮喘发病，是外来因素作用于内在因素的结果，所以，本病的发病机制，主要在于风痰内伏，触遇诱因而发。当发作时，为外来虚邪贼风引发体内伏风，痰随气升，气因痰阻，相互搏结，阻塞气道，宣降失常，而出现呼吸困难，气息喘促，同时，气体的出入，又复引触停积风痰，是以产生哮鸣之声。

1. 内因

（1）痰饮留伏：痰饮留伏的部位在肺，而痰饮的产生与肺、脾、肾三脏功能失调密切相关。肺主一身之气，为水之上源，有通调水道的功能。素体肺虚或反复感邪伤肺，治节无权，水津不能通调、输布，则停而为痰为饮。脾主运化水湿，素体脾虚或疾病、药物伤脾，水湿不运，蕴湿生痰，故脾为生痰之源，所生之痰上贮于肺。肾为水脏，主一身水液调节，先天不足或后天失调致肾气虚衰，蒸化失职，阳虚水泛为痰，上泛于肺。若是反复感受风邪，加之小儿素禀有异，则风痰相结，留着于肺，一旦外因相袭，则易引动内蕴之风痰，也形成了哮喘反复发作的内因。

（2）禀赋伏风：小儿哮喘常有家族史，即患儿直系亲属中常有哮喘、鼻鼽、湿疹等过敏性疾病患者，故认为本病具有一定的遗传因素。患儿表现为特禀体质，即禀赋于先天，后天一旦为各种发物所触，则发为哮喘及其他风病如鼻鼽、风咳、湿疹、荨麻疹的特征，表现除咳嗽、哮喘外，常有鼻塞鼻痒、喷嚏流涕、皮疹瘙痒等症状。患儿先天禀赋之伏风平时潜于体内，可能不表现症状，但一旦为外风、发物所引，则出现包括哮喘在内的各种风病，并且具有易发难止、反复发作，每次发作症状相似的特点。若患儿素有痰饮内伏，更可能伏风、痰饮相结，形成风痰内伏，胶着而难解。

2. 外因

哮喘发病，外因是重要的诱发因素，外因引动内因而发作。哮喘的诱因很多，根据儿科临床发病的特点，归纳起来，大抵有三类。

（1）外感六淫：气温突然变化，小儿护卫不周，则易于感受外邪。外感六淫，尤其是风邪侵袭，首先犯肺，肺卫失宣，肺气上逆，触动内伏风痰，痰气交阻于气道，则发为哮喘。小儿时期的感冒是引起哮喘发作的常见诱因，并可由此而使患儿病情加重。如《景岳全书·喘促》曰："喘有风根，遇寒即发……名哮喘。"病机演变有寒、热之分，所谓寒痰、热痰阻肺。外感风寒，内伤生冷者，则为寒痰阻肺；由于素体阳虚者，则气不化津，也致寒痰伏肺，均表现为寒性哮喘。由于素体阴虚，或为阳热体质，痰热郁肺，或寒痰久伏化热而致者，则表现为热性哮喘。

（2）接触异物：如接触花粉、螨虫、灰尘、烟尘、煤气、油烟异味以及动物羽毛的皮屑，杀虫粉、棉花籽等。这些异物可由气道或肌肤而入，均犯于肺，触动内伏风痰，影响气道的宣降，导致肺气上逆，发生哮喘。

（3）饮食不慎：食入易于引发该患儿内蕴之风痰的特异食物，如海鲜、虾蟹、牛奶、鸡蛋、热带水果等；或者过食生冷咸酸，使肺脾受损，所谓"形寒饮冷则伤肺"；或如过食肥甘，积热蒸痰。以上均可使风痰上犯，肺气壅塞不利，诱导哮喘的发生。

（4）劳倦所伤：哮喘每在过劳或游玩过度而发。劳倦过度伤人正气，或汗出当风，触冒外邪，引动伏痰，肺气不利而发为哮喘。如《景岳全书·喘促》曰："喘有风根……或遇劳即发，名哮喘。"

（5）情志失摄：受到异常精神刺激，常使情志失摄，气机逆乱，升降失常，引动风痰，肺气上逆而喘。

上述诱因中以外感六淫引发哮喘最为多见，接触异物、饮食不慎次之。这些诱因中，有的既是形成伏痰的原发因素，又是引发哮喘的直接诱因。此外，各种诱因可以单独引发哮喘，亦可几种因素相合致病。

哮喘发作期以邪实为主，有寒热之分。表现为痰邪壅肺，有形之痰阻于气道，形成喉中哮鸣，呼吸急促。由于病因不同，体质差异，若素体阳盛，复感风寒者，或外寒未解，里热已成者，则外寒内热，形成寒包火证，是为寒热错杂证候。若哮喘持续发作，经日持久，或反复多次发作，正气亏虚者，痰壅气喘，动则尤甚，可出现肺家痰浊壅盛，肺、脾、肾气亏虚的邪实正虚证。随邪正消长，又有偏于邪实和偏于正虚的区别。在临床上则表现为风痰未息、正虚已显的迁延期证候。

哮喘缓解期以正虚为主，有肺、脾、肾之别，气、阴、阳之分，其有原本正气亏虚，也有因病致虚，且有伏风痰饮内潜。哮喘反复发作，久病气阴阳日益耗伤，正气愈损，因而在发作缓解之后，仍有肺、脾、肾亏虚之征。风痰内伏，正气亏虚，又造成风因久留，御邪力弱，反复发病，难以痊愈。哮喘反复发作，肺气耗散，故在缓解期表现为肺气虚弱，久而不复。肺与脾肾关系密切。母病及子，子病又可及母，肺虚则脾气亦虚，脾虚不运，则停湿生痰，痰浊上贮，则呼吸不利，故本病往往表现为时发时止，反复不已。肺脾久虚，又可导致肾气虚弱，或者患儿先天肾气未充，均可表现为后天脾肾阳虚，阳气虚则摄纳失职，气逆于上，产生"喘气不足以息"，故在缓解时，也可表现有轻度持续性哮喘征象。另有少数患儿素体阴虚，或者肺热伤阴、过食温热之品伤阴，则致肺肾阴虚，失于润养，肺主气司呼吸功能失职，同样可以使哮喘反复发作。根据以上分析，结合临床证候，哮喘缓解期病机多表现为肺脾气虚、脾肾阳虚、肺肾阴虚，以及风痰内伏的病机特点。

【临床诊断】

1. 诊断要点

（1）多有婴儿期湿疹史、过敏史，家族哮喘等过敏性疾病史。

（2）有反复发作的病史。发作多与某些诱发因素有关，如气候骤变，受凉受热，接触或进食某些过敏物质。发作之前多有喷嚏、鼻塞、咳嗽、胸闷等先兆。

（3）常突然发作，发作时咳嗽阵作，喘促，气急，喉间痰鸣，甚至不能平卧，烦躁不安，口唇青紫。

（4）听诊两肺可闻及哮鸣音，以呼气时明显，呼气延长。若支气管哮喘有继发感染，可闻及湿啰音。

（5）血常规：外周血嗜酸粒细胞增高（ $> 300 \times 10^6/L$ ），若在患者接受肾上腺皮质激素治疗后取血标本，可出现白细胞假性增高。

（6）X线检查：肺过度充气，透明度增高，肺纹理可增多；并发支气管肺炎或肺不张时，可见沿支气管分布的小片状阴影。

（7）肺功能测定：显示换气率和潮气量降低，残气容量增加。血气分析呈 PaO_2 减低，病初血 $PaCO_2$ 可能降低，当病情严重时血 $PaCO_2$ 上升，后期还可出现 pH 值下降。发作间歇期只有残气容量增加，而其他肺功能正常。每天检测呼气峰流速值（PEF）及其一天的变异率，是判断亚临床型哮喘的良好指标。

（8）皮肤试验：用可疑的抗原作皮肤试验有助于明确过敏原，皮肤挑刺法的结果较为可靠。

2. 鉴别诊断

（1）风咳（咳嗽变异性哮喘）：以咳嗽为主症，持续＞4 周，常在夜间和（或）清晨及运动后发作或加重，以干咳为主。临床无感染征象，或经较长时间抗生素治疗无效。抗哮喘药物诊断性治疗有效。排除其他原因引起的慢性咳嗽。支气管激发试验阳性和（或）PEF 每日变异率（连续监测 1 ～ 2 周）≥ 20%。个人或一、二级亲属特应性疾病史，或变应原检测阳性。但无明显哮鸣气喘，是与哮喘的鉴别要领。

（2）急喉风（急性喉炎）：突然发作气急，咳嗽呈犬吠声，肺部听诊无明显改变。

（3）肺炎喘嗽（支气管肺炎）：以发热、咳嗽、痰壅、气急、鼻扇为主症。肺部听诊可闻及细湿啰音，以脊柱两旁及肺底部为多。胸部 X 线可见斑点状或片状阴影。

（4）毛细支气管炎（喘憋性肺炎）：多由呼吸道合胞病毒感染所致。常见于 2 岁以下婴幼儿，尤以 2 ～ 6 个月婴儿最为多见。发病季节以寒冷时为多发。常于上呼吸道感染后 2 ～ 3 天出现咳嗽，发热，呼吸困难，喘憋来势凶猛，但中毒症状轻微。肺部听诊可闻及多量哮鸣音、呼气性喘鸣，当毛细支气管接近完全梗阻时，呼吸音可明显减低，往往听不到湿啰音。本病过敏史不明显，病程短，恢复快。胸部 X 线常见不同程度梗阻性肺气肿和支气管周围炎，有时可见小点片状阴影或肺不张。

（5）气管异物：以突然呛咳为特征，有时出现持久的哮喘样呼吸困难，在体位变换时呼吸困难可以加重或减轻。气管异物以吸气困难为主，有异物吸入史，X 线检查可能见一侧肺不张等。

【辨证论治】

1. 辨证要点

哮喘临床分发作期、迁延期、缓解期，辨证主要从寒热虚实和肺脾肾三脏入手。发作期以邪实为主，重点辨寒热；迁延期邪实正虚，重点辨虚实多少；缓解期以正虚为主，重点辨脏腑，再辨气阴阳。

（1）辨寒热虚实：哮喘时痰涎稀薄，色白起泡沫，且有畏寒肢冷，则为寒饮射肺。发作时气息短粗，痰黄而黏，渴欲冷饮，面色潮红，则为痰热壅肺。如果胸满苦闷不安，发出喘鸣，痰质浓稠，口干便秘，属于实证。如若声低息短，动则喘乏，身凉易汗，脉弱无力，多属虚证。

（2）辨轻重险逆：发时哮鸣呼吸困难，然后逐渐平复，其证多轻。哮喘久发不已，咳嗽喘鸣气促，不能平卧，则属重证。若哮发急剧，难以控制，张口抬肩，面色青灰，面目浮肿，唇指发绀，肢冷身凉，则为险逆证候。

（3）辨发作先兆：哮喘欲发之时，一般有先兆症状，如鼻喉作痒，或有眼痒、皮肤瘙痒，喷嚏、呼吸不畅、胸闷等，继则出现咳喘发作。辨识发作先兆，可以先证而治，减轻发作症状，缩短发作时间。

（4）辨发作诱因：哮喘反复发作，风痰内伏是内因，而诱发因素则比较复杂，辨明诱因，对于减少发作次数，促使早日痊愈十分重要。常通过详细的病史询问、哮喘伴随症状或进行一些必要的检查，如过敏原筛查试验来进行辨别。如外感后哮喘发作，其诱因与感邪有关；如进食或接触某种特定物质之后哮喘发作则与接触异物有关；如过劳或运动后发作，则与劳倦有关等等。

（5）辨气阴阳虚：结合肺脾肾脏腑辨证，缓解期以正虚为主。以自汗，易感冒，纳差便溏等为主者，属肺脾气虚；以形寒肢冷，动则喘甚，便溏为主者，属脾肾阳虚；以盗汗潮热、干咳为主者，属肺肾阴虚。

2. 治疗原则

本病的治疗，应按发作期、迁延期、缓解期分别施治。《丹溪心法·喘论》主张：未发以扶正气为主，既发以攻邪气为急。哮喘发作期，多属邪实，应当攻邪以治其标，并需辨其寒热而施治。如寒邪应温，热邪应清，有痰宜涤，有表宜散，气壅宜降等。哮喘迁延期，多属于寒热并存、虚实夹杂，治疗时需兼顾，不宜攻伐太过。正如张景岳所云："攻邪气者，须分微甚，或散其风，或温其寒，或清其痰火。然久发者，气无不虚……攻之太过，未有不致日甚而危者。"临证之时，当祛邪扶正兼施，祛风化痰平喘，同时调补肺、脾、肾。哮喘缓解期当扶正以治其本，调其肺脾肾等脏腑功能，消除风痰夙根，治以补肺固表、补土生金、扶脾益肾为主，调理脏腑功能，去除生痰之因，抑制内潜伏风，达到治本的目的。哮喘属于顽疾，宜采用多种疗法综合治疗，除口服药外，雾化吸入、敷贴、针灸疗法，并配合环境疗法、心身疗法可增强疗效。三伏天贴敷疗法冬病夏治，哮喘重度、危重度发作西药吸入或静滴疗法等控制发作均可供选择应用。

3. 证治分类

（1）发作期

①寒性哮喘

证候　咳嗽气喘，喉间哮鸣，呼气延长，痰稀色白、多泡沫，喷嚏，鼻流清涕，形寒肢凉，恶寒无汗，面色淡白，口不渴，咽不红，舌质淡红，苔薄白或白滑，脉浮紧，指纹红。

辨证　本证除喘咳气促、喉间哮鸣痰吼等哮喘发作的表现之外，尚有风寒束表之象，见恶寒无汗、鼻流清涕、脉浮紧等；内有痰湿阻肺，阳气不能宣畅，见面色淡白、痰稀多沫、舌淡苔白等症。本证亦有表证不著者，以寒饮伤肺证候为主。

治法　温肺散寒，化痰定喘。

方药　小青龙汤合三子养亲汤加减。常用麻黄、桂枝宣肺散寒；细辛、干姜、半夏温肺化饮；白芥子、紫苏子、莱菔子涤痰降气；五味子、白芍敛肺平喘。

咳嗽甚加紫菀、款冬花、旋覆花化痰止咳；哮吼甚加射干、僵蚕、地龙祛痰解痉；喘促甚加代赭石降逆平喘。若表寒不甚，寒饮阻肺者，可用射干麻黄汤加减。

②热性哮喘

证候　咳喘哮鸣，呼气延长，声高息涌，咯痰黄稠，胸膈满闷，神烦面赤，口干咽红，或有发热，夜寐不宁，大便干结，小便黄，舌质红，苔薄黄或黄腻，脉浮数或滑数，指纹紫。

辨证　本证以咳嗽喘急、声高息涌、咳痰稠黄、身热咽红、舌红苔黄为特征。

痰热内盛是本证辨证的关键，外感风热之象，可轻可重。本证与寒性哮喘，从有无热象可加以鉴别。

治法　清肺涤痰，止咳平喘。

方药　麻黄杏仁甘草石膏汤合苏葶丸加减。常用炙麻黄、杏仁、前胡宣肺止咳；石膏、黄芩、重楼清肺解热；葶苈子、苏子、桑白皮泻肺平喘；射干、瓜蒌皮、枳壳降气化痰。

喘急者加地龙、僵蚕清热解痉，涤痰平喘；痰多者加胆南星、竹沥豁痰降气；咳甚者加炙百部、炙款冬花宣肺止咳；热重者选加栀子、虎杖、鱼腥草清热解毒；咽喉红肿者选加板蓝根、土牛膝、山豆根解毒利咽；便秘者，加瓜蒌子、枳实、大黄降逆通腑。若表证不著，喘息咳嗽，痰鸣，痰色微黄，可选用定喘汤加减，方中银杏与麻黄相伍可敛肺平喘。

③外寒内热

证候　喘促气急，咳嗽哮鸣，痰稠色黄，鼻塞喷嚏，流清涕，或恶寒发热，口渴，大便干结，小便黄，咽红，舌质红，苔薄白或薄黄，脉浮紧或滑数，指纹浮红或沉紫。

辨证　本证以外有风寒束表之表证，内有痰热蕴肺之里证为特点。外寒重者见恶寒面白、头痛身重、喷嚏、鼻塞流清涕；内热重者见热势较高、口渴引饮、咯痰黏稠色黄、便秘等症。本证常见于寒性哮喘未解，入里化热，而成寒热夹杂者。

治法　解表清里，定喘止咳。

方药　大青龙汤加减。常用炙麻黄、桂枝、白芍散寒解表和营；细辛、五味子、半夏、生姜蠲饮平喘；石膏、黄芩清泄肺热；葶苈子、紫苏子、射干化痰平喘；甘草和中。

热重者加栀子、鱼腥草、金荞麦清其肺热；咳嗽重者加桑白皮、前胡、紫菀肃肺止咳；喘促甚者加桑白皮、地龙、细辛泻肺平喘；痰热重者，加黛蛤散、竹沥清化痰热。

（2）迁延期

①风痰恋肺，肺脾气虚

证候　咳喘减而未平，静时不发，活动则喘鸣发作，面色少华，形体偏瘦，易于出汗，易罹外感，晨起及受风易作喷嚏、流涕，神疲纳呆，大便稀溏，舌质淡，苔薄白或白腻，脉弱，指纹淡滞。

辨证 本证常见于素体肺脾不足、咳喘迁延的患儿，表现为正虚邪恋，虚实夹杂。风痰恋肺，则哮喘发作虽有减轻而未能平息，静时气息平和，活动则喘鸣发作；肺脾气虚显现，则汗多易感、纳呆便溏。

治法 消风化痰，补益肺脾。

方药 射干麻黄汤合人参五味子汤加减。常用炙麻黄、细辛消风宣肺；陈皮、半夏、炙款冬花燥湿化痰；人参（党参）、五味子益气敛肺；茯苓、白术、甘草益气健脾；僵蚕、地龙祛风化痰。

喘鸣时作，加葶苈子、胆南星涤痰定喘；喷嚏频作者，加紫苏叶、辛夷、苍耳子祛风宣窍；痰多色黄者，加浙贝母、胆南星、黄芩、虎杖清肺化痰；汗多者，加炙黄芪、牡蛎、碧桃干、浮小麦敛肺止汗；纳呆者，加焦山楂、焦六神曲、鸡内金消食助运；便溏者，加炒白扁豆、炒山药、芡实健脾化湿。

②风痰恋肺，肾气亏虚

证候 气喘、喉间哮鸣久作未止，动则喘甚，咳嗽胸满，痰多质稀、色白，易咯，面色欠华，畏寒肢冷，神疲纳呆，小便清长，舌质淡，苔薄白或白腻，脉细弱或沉迟，指纹淡滞。

辨证 本证多见于禀赋不足及哮喘迁延日久不愈，表现为正虚邪恋、上盛下虚。上盛肺实，可见喘促胸满、咳嗽痰鸣；下虚肾亏，则喘息无力、动则尤甚、畏寒肢冷、纳呆神疲。

治法 泻肺祛痰，补肾纳气。

方药 偏于上盛者用苏子降气汤加减；偏于下虚者用都气丸合射干麻黄汤加减。偏于上盛者常用紫苏子、杏仁、前胡、法半夏降气化痰；陈皮、厚朴理气燥湿；肉桂温肾纳气；丹参活血调营；紫菀、款冬花温润化痰平喘；党参、五味子益气敛肺。偏于下虚者常用山茱萸、熟地黄、补骨脂益肾培元；怀山药、茯苓健脾益气；款冬花、紫菀温润化痰；法半夏、细辛、五味子温肺化饮；炙麻黄、射干肃肺祛痰平喘。

偏于上盛，痰液不多者，可用人参易党参，与五味子配伍益气敛肺。偏于下虚，动则气短难续者，选加核桃肉、诃子、紫石英、蛤蚧补肾纳气；畏寒肢冷者，加制附片、淫羊藿温肾散寒；畏寒腹满者，加厚朴、炮姜温中除满；痰多色白、咯吐不绝者，加白果、芡实补肾健脾化痰；发热咯痰黄稠者，加黄芩、冬瓜子、虎杖清泻肺热。

（3）缓解期

①肺脾气虚

证候 易于感冒，气短自汗，咳嗽痰稀，神疲懒言，倦怠乏力，面白少华或萎黄，形瘦纳差，肌肉松软，大便溏，舌质淡胖，苔薄白，脉细软，指纹淡。

辨证 本证以肺脾两脏气虚诸症为辨证要点。肺气虚则多汗，易于感冒，气短，咳嗽无力；脾气虚则纳差，便溏，形瘦。

治法 健脾益气，补肺固表。

方药 人参五味子汤合玉屏风散加减。常用人参、五味子补气敛肺；茯苓、白术健脾补气；炙黄芪、防风益气固表；半夏、橘红化痰止咳。

汗出甚加煅龙骨、煅牡蛎固涩止汗；喷嚏频作加辛夷、蝉蜕祛风宣窍；痰多加僵蚕、远志化痰止咳；腹胀加枳壳、槟榔、莱菔子理气降气；纳谷不香加焦六神曲、焦山楂、炒谷芽消食助运；便溏加炒山药、炒扁豆健脾化湿。

②脾肾阳虚

证候 喘促乏力，动则气喘，咳嗽无力，气短心悸，面色虚浮少华，形寒肢冷，脚软无力，腰膝酸软，腹胀纳差，大便溏，夜尿多，发育迟缓，舌质淡，苔薄白，脉细弱，指纹淡。

辨证 本证病程较长，证属脾肾两脏阳气虚衰。偏肾阳虚者动则喘息、面色苍白、形寒肢冷；偏脾阳虚者腹胀纳差、大便溏薄。较大儿童可询及腰酸膝软、四肢欠温、夜尿多等肾气不足的表现。

治法 健脾温肾，固摄纳气。

方药 金匮肾气丸加减。常用制附子、肉桂、鹿角片温补肾阳；山茱萸、熟地黄、淫羊藿补益肝肾；怀山药、茯苓、白术健脾益气；核桃肉、五味子、银杏敛气固摄。

虚喘明显加蛤蚧、冬虫夏草补肾纳气；咳嗽加款冬花、紫菀止咳化痰；夜尿多者，加益智仁、菟丝子、补骨脂补肾固摄。

③肺肾阴虚

证候 喘促乏力，动则气喘，时作干咳，面色潮红，夜间盗汗，形体消瘦，腰膝酸软，口干咽燥，手足心热，便秘，舌红少津，苔花剥，脉细数，指纹淡红。

辨证 本证以肺肾两脏阴虚为特点。偏肺阴虚者，可见干咳少痰、喘促乏力；偏肾阴虚者，可见消瘦气短、夜尿多；部分患儿阴虚生内热，则见面色潮红、夜间盗汗、手足心热等症。

治法 养阴清热，补益肺肾。

方药 麦味地黄丸加减。常用麦冬、北沙参、百合润养肺阴；五味子益肾敛肺；山茱萸、熟地黄、枸杞子、怀山药、紫河车补益肾阴；牡丹皮清热。

盗汗甚加知母、黄柏育阴清热；呛咳不爽加百部、款冬花润肺止咳；潮热加鳖甲、地骨皮清其虚热。

【其他疗法】

1. 中药成药

（1）小青龙颗粒：每袋 9g。每服＜ 3 岁 3g、3 ～ 6 岁 6g，1 日 3 次；＞ 6 岁 9g，1 日 2 ～ 3 次。用于寒性哮喘证。

（2）哮喘宁颗粒：每袋 10g。每服＜ 5 岁 5g、5 ～ 10 岁 10g、10 ～ 14 岁 20g，1 日 2 次。用于热性哮喘证。

（3）小儿清肺化痰口服液：每支 10mL。每服＜ 1 岁 3mL、1 ～ 5 岁 10mL、＞ 5 岁 15 ～ 20mL，1 日 2 ～ 3 次。用于热性哮喘证。

（4）小儿宣肺止咳颗粒：每袋 8g。每服＜ 1 岁 1/3 袋、1 ～ 3 岁 2/3 袋、4 ～ 7 岁 1 袋、8 ～ 14 岁 1.5 袋，1 日 3 次。用于外寒内热证。

（5）止喘灵口服液：每支 10mL。每服 1 ～ 3 岁 3mL、4 ～ 9 岁 6mL、≥ 10 岁 10mL，1 日 3 次。用于外寒内热证。

（6）玉屏风颗粒：每袋 5g。每服 1 ～ 3 岁 1/3 袋、3⁺ ～ 7 岁 1/2 袋、＞ 7 岁 1 袋，1 日 3 次。用于肺脾气虚证。

（7）槐杞黄颗粒：每袋 10g。每服 1 ～ 3 岁 1/2 袋、3 ～ 12 岁 1 袋，1 日 2 次。温开水冲服。用于肺肾阴虚证。

2. 贴敷疗法

白芥子 21g，延胡索 21g，甘遂 12g，细辛 12g。共研细末，分成 3 份，每隔 10 日使用 1 份。用时取药末 1 份，加生姜汁调稠如 1 分硬币大，分别贴在肺俞、心俞、膈俞、膻中穴，贴 2 ～ 4h 揭去。若贴后皮肤发红，局部出现小疱疹，可提前揭去，并作相应处理。贴药时间为每年夏季的初伏、中伏、末伏 3 次，连用 3 年。

3. 针灸疗法

（1）发作期：取定喘、天突、内关。咳嗽痰多者，加膻中、丰隆。针刺，1 日 1 次。

（2）缓解期：取大椎、肺俞、足三里、肾俞、关元、脾俞。每次取 3 ～ 4 穴，轻刺加灸，隔日 1 次。在好发季节前作预防性治疗。

4. 推拿疗法

先用推法，依次横推胸腹部（以华盖、膻中为重点）、腰背部（自上而下，以肺俞、膈俞、命门为重点）、脊柱及其两侧，接着按肺俞、膈俞。每 1 ～ 2 日 1 次，10 次为 1 疗程。适用于哮喘缓解期。

【 **防护康复** 】

1. 预防

（1）积极治疗和清除感染病灶，避免各种诱发因素如烟味、漆味、尘螨、花粉、海鲜发物、冰冷饮料等。

（2）注意气候变化，防寒保暖。气温多变或感冒流行时，要预防感冒。

（3）发病季节避免剧烈运动、劳累过度和情绪刺激，防其诱发哮喘。

2. 护理

（1）居室宜空气流通，阳光充足。冬季要保暖，夏季要凉爽通风。避免接触特殊气味。

（2）饮食宜清淡而富有营养，忌进生冷油腻、辛咸酸甜以及海鲜鱼虾、热带水果等可能引起过敏的食物。

（3）注意呼吸、心率、脉象变化，防止哮喘持续状态。

（4）注意心理护理，关心、安慰患儿，减少心理压力及恐惧感，增强战胜疾病的信心。

3. 康复

（1）鼓励患儿积极参加日常活动和体育锻炼，增强体质。

（2）加强自我管理教育，将防治知识教给患儿及家属，调动他们的抗病积极性，配合长期治疗。

（3）在缓解期及时采取调理措施，扶助正气，增强御病能力。

【审思心得】

1. 循经论理

哮喘是儿童时期常见的一种反复发作的哮鸣气喘性肺系疾病。古代医籍对哮喘记载甚多，最早相关文献当溯至《素问·咳论》："肺咳之状，咳而喘息有音。"《素问·通评虚实论》："乳子中风热，喘鸣肩息者，脉何如？……"已有哮喘样的证候描述记载。迨至元代《丹溪心法·喘论》《幼科全书·哮喘》，首次命名为"哮喘"，提出"哮喘专主于痰"，将哮喘分成发作期和缓解期，并有哮证已发攻邪为主，未发则以扶正为要的论述。笔者继承先辈学术思想结合多年临床实践体会，提出"迁延期"的论点，将儿童哮喘分发作期、迁延期、缓解期三期论治，补充发作期与缓解期间邪正虚实演变的证候转归，并且提出了本病夙因除痰饮内伏之外还有禀赋伏风内潜的病因，因而称之为风痰内伏。

《证治汇补·哮病》曰："哮即痰喘久而常发者，因内有壅塞之气，外有非时之感，膈有胶固之痰，三者相合，闭拒气道，搏击有声，发为哮病。"明确指出，哮喘的病因病机是内外因相互作用而造成肺气宣肃失司气道不利发作为哮鸣气喘。哮喘的病因复杂多样，但不外乎内因和外因两大类。发病多为外因诱动内因而成。内因多责于肺脾肾三脏，且哮喘儿常有家族病史，故与素体先天的禀赋特异有一定关联，人体水液代谢为肺脾肾三脏所司，如肺脾肾不足，水湿上泛成痰，若外感风邪，则易使风痰胶着于内，形成伏风痰饮。外因常见外感六淫，以风邪为主，常兼寒、热之邪，或因接触发物、饮食不当、环境及情绪、疲劳等因素而刺激机体，引动内伏之风痰，诱使哮喘发作。而哮喘之所以反复发作，则因其禀赋有异，肺脾气虚、脾肾阳虚、肺肾阴虚，风痰内伏，所以，即使是未见哮喘发作之时，风痰内伏也是其隐患，也就是其反复发作的夙因。

　　小儿哮喘主要是风与痰合邪为患，有风必有痰，有痰易生风，二者常并存共见，形成风痰为患的病证表现，故"风痰内蕴"为本病的基本病机。小儿哮喘病因复杂多变，病情反复发作，缠绵难愈。素体难调、痰饮留伏、外邪难防是哮喘难以根治的原因。患儿特禀体质，素体肺、脾、肾不足功能失调，风痰留伏，成为哮喘反复发作的夙根。素体难调，伏风难消，伏痰难去，正所谓"哮易止，根难除"。内伏风痰遇感引触，外邪、异气、异物防不胜防，故哮喘反复发作难以根治。临床上多数哮喘患儿因感冒而诱发哮喘，部分哮喘患儿同时又是复感儿，反复感受外邪是哮喘反复发作的重要原因，防治外邪是根治哮喘的重要措施。风痰内伏是哮喘发作的夙根，伏风来自先天禀赋可被引发而产生多种风病；伏痰在哮喘发作时表现为有形之痰、不发之时为无形之痰，平伏风、消伏痰是防治哮喘的关键。古今医家都十分重视哮喘患儿的体质，无论在发病学还是在治疗学方面，哮喘发作的根本在素体肺、脾、肾不足，这也是内伏风痰产生并久留难祛的内在原因，调理体质成了防治哮喘的根本。近年来，风痰内着越来越引起临床重视，患儿常常在哮喘同时患有鼻鼽、湿疹、荨麻疹等过敏性疾病，故对患儿体质特点的认识应当同时注意其伏风、痰饮留着的特点。

　　小儿哮喘发作期以邪实为主，缓解期以正虚为主，此为自古以来所公认。但是，临床常见到部分患儿在发作期经治疗后证候减轻而未平，往往表现为安静时呼吸气息平稳，而一旦活动、疲劳，或稍触凉风及某些气、味、物则哮鸣声起，安静后又随即恢复呼吸气平。此种情形，说明其风痰恋肺未消、气息未能平复，而正气亏虚之证已显难御诱因侵袭，因而稍有触冒，则哮喘发作。其正气未充，仍属于肺脾肾、气阴阳之不足。其病机，不可单纯用发作期邪实或缓解期正虚来认识，为邪实正虚并存，而常见为风痰未息、肺脾气虚和风痰未息、肾气亏虚两种证候。笔者结合多年临床实践体会，提出"迁延期"的论点，在发作期与缓解期的基础上补充了两者之间虚实夹杂（即迁延期）辨证论治要领。由于过去环境气候污染较少，且饮食结构单纯等种种因素，使哮喘病机演变较为规律，所以历代相关儿科著作对于儿童哮喘的辨治仅仅提出"发则治标，缓则治本"的治则。但在现今临床实践中发现不少患儿在发作期与缓解期之间常存在虚实夹杂之证。因此，单单以发作期与缓解期来概括儿童哮喘的治则，尚有不足之处，由此提出"迁延期"的观点，以完善儿童哮喘的分期辨证论治。

小儿哮喘辨治规律的关键是明确掌握证候的演变特点。小儿哮喘证候演变遵循分期明显、邪正虚实演变的规律。发作期属邪实，又有寒性哮喘、热性哮喘及外寒内热之不同。病情迁延，邪气留恋、正气乃伤，演变为虚实夹杂之迁延期，临证可见气虚风痰留恋证及肾虚风痰留恋证之别，其中以气虚风痰留恋证多见。经治疗后，邪气已却，正虚显现，证候演变为正虚为主之缓解期，临证有肺脾气虚、脾肾阳虚及肺肾阴虚，此外还可有气阴两虚等证。若喘嗽经常发作，不发热，以咳嗽为主症，治疗以化痰湿、健脾气为主。若哮吼为主，基本无咳嗽，关系到肺肾，治疗要温肺纳肾。喘病在肺为实，在肾为虚。喘促（浅表而快）属虚，喘息抬肩的属肾。咳喘病，小儿是多痰多实，这不同于成人多用参、蛤之类。病位在肺的多见，在脾的可并见，在肾的多见于疾病的后期及病史经久者。明确哮喘的上述证候演变特点及辨证规律，可较准确地辨证论治和未病防病、既病防变、瘥后防复，发挥中医"治未病"的优势。

2. 证治有道

小儿哮喘分期施治是基本原则，分发作期、缓解期、迁延期三期论治。小儿哮喘发作时，重点在肺，以攻邪治肺为主，迁延期则标本兼治，缓解期当以扶正固本、培补肺脾肾为要。"治哮必防哮，防哮必固本"，注重未发时固本以防哮，区别肺、脾、肾虚的主次，气、阴、阳虚的偏重，扶正不忘抑风化痰，以图渐消其伏痰夙根。

哮喘发作期以邪实为主，证分寒热。小儿阳热体质者，即使受风寒也易迅速化热，故以热性哮喘多见。《丹溪心法·喘论》云："已发用攻邪为主。"外邪束肺、风痰壅肺是发作期共同病机，治疗当以伏其所因、祛风涤痰、止咳平喘为大法。如咳喘遇寒即发作，为肺气虚寒，不耐寒侵，当用温肺散寒。受热即发作者，治疗需用清润，但必须要见到舌红苔黄等热象。麻黄为平喘消风要药，射干配麻黄能助麻黄平哮止咳，但用量均不宜过大。喘多咳少，邪袭肺络，痹阻肺俞，风痰阻络，失于宣降，治以宣开，方投麻黄杏仁甘草石膏汤合降气消风涤痰之品为宜。寒喘需用麻黄，但患儿寒闭肌腠无汗时可用生麻黄，有汗者则应用炙麻黄。热喘之时，用麻黄杏仁甘草石膏汤治疗，并应加用清肺之品；哮喘鸣响者，需合用地龙、僵蚕等止痉药物，及葶苈子、紫苏子等降逆药物以助平哮定喘。

小儿哮喘发作期三证型，治疗总以仲景方为主方，概以麻黄为君药。寒性哮喘证，治以温肺散寒，涤痰定喘。用小青龙汤合三子养亲汤加减。用桂枝、白芍相伍，有解表和营，缓急解痉平喘之功；五味子配细辛，一收一散，达敛肺平喘之效。热性哮喘证，治以清肺涤痰，止咳平喘。用麻黄杏仁甘草石膏汤合苏葶丸加减。喘急者加地龙、僵蚕以清热解痉；咳甚者加前胡、炙冬花宣肺止咳；痰多者加胆南星、竹沥以豁痰降气；热重者加黄芩、栀子、虎杖清热解毒。外寒内热证，治以解表清里，定喘止咳。用大青龙汤加减。重用石膏、黄芩清泄肺热；咳喘哮吼甚者，加射干、桑白皮、葶苈子泻肺清热化痰；麻黄、桂枝合以解表散寒平喘止咳。哮喘发作期各证共用治法：消风宣肃肺气常选用蜜炙麻黄、杏仁、前胡、炙紫菀、桑白皮、细辛、五味子等；涤痰降逆平喘常选用葶苈子、紫苏子、莱菔子、白芥子、胆南星、地龙、代赭石等。其中以上葶苈子等四子质重性沉，符合哮喘发作时以肺气上逆为主的病机，在涤痰平哮的同时有降气平喘之功，是为要药。此外，哮喘发作时气机壅塞、血行不畅，也常兼有血瘀证候，因此，采用桃仁、丹参、牡丹皮、虎杖等有活血化瘀作用的药物有增强疗效的作用。

小儿哮喘迁延期标本兼治，消风扶正。迁延期邪实正虚，证候虚实夹杂。因小儿肺脾气虚，而风痰留恋不解，伏痰久居伤正，外风侵袭后与伏痰搏结不解；或者肾气亏虚，纳气无权，风痰恋肺久而难消，以致哮喘迁延难愈。治疗应当祛邪扶正兼施，消风化痰平喘、补肺健脾益肾。迁延期两证型：风痰恋肺、肺脾气虚证，治以消风化痰、补益肺脾。用二陈汤合人参五味子汤加减。常用炙麻黄、细辛、五味子消风宣肺；半夏、陈皮、炙款冬花燥湿化痰；人参、五味子益气敛肺；茯苓、甘草补气健脾；僵蚕、地龙祛风化痰；炙黄芪、白术、防风补肺固表。喷嚏时作者，加辛夷、苍耳子祛风宣窍。风痰内蕴、肾气亏虚证，多见于疾病迁延不愈或先天不足的患儿，治以泻肺祛痰，补肾纳气。偏肺实者以苏子降气汤为主加减，加陈皮以燥湿化痰，紫菀、款冬花化痰平喘；偏肾虚者用都气丸合射干麻黄汤加减，泻肺祛痰，补肾纳气。

小儿哮喘缓解期补益固本，调补肺脾肾、气阴阳，同时需要御外风、息伏风、化痰饮。治疗原则当扶正以治其本，增强体质，并消除内伏"风痰"夙根。缓解期三证型：肺脾气虚证，治以健脾益气、补肺固表。用人参五味子汤合玉屏风散加减。汗甚者，加煅龙骨、煅牡蛎固涩止汗；喷嚏时作者，加辛夷、白芍宣肺敛窍。脾肾阳虚证，治以健脾温肾、固摄纳气。用金匮肾气丸加减。或可加淫羊藿、核桃仁温补肾阳；五味子、山茱萸补肾固涩。肺肾阴虚证，治以养阴清热、补益肺肾。用麦味地黄丸加减。或加以百合、沙参润养肺阴；枸杞子、紫河车滋补肾阴；五心烦热者，加知母、黄柏养阴清热。如缓解期时有喘咳，偏肾阳虚常以炙麻黄与附子配伍、偏肾阴虚常以炙麻黄与熟地黄配伍，在此基础上随证加药，亦源于仲景治疗思路。

小儿哮喘需重视调整体质，防重于治。哮喘属于难治易发的疾病之一，证候较为顽固，根据"治未病"的预防医学思想，未病防病、已病防发显得尤为重要。所以，本病不仅需要用中医中药调整体质，还得从生活环境与饮食习惯诸方面预防发病，除了积极预防外感风邪、避免接触发物、适应时令季节气候变化以外，最重要的是适当锻炼并持之以恒，改善体质，以提高机体的适应能力及抗病能力。笔者总结小儿哮喘防治五大要点：第一，积极预防和治疗各种肺系感染性疾病，避免各种诱发因素如动物皮毛、尘螨、烟气、漆味、海鲜、冷咸辛辣食物等，在扬花季节尽量减少外出。第二，注意气候影响，尤其气温剧变、换季或流感流行时，要慎防外感诱发哮喘。第三，加强体育锻炼，改善体质。体质的形成是多方面因素作用的结果，具有稳定性和可变性。根据不同年龄段、不同体质小儿特点，安排合适的运动，持之以恒，可提升正气，有利于减少本病的发作，并预防其他相关过敏性疾病的发生。第四，发病季节避免活动过度和情绪激动，以防诱发哮喘。第五，缓解期采取冬病夏治穴位贴敷、内服药物扶正、饮食起居调摄等方法，可协助增强患儿体质，减少患者哮喘的复发率。总之，对于哮喘这一顽疾，需要采取综合防治措施，因时因地因人制宜，制订管理方案，并争取得到患儿、家长的配合，才能达到使本病长期缓解的目标。

第十三章 肺炎喘嗽

肺炎喘嗽，命名首见于清代汪昂《汤头歌诀·泻火之剂》，其后谢玉琼的《麻科活人全书·气促发喘鼻扇胸高第五十一》在叙述麻疹出现"喘而无涕，兼之鼻扇"时，称为"肺炎喘嗽"，是儿科命名之始。中医学"肺炎"之"炎"与西医学"炎症"之"炎"不同。中医认为"肺炎"是指肺热炽盛，炎是"炽""焰""焚"之义。本病病因多因正气不足，感受外邪而发，初起多有表证，一般起病较急，继而邪热入里，痰热郁闭于肺，宣肃失司，影响呼吸气体的出入，表现为发热、咳嗽、痰壅、喘促等主症，若治疗及时得当，一般预后良好，重者可见鼻翼扇张、张口抬肩、呼吸困难、面色苍白、口唇青紫等症。年幼体弱的患儿往往病情表现不典型，容易合并严重的变证，如心阳虚衰、邪陷心肝等，病情危重，原有先天性心脏病等疾病者易患本病且常常病程迁延，病情较重。本病一年四季都可发生，尤以冬春两季为多，好发于3岁以下婴幼儿，年龄愈小，体质愈弱，发病率越高，感邪重者，也很容易病情加重及发生变证。

中医学对肺炎喘嗽发病及症状早有相关论述。唐宋之前，医家多将本病归于"肺胀""喘鸣""上气""肺热病"等病证，如《金匮要略·肺痿肺痈咳嗽上气病脉证治》曰："上气，喘而躁者，属肺胀。"《诸病源候论·上气鸣息候》阐述外邪犯肺，气道阻塞，肺闭咳喘的病机："肺主于气，邪乘于肺则肺胀，胀则肺管不利，不利则气道涩，故气上喘逆，鸣息不通。"这与肺炎喘嗽的病机是很近似的。关于小儿肺炎喘嗽症状及预后的相关记载，可见于《素问·通评虚实论》："乳子中风热……喘鸣肩息者，脉实大也，缓则生，急则死。"描述婴儿外感风热后出现喘憋、痰鸣、肩摇等症状，若是脉象和缓者预后良好、过速者预后不良。宋·钱乙《小儿药证直诀·脉证治法》亦有"肺主喘，实则闷乱喘促，有饮水者，有不饮水者……胸满短气，气急咳嗽上气。"等相关记载。关于肺炎喘嗽的治疗方药，《伤寒论》麻黄杏仁甘草石膏汤、《金匮要略》葶苈大枣泻肺汤被历代沿用至今。清·汪昂《汤头歌诀·泻火之剂·泻白散》曰："泻白桑皮地骨皮，甘草粳米四般宜，参茯知芩皆可入，肺炎喘嗽此方施。"其后谢玉琼《麻科活人全书·气促发喘鼻扇胸高第五十一》有"气促之症，多缘肺热不清所致……如肺炎喘嗽，以加味泻白散去人参甘草主之。"均推荐使用泻白散加减。此外，还有《证治汇补·卷五》五虎汤、《古今医鉴·卷十三》一捻金等多个古方的应用记载。

西医学称肺炎喘嗽为肺炎，常按病理和病因再作分类。病理分类可分为大叶性肺炎、支气管肺炎、间质性肺炎、毛细支气管炎。病因分类可分为细菌性肺炎、病毒性肺炎、支原体肺炎、真菌性肺炎及其他（包括吸入性肺炎、衣原体肺炎等）。世界卫生组织（WHO）已将小儿肺炎列为全球 3 种重要儿科疾病之一，我国政府也将其列为儿科四病之一。据世界卫生组织统计，全世界每年 5 岁以下儿童约 400 万死于肺炎，其中绝大多数是发展中国家儿童，有 2 / 3 是婴儿。我国每年约有 30 万左右 5 岁以下儿童死于肺炎。流行病学显示，肺炎链球菌和流感嗜血杆菌可能是我国小儿肺炎的主要细菌病原，近年来病毒性肺炎所占比例不断上升已超过 1/2，呼吸道合胞病毒（RSV）是急性下呼吸道感染最常见的病因。我国不同地区儿童肺炎发病呈 3 种不同类型，北方以每年 2～3 月份为高峰，亚热带地区以 5～7 月份为高峰，长江流域季节性不明显。西医治疗的主要方法是积极治疗原发病；对高热、惊厥、脱水、缺氧及血生化改变，以及呼吸衰竭进行适当处理；对昏迷病人应吸出痰液，保持呼吸道通畅，及时供氧并持续较长时期，促使脑水肿消退；如已有心力衰竭，应及时治疗；如已有代谢性酸中毒，则可用适量碳酸氢钠；必要时进行气管切开和人工呼吸。

近 20 多年来，我们发挥中医药治疗病毒性肺炎的优势，对本病开展了系列的临床和实验研究，证实中医药在治疗小儿病毒性肺炎、防治并发症、降低死亡率等方面有显著的疗效。现代对小儿肺炎的研究范围广泛。病原诊断近 10 余年来不断进展。病毒学除常规技术外，还开展了快速诊断，间接免疫荧光、酶联免疫吸附、免疫酶标抗体法、碱性磷酸酶 - 抗碱性磷酸酶法、酶联免疫吸附捕捉法测定特异性 IgM 抗体等。细菌诊断近年来也开始探索快速诊断方法，如反向间接血凝试验、胶乳凝集试验等。随着病原学研究的进展，对于不同病原所致肺炎的辨证论治规律研究也日益增多，使间质性肺炎、呼吸道合胞病毒性肺炎、支原体肺炎、流行性喘憋性肺炎等的辨证论治与辨病治疗相结合的研究不断深入。并已证明，许多中药单味及复方制剂在体外均能改善免疫功能，有些药物具有双向免疫调节作用，可逆转 T

细胞亚群比例失调，促进自然杀伤细胞功能，抑制组胺等炎性介质的释放，降低气道反应性，临床治疗肺炎取得显著效果。在实验方面，建立了肺炎动物模型，明确了中药治疗风温肺热证（包括急性肺炎等）的临床研究指导原则，并提出了主要药效学研究要求，使中药治疗肺炎从祛邪作用（抗病毒、抗菌等）、清热作用、宣肺作用、化痰作用、抗炎作用等方面按照统一的标准进行疗效评价，为提高治疗肺炎中药新药的有效性、安全性等提供了基础。

【病因病机】

小儿肺炎喘嗽的病因，有外因和内因两大类。外因责之于感受风邪，小儿寒温失调，风邪外袭，夹热或夹寒而为病；或由其他疾病传变而来，如感冒、咳嗽、麻疹、水痘等。内因责之于小儿形气未充，肺脏娇嫩，卫外不固，如先天禀赋不足，或后天喂养失宜，久病不愈，病后失调，则致正气虚弱，腠理不密，易为外邪所中。

小儿外感风邪，由鼻口或皮毛而入，侵犯肺卫，肺气失司，化热灼津，炼液成痰，阻于气道，清宣肃降功能失职，以致肺气郁闭，出现咳嗽、痰鸣、气喘、鼻扇等证候，发为肺炎喘嗽。肺炎喘嗽的病变部位主要在肺，常累及脾，亦可内窜心肝。痰热是其病理产物，病机关键为肺气郁闭。

肺主气而朝百脉，若邪气壅盛或正气虚弱，病情进一步发展，可由肺而涉及其他脏腑。如肺失肃降，可影响脾胃升降失司，以致浊气停聚，大肠之气不得下行，出现腹胀、便秘等腑实证候。肺气闭塞，气机不利，则血流不畅，脉道涩滞，故重症患儿常有唇甲发绀、舌质紫暗等气滞血瘀的征象。热毒化火，内陷厥阴，引动肝风，可致神昏、抽搐之变证。若正不胜邪，气滞血瘀加重，可致心失所养，心气不足，甚而心阳虚衰，临床出现呼吸浅促，脉细弱而数，颜面唇甲发绀，胁下痞块增大，肢端逆冷，皮肤紫纹等危重症，重者可能导致阳气虚脱。

1. 风寒郁肺

肺主皮毛、开窍于鼻，风寒之邪外侵，由皮毛或鼻口而入。寒邪犯表，腠理失宣，产生风寒表证；寒邪束肺，肺气郁滞，失于宣降，其气上逆，则致呛咳气急；肺主气功能失职，水液输化无权，凝而为痰，则见痰涎色白而清稀。

2. 风热郁肺

风热之邪侵袭，由鼻口或皮毛而入。风热犯表，肺卫失宣，产生风热表证；热邪郁肺，肺气失于宣肃，则致咳嗽气促；温热之邪，灼伤肺津，炼液为痰，痰阻气道，或肺气失肃，水道通调失职，水液输化无权，留滞肺络，凝聚为痰，痰壅气道，则见咳嗽剧烈、喉间痰鸣、气促鼻扇。本证也可由外感风寒证转化而来。

3. 痰热闭肺

邪热由表入里，肺津因之熏灼凝聚，熬炼成痰。痰热相结，闭阻于肺，肺气失于宣发肃降，则致发热咳嗽，气促鼻扇，喉间痰鸣；痰堵胸宇，胃失和降，则胸闷胀满，泛吐痰涎；热毒壅盛，则见面赤口渴；气滞血瘀，血流不畅，则致口唇发绀。

4. 毒热闭肺

邪气炽盛，毒热内闭肺气，或痰热炽盛化火，熏灼肺金，则致高热持续，咳嗽剧烈，气促喘憋，烦躁口渴，面赤唇红，小便短黄，大便干结；毒热耗灼阴津，津不上承，清窍不利，则见涕泪俱无，鼻孔干燥如煤烟。

5. 阴虚肺热

小儿肺脏娇嫩，久热久咳，邪热伤肺，阴津被灼，正虚邪恋，余邪留恋不去，则致低热盗汗，舌苔黄，脉细数；肺阴亏损，则见干咳、无痰、舌红乏津。

6. 肺脾气虚

体质虚弱儿或伴有其他疾病者，感受外邪后易伤肺脾。肺炎迁延者，肺气耗伤太过，卫表失固，动辄汗出，咳嗽无力；脾气受损，运化不健，痰湿内生，则致喉中痰鸣，食欲不振，大便溏；肺脾气虚，气血生化乏源，则见面色无华，神疲乏力，舌淡苔薄，脉细无力，又易于再罹外感而致病情反复。

【临床诊断】

1. 诊断要点

（1）起病前常有感冒、咳嗽，或麻疹、水痘等病史。起病较急，有发热、咳嗽、痰壅、喘促等症，或有轻度发绀。

（2）病情严重时，常见喘促鼻扇，烦躁不宁，面色苍白，口唇青紫发绀，或高热不退。甚至可见面色苍白、唇指发绀、呼吸困难、脉细弱疾数之心阳虚衰症，或壮热烦躁、神昏谵语、四肢抽搐、口噤项强之邪陷心肝证。

（3）新生儿患肺炎时，常以不乳、精神萎靡、口吐白沫等症状为主，而无上述典型表现。

（4）肺部听诊可闻及较固定的中细湿啰音，常伴干性啰音，如病灶融合，可闻及管状呼吸音。

（5）胸部X线检查见肺纹理增多、紊乱，肺部透亮度降低或增强，可见小片状、斑片状阴影，也可出现不均匀的大片状阴影。

（6）实验室检查

血常规检查：细菌性肺炎白细胞总数较高，中性粒细胞增多；病毒性肺炎白细胞总数正常或降低，有时可见异型淋巴细胞。

病原学检查：细菌培养、病毒分离和鉴别、肺炎支原体分离培养或特异性IgM和IgG抗体测定等，可获得相应的病原学诊断，病原特异性抗原检测常有早期诊断价值。

2. 鉴别诊断

（1）咳嗽：以咳嗽为主要临床表现，有的可闻及喉间痰鸣音，一般不伴有喘促，与肺炎喘嗽以气促为临床主症不同。肺部听诊两肺听诊呼吸音粗糙或有多变性的干湿啰音。肺炎患儿两肺多可闻及固定性中细湿啰音。胸部X线检查是否有炎症阴影也可供鉴别诊断。

（2）哮喘：反复发作的喘息、气促、胸闷或咳嗽，可闻哮鸣音。发病多与接触变应原、冷空气，物理或化学性刺激，病毒性上、下呼吸道感染，运动等有关。常突发突止，支气管舒张剂有显著疗效。发作时肺部听诊两肺闻及弥漫性以呼气相为主的哮鸣音、呼气相延长是其典型表现。

（3）支气管异物：吸入异物可致肺部炎症。根据异物吸入史，突然出现呛咳，参考胸部X线检查可以鉴别，诊断困难者需作支气管纤维镜检查方能确诊。

【辨证论治】

1. 辨证要点

本病病位以肺为主，可涉及脾、心、肝，主要从八纲辨证。初起外感风邪郁肺，辨证应分清风热或是风寒。继而外邪由表入里，肺气闭郁，应辨清热重还是痰重。后期邪减而正虚，要辨别阴虚或气虚。重症患儿需及早观察变证端倪，若面白肢凉，唇指青紫，呼吸浅促，脉搏细数，为心阳虚衰表现；若高热不退，躁扰不宁，神识不清，肢体惊惕，可能进而发生邪陷厥阴变证。

热、咳、痰、喘是肺炎喘嗽的典型症状，热、郁、痰、瘀是肺炎喘嗽的病机特点。本病辨证，首先辨别常证、变证。常证初期应辨寒、热，中期应辨热、痰轻重，后期辨别气虚、阴虚。变证重在辨重症、危症。

（1）初期辨风寒风热：病初起时与感冒相似，多有表证，主要表现为发热、咳嗽、气喘。根据全身及局部症状，凡恶寒重发热轻，无汗，咳嗽气急，痰多清稀，咽淡红，舌质不红，苔白，为风寒郁肺；若发热恶风，咳嗽气急，痰多黏稠或色黄，咽红，舌质红，苔薄白或黄，为风热郁肺。

（2）中期辨痰重热重：痰重则咳嗽剧烈、气促鼻扇、痰多喉鸣，甚则痰声辘辘，胸高抬肩撷肚，舌红苔白滑而腻，脉滑。热重则高热不退，面赤唇红，便秘尿赤，舌红苔黄糙，脉洪大，气急喘憋、烦躁口渴者还可为毒热闭肺。亦有痰热并重者，则以上二者相兼。

（3）后期辨气虚阴伤：病程较长者以虚证居多。低热盗汗，干咳无痰，舌红少津，舌苔花剥、苔少或无苔，为阴虚肺热；若面白少华，动则汗出，咳嗽无力，舌质淡，舌苔薄白，为肺脾气虚。

（4）重症辨常证变证：如见呼吸困难，张口抬肩，鼻翼扇动，为本病中的重症。若正气不足，邪毒闭肺后，阳气不支而虚衰，可见喘促肢厥、脉细弱而数，为心阳虚衰之变证；若邪毒炽盛，扇动肝风，可见神昏抽搐，为邪陷厥阴之变证。

2. 治疗原则

本病治疗，以开肺化痰，止咳平喘为基本法则。开肺以恢复肺气宣发肃降功能为要务，宣肃如常则咳喘自平。若痰多壅盛者，须加降气涤痰；喘憋严重者，治以平喘利气；气滞血瘀者，佐以活血化瘀；肺与大肠相表里，壮热炽盛时可加用攻下药通腑泄热。出现变证者，或温补心阳，或平肝息风，随证施治。病久阴虚肺燥，余邪留恋，用药宜甘凉养阴、润肺化痰，兼清余热；肺脾气虚者，宜健脾益气、补肺固表，以扶正祛邪。

3. 证治分类

（1）常证

①风寒郁肺

证候　恶寒，发热，无汗，头身痛，鼻塞流清涕，喷嚏，咳嗽，呛咳气急，痰白而稀，可见泡沫样痰，或闻喉中痰嘶，口不渴，面色淡白，纳呆，小便清，咽不红，舌质淡红，舌苔薄白，脉浮紧，指纹浮红。

辨证　本症见于发病初期，常在寒冷季节发生。辨证要领为恶寒、发热、无汗、咽红不著之表寒证，同时见呼吸气急、痰涎色白清稀。小儿患病易寒易热，本证正邪交争易于化热，故此证一般都为时短暂，临证必须随时注意风寒化热之证候转化。

治法　辛温宣肺，化痰止咳。

方药　华盖散加减。常用麻黄、杏仁散寒宣肺；荆芥、防风解表散寒；桔梗、白前宣肺止咳；紫苏子、陈皮化痰平喘。

恶寒身痛重者加桂枝、白芷温散表寒；痰多稀白，舌苔白腻者，加法半夏、陈皮、生姜、莱菔子化痰止咳；胸闷纳呆，恶心呕吐，舌苔白腻者，加姜半夏、藿香、苍术、厚朴、草果燥湿化痰。如寒邪外束，内有郁热，症见呛咯痰白，发热口渴，面赤心烦，苔白，脉数者，则宜加石膏、黄芩，如大青龙汤表里双解。

②风热郁肺

证候　初起症见发热恶风，头痛有汗，鼻流黄涕，咳嗽气急，痰多，痰黏稠或黄，口渴咽红，舌红，苔薄白或黄，脉浮数。继之则见高热烦躁，咳嗽频作，气急鼻扇，喉中痰鸣，面色红赤，便干尿黄，咽部红肿，舌红苔黄，脉滑数，指纹紫滞。

辨证　本证以风热表证加上肺气郁滞证候为特征。本证可因风热犯肺而发病，也可由外感风寒之证转化而来，多见发热转重，或有其他明显的热证表现，如发热恶风、咯痰黄稠、咽红口渴、舌红苔黄等。初起证候较轻，表邪未解，肺经郁热；重症则邪热入里，肺气由郁转闭证候显现。

治法　辛凉宣肺，清热化痰。

方药　银翘散合麻黄杏仁甘草石膏汤加减。常用金银花、连翘、薄荷解表清热；桑叶、桔梗、前胡宣肺止咳；炙麻黄、杏仁、石膏、甘草宣肺清热；葶苈子、枳实涤痰平喘。

本证表热为主者选银翘散为主方，发热、头痛、咽痛加牛蒡子、蝉蜕、板蓝根清热利咽；咳嗽剧烈、痰多者加瓜蒌皮、浙贝母、天竺黄清化痰热。里热为主者选麻黄杏仁甘草石膏汤为主方加减，热重者，选加黄芩、栀子、贯众、鱼腥草清肺泄热。

③痰热闭肺

证候　发热烦躁，咳嗽喘促，呼吸困难，气急鼻扇，声高息涌，胸高胁满，咳痰黄稠或喉间痰鸣，口唇发绀，面赤口渴，纳呆，便秘，小便黄少，舌质红，舌苔黄腻，脉象滑数，指纹紫滞。

辨证　此证痰热壅肺，肺气闭郁，出现本病典型的热、咳、痰、喘证候，多见于肺炎喘嗽的中期，痰热俱甚，闭郁于肺，而见上述诸症。严重者肺气不畅，可致气滞血瘀，见口唇发绀，胸高气急，痰壅如潮，闷乱烦躁，必须及时救治，否则易因邪盛正虚转为变证。

治法　清热涤痰，开肺定喘。

方药　五虎汤合葶苈大枣泻肺汤加减。常用炙麻黄、杏仁、前胡宣肺止咳；石膏、黄芩、鱼腥草、甘草清肺泄热；桑白皮、葶苈子、紫苏子泻肺涤痰；细茶肃肺化痰。

热甚者加栀子、虎杖清泄肺热；热盛便秘，痰壅喘急加大黄或礞石滚痰丸涤痰泻火；痰盛者加浙贝母、天竺黄、鲜竹沥清化痰热；喘促而面唇青紫者，加丹参、虎杖解毒化瘀。

④毒热闭肺

证候　高热持续，咳嗽剧烈，气急鼻扇，喘憋不安，胸高胁满，张口抬肩，痰少黄稠难咯或痰中带血，涕泪俱无，鼻孔干燥如烟煤，面赤唇紫，烦躁口渴，溲赤便秘，舌红而干，舌苔黄糙，脉洪数，指纹紫滞。

辨证　本证邪势炽盛，毒热内闭，常为痰热闭肺证热毒重者发展而成。与痰热闭肺证相比，本证毒热重而痰象轻，故见高热不退，咳嗽剧烈，气急喘憋，涕泪俱无，鼻孔干燥如烟煤等症。毒热闭肺证病情重笃，极易发生变证，因邪热化火内陷或正虚心阳不支，可迅速转为邪陷厥阴、心阳虚衰之危证。

治法　清热解毒，泻肺开闭。

方药　黄连解毒汤合麻黄杏仁甘草石膏汤加减。常用炙麻黄、杏仁、枳实宣肺开闭；黄连、黄芩、栀子清热解毒；石膏、知母、甘草清解肺热。

热毒重选加虎杖、贯众、蚤休、蒲公英、败酱草清热解毒；便秘腹胀加大黄、玄明粉通腑泄热；口干鼻燥，涕泪俱无，加生地黄、玄参、麦冬润肺生津；咳重加前胡、款冬花宣肺止咳；烦躁不宁加白芍、钩藤清心宁神。

⑤阴虚肺热

证候　病程较长，低热盗汗，干咳无痰，或者痰少难咯带血，面色潮红，手足心热，口干欲饮，盗汗，小便黄少，舌质红乏津，舌苔少或花剥，脉细数，指纹淡紫。

辨证　本证多见于疾病恢复期或者病程迁延者。以热减阴津耗伤为证候特点，面色潮红，盗汗，干咳少痰，质红而干，舌苔光剥，脉细数等症为主。阴伤轻者咳嗽声作、干咳少痰；阴伤重者口干舌燥、干咳无痰，甚至咯血，伴见全身阴虚症状。

治法　养阴清肺，润肺止咳。

方药　沙参麦冬汤加减。常用南沙参、麦冬、玉竹、天花粉养阴清肺；桑白皮、百合、款冬花肃肺润燥止咳；扁豆、甘草益气和胃。

余邪留恋，低热反复者，选加地骨皮、知母、黄芩、鳖甲滋阴退热；久咳者，加百部、炙紫菀、枇杷叶、五味子润肺敛肺止咳；汗多加煅龙骨、煅牡蛎、酸枣仁敛阴止汗。

⑥肺脾气虚

证候　久咳无力，痰稀白易咯，气短，低热起伏，面白少华，神疲乏力，自汗，纳差，口不渴，大便溏，易于感冒，舌质淡红，舌体胖嫩，苔薄白，脉细弱无力，指纹淡。

辨证　本证见于肺炎喘嗽恢复期及后期，肺脾之气耗损所致，多见于素体肺脾气虚的患儿，病程迁延。偏肺气虚者面白少华，反复感冒；偏脾气虚者纳差便溏，神疲乏力。肺气虚弱，肺热不清，则表现为低热起伏。也有出现卫阳失守、营阴外泄的营卫不和证，以恶风肢凉，多汗不温，咳嗽无力为主要证候。

治法　补肺健脾，益气化痰。

方药　人参五味子汤加减。常用党参（或人参）、茯苓、白术、炙甘草益气健脾，培土生金；五味子敛肺止咳；百部、法半夏、橘红止咳化痰。

咳嗽多痰去五味子，加陈皮、杏仁、远志化痰止咳；虚汗多，动则汗出，加炙黄芪、煅龙骨、煅牡蛎固表止汗；若多汗出而不温，加桂枝、白芍温卫和营；大便不实加怀山药、炒扁豆健脾益气；纳差加焦山楂、焦六神曲和胃消食。

（2）变证

①心阳虚衰

证候　面色苍白，唇指发绀，呼吸浅促、困难，额汗不温，四肢厥冷，虚烦不安或神萎淡漠，右胁下出现痞块并渐增大，心悸动数，舌质略紫，苔薄白，脉细弱疾数，指纹紫滞、可达命关。

辨证　本证常出现于婴幼儿，或阳虚体质而患肺炎喘嗽者，即邪盛正虚患儿，来势急、病情重。由于邪毒炽盛，损伤原本不足之心阳，肺闭气郁导致血滞而络脉瘀阻，临床以突然出现面色苍白，发绀，四肢不温或厥冷，右胁下痞块增大，呼吸浅促，脉细弱疾数为辨证要点。

治法　温补心阳，救逆固脱。

方药　参附龙牡救逆汤加减。常用人参大补元气；附子回阳救逆；煅龙骨、煅牡蛎潜阳敛阴；白芍、甘草和营护阴。

气阳虚衰者亦可先用参附汤或独参汤少量频服以救急。若气阴两竭，加麦冬、五味子以益气养阴救逆。若出现面色苍白而青，唇舌发紫，右胁下痞块等血瘀较著者，可酌加丹参、红花等活血化瘀之品，以祛瘀通络；呼吸不整或叹息样呼吸者，加炙黄芪、山茱萸、炙麻黄、坎脐益肺顺气。本证务需早期诊断，及时治疗，不应待气阳虚衰之象毕现而后救治。病情危重者，应予中西医结合抢救治疗。

②邪陷厥阴

证候　壮热烦躁，气促，喉间痰鸣，神昏谵语，四肢抽搐，口噤项强，双目凝视，口唇发绀，舌质红绛，脉细数，指纹青紫、可达命关或透关射甲。

辨证　本证由于邪热炽盛，内陷手厥阴心包络经和足厥阴肝经而致。临证以病情迅速加重，见壮热、烦躁、神昏、四肢抽搐、口噤项强等心肝诸症为要点，病情危重。

治法　平肝息风，清心开窍。

　　方药　羚角钩藤汤加减合牛黄清心丸。常用羚羊角粉（冲服）、钩藤、僵蚕平肝息风；茯神安神定志；白芍、生地黄、甘草滋阴而缓急解痉；黄连、黄芩、栀子清热泻火解毒；郁金、石菖蒲清心开窍。另服牛黄清心丸。

　　昏迷痰多者，加胆南星、竹沥、猴枣散等豁痰开窍；高热神昏抽搐，可选加紫雪、安宫牛黄丸等成药。病情危重者，应予中西医结合抢救治疗。

【**其他疗法**】

　　1. 中药成药

　　（1）通宣理肺口服液：每支 10mL。每服 3～7 岁 7mL、> 7 岁 10mL，1 日 2～3次。用于风寒郁肺证。

　　（2）小儿麻甘颗粒：每袋 10g。每服 < 1 岁 1g、1～3 岁 3g、4～7 岁 5g、8～12岁 8g，1 日 3 次。用于风热郁肺证。

　　（3）儿童清肺口服液：每支 10mL。每服 < 6 岁 10mL、> 6 岁 20mL，1 日 3 次。用于痰热闭肺证。

　　（4）小儿清肺化痰口服液：每支 10mL。每服 < 1 岁 3mL、1～5 岁 10mL、> 5岁 15～20mL，1 日 2～3 次。用于痰热闭肺证。

　　（5）小儿肺热咳喘颗粒：每袋 4g。每服 < 3 岁 4g，1 日 3 次；3～7 岁 4g，1 日4 次；> 7 岁 8g，1 日 3 次。用于痰热闭肺证、热毒闭肺证。

　　（6）玄麦甘桔颗粒：每袋 10g。每服 1～3 岁 3g、4～7 岁 5g、8～14 岁 10g，1 日 3 次。用于阴虚肺热证。

　　（7）玉屏风颗粒：每袋 5g。每服 < 1 岁 2g、1～5 岁 2.5～5g、6～14 岁 5g，1 日 3 次。用于肺脾气虚证。

　　（8）痰热清注射液：每支 10mL。儿童按体重 0.3～0.5mL/kg，最高剂量不超过20mL，加入 5% 葡萄糖注射液或 0.9% 氯化钠注射液 100～200mL，静脉滴注，控制滴速每分钟 30～60 滴，1 日 1 次，或遵医嘱。24 个月以下婴幼儿禁用。用于风热郁肺证、痰热闭肺证。

　　（9）喜炎平注射液：每支 2mL（50mg）或 5mL（125mg）。儿童按 5～10mg/（kg·d）或 0.2～0.4mL/（kg·d），最高剂量不超过 250mg，加入 5% 葡萄糖注射液或 0.9%

氯化钠注射液 100～250mL 稀释后静脉滴注。2 岁以下婴幼儿慎用。用于风热郁肺证、痰热闭肺证。

2. 贴敷疗法

肉桂 12g，丁香 16g，制川乌 15g，制草乌 15g，乳香 15g，没药 15g，当归 30g，红花 30g，赤芍 30g，川芎 30g，透骨草 30g，制成 10% 油膏。敷背部湿啰音显著处。1 日 1 次，5～7 日为 1 疗程。用于肺部湿性啰音持续不消者。

3. 针灸疗法

主穴：尺泽、孔最、列缺、合谷、肺俞、足三里。配穴：少商、丰隆、曲池、中脘，用于痰热闭肺证；气海、关元、百会，用于心阳虚衰证。一般施以捻转泻法或透天凉手法，足三里施以捻转补法，气海、关元、百会可配合灸法。1 日 1 次。

4. 拔罐疗法

（1）取穴：风门、肺俞、膏肓俞或在肺部有湿性啰音处，闪火法操作。每日或隔日 1 次。

（2）取穴：肩胛双侧下部，拔火罐。每次 5～10 分钟。1 日 1 次，5 日为 1 疗程。适用于肺炎后期湿性啰音久不消退者。

5. 推拿疗法

（1）风寒郁肺证：清肺经、大肠经，清天河水，揉二扇门，按天突、风池、肺俞，擦胸背。

（2）风热郁肺证：清肺经、大肠经，清天河水，退六腑，清心经、脾经，推涌泉，推脊。

（3）痰热闭肺证：清肺经，清天河水，退六腑，揉天突，分推膻中，直推膻中，揉乳旁、乳根，揉肺俞，分推肩胛骨，推脊，推涌泉。

（4）正虚邪恋证：补脾经、肺经，推三关，按揉精宁，摩中脘，按揉足三里，推涌泉，揉心俞、肺俞。

（5）正虚邪陷证：清天河水，退六腑，补心经、肺经，掐小天心、人中、十宣、精宁、水底捞月。

【防护康复】

1. 预防

（1）保持室内空气新鲜，谨防受凉。

（2）加强体育锻炼，增强体质。

（3）气候冷暖变化时，随时增减衣服。感冒流行期间勿去公共场所，防止感受外邪。

（4）发生感冒、咳嗽时及时治疗，防止病情发展。

2. 护理

（1）保持室内空气流通，室温以 20 ～ 24℃、相对湿度 60% 为宜。

（2）保持呼吸道通畅，及时清除呼吸道分泌物，定时翻身拍背、变换体位，以利痰液排出。

（3）加强营养，饮食应富含蛋白质和维生素，少量多餐，重症不能进食者，可给予静脉营养。高热患儿宜多饮水，给予半流饮食，忌食油腻及刺激食品，以防助热生痰。

（4）不同病原体肺炎患儿应分室居住，以免交叉感染。

（5）对于重症肺炎患儿要加强巡视，密切观察病情变化。

3. 康复

（1）积极采取以上各项治疗、护理措施，让患儿顺利地渡过恢复期。

（2）监测患儿症状，继续采用必要的药物治疗、推拿等措施调理，促使患儿康复。

（3）对反复呼吸道感染的患儿在肺炎治愈后要及时采取调治措施，扶助正气，增强御病能力。

【审思心得】

1. 循经论理

关于本病命名，以往认为始见于清代谢玉琼《麻科活人全书·气促发喘鼻扇胸高第五十一》（撰于 1748 年）。再读古籍，发现汪昂《汤头歌诀·泻火之剂》（刊于

1694 年）"泻白散：泻白桑皮地骨皮，甘草粳米四般宜，参茯知芩皆可入，肺炎喘嗽此方施。"已经明确提出泻白散加减可以用于治疗肺炎喘嗽，较《麻科活人全书·咳嗽第五十篇》"附方"中"泻白散治喘嗽，并脾肺经有热，目黄，口不吮乳……加人参、白茯苓、知母、黄芩，名加减泻白散，治肺炎喘嗽。"要早 50 多年，而且谢玉琼治疗麻疹合并肺炎喘嗽所用泻白散加减即引自汪昂《汤头歌诀》。说明汪昂提出肺炎喘嗽病名在前，谢玉琼在后，只是谢玉琼将肺炎喘嗽明确为小儿麻疹"气促发喘鼻扇胸高"并发症是在儿科的最早命名。

小儿肺炎喘嗽病变脏腑主要在肺，可累及心、肝、脾，病因以风温袭肺为主，病机围绕热、郁、痰、瘀相互影响与转化。邪热壅阻，肺气郁闭是其病机关键，痰瘀是其病理产物，二者互为因果，而形成恶性循环。邪气郁阻于肺，水道通调失职，水液输化无权，留滞肺络，凝聚为痰，或温热之邪，灼伤肺津，炼液成痰，痰热交阻于气道，壅盛于肺，以致出现咳喘加剧，喉间痰鸣，声如拽锯诸症。若小儿素体脾虚湿盛，则以喘促痰鸣为主要特征。并见鼻扇气促，张口抬肩，甚则两胁扇动；若痰热炽盛化火，熏灼肺金，则见高热稽留不退，咳嗽，鼻扇气喘加重。若是邪热炽盛化火，内陷厥阴心肝，则出现高热神昏动风的证候。肺主治节，朝百脉，心主血而运行营阴，气为血之帅，血为气之母，气行则血行，气滞则血滞，肺气郁闭，心血运行不畅，可致心失所养，如果正不胜邪，心血瘀阻加重，造成心气不足，进而导致心阳不振之变，心阳虚衰，肺气郁阻，肝失疏泄条达，气滞血瘀，可见唇指发绀、肝脏迅即增大等症，重者可以导致阳气暴脱。疾病的过程，也是邪正相争的过程，正气充盛则克邪制胜而疾病向愈，若是正气不足则易伤阴耗气，正气虚弱，邪气留恋不去，常致肺脾气虚、阴虚肺热。

小儿肺炎喘嗽的病机关键是"肺气郁闭"，轻者为"郁"、重者为"闭"，皆是肺气失主、宣发肃降功能失职的反映。温热邪气自鼻口犯肺，妨碍肺气升降出入，便是"郁"的产生。气为阳，热为阳邪，热致气郁，两阳相会，愈燃愈烈，故热越炽则郁越盛，郁愈重则热愈旺。若为温邪致病，阻滞气机，产生郁热多为无形；若为湿热邪气致病或兼夹有形邪气（如痰浊、水湿、积滞、燥屎、瘀血等）则其所致郁热、郁结为有形邪结。郁结不解则肺气闭阻。其中又以痰浊壅阻肺络、气机郁滞瘀血内生，造成肺气宣肃失司而郁闭为常见。所以，小儿肺炎喘嗽的发生发展，乃是热、郁、痰、瘀病机演变的结果，作者由此提出了"小儿肺炎喘嗽从热、郁、痰、瘀论治"的学术观点。

小儿肺炎喘嗽辨证首应区分寒热属性。小儿卫外不固，易感外邪。外感时邪，以风热居多，亦有风寒之证。风热或风寒外犯束肺，肺气闭塞，失于宣降，则气逆而咳喘。又因小儿阴津常不足，正邪交争，寒邪易于化热。肺热壅盛者，熏灼津液为痰，或兼阳明腑实，胃热上熏者，均致痰热相结，宣肃失司，咳喘加剧。若邪热内蕴，复感风寒，寒邪束肺，又可以形成外寒内热，所谓"寒包火"之证。外邪郁肺，痰热阻肺，阻滞气机，碍于血运则瘀，血因热凝，以致瘀热互结。随着本病病情演变，辨证重在区分虚实属性。本病由实转虚的演变过程主要取决于感受病邪与机体正气之间的相互抗争及双方力量的消长变化。由于小儿脏腑柔弱，疾病传变迅速，病理变化易虚易实。病之初期邪犯肺卫及中期邪热亢盛阶段，邪气实而正气尚不甚虚，正邪交争，因而出现发热、咳嗽、气急、鼻扇等阳热炽盛肺气宣肃失司的证候。如能得到合理治疗，正胜邪却，则疾病渐趋好转。如邪势过甚，正不敌邪，则病情进一步发展，由肺累及其他脏腑，而形成临床上所见的各种变证。如邪气壅盛，肺气衰败，则可见气虚欲绝之危象。如气阴耗伤，易造成余邪留恋，使病情迁延不愈。年龄愈小，疾病的变化愈迅速，虚实转变愈明显。

小儿肺炎喘嗽辨证要点为变证辨识。变证是肺炎喘嗽邪毒炽盛、正虚衰败所产生的危证。邪毒炽盛者易产生邪陷心肝变证，证候以壮热、烦躁、神昏、抽搐为主。正气不支而衰败者常见为心阳虚衰证，其证候如《素问·通评虚实论》所载："喘鸣肩息者，脉实大也，缓则生，急则死。"脉搏过于疾数者病情危重，当及早发现端倪，挽阳气于未衰之前。本病病情发展变化及预后与年龄大小、体质强弱、受邪轻重及护理适当与否均有密切的关系。体质强、感邪较轻、治疗及时、护理适当者，预后多良好。先天禀赋不足及后天失调的虚弱患儿及感邪重者，则病情多重，且易发生变证，或者迁延难愈。

关于小儿肺炎喘嗽的证候学，笔者通过多中心 480 例住院病毒性肺炎患儿的临床调查分析，统计风寒郁肺证 14 例（占 2.92%）、风热郁肺证 78 例（占 16.25%）、痰热闭肺证 360 例（占 75%）、阴虚肺热证 13 例（占 2.71%）、肺脾气虚证 15 例（占 3.12%）。说明在本病住院病例中，以痰热闭肺证最多。并通过研究提出了小儿病毒性肺炎辨证客观化的各证候 Bayes 判别函数。近年来，笔者主持国家自然科学基金"基于代谢组学的小儿病毒性肺炎证候学生物标记物研究"（81373688），通过对病毒性肺炎患儿血液和尿液的代谢组学检测，建立了基于生物标记物表达差异的痰热闭肺证、风热郁肺证、风寒郁肺证所致代谢物特征谱库，从代谢组学角度揭示了病毒性肺炎中医证候的科学实质及代谢网络的变化特征。该项研究可进一步明确小儿病毒性肺炎辨证依据、揭示病证关系，为病毒性肺炎辨证学体系提供客观基础，在中医儿科证候客观化研究方面引入了组学研究方法，开拓了新的研究领域。

2. 证治有道

小儿肺炎喘嗽以气喘、咳嗽、痰壅、发热为临床主症，其气喘、咳嗽产生机制为肺气宣发、肃降功能失职，故笔者提出解郁开闭应是小儿肺炎喘嗽的基本治则，配合清热、涤痰、化瘀之法。肺气郁闭产生原因首先与风温邪热犯肺有关，若不清其笼罩于肺脏之邪热，则肺主气、司呼吸功能难以恢复其常。故治法应予清其无形邪热，在表时可疏风清热，入里则应清肺解毒，必要时通腑泄热，以泻其火。同时，还必须散其有形邪结。肺气不利，津液失布，炼津成痰，痰阻肺络，肺气郁结。此时除一般燥湿化痰药外，倡用涤痰之品。所谓涤痰，为引痰下驱药物，此类药物同时有泻肺降气之功，取之兼有涤痰、平喘功效。气滞而致血瘀在小儿肺炎亦属常见，而血瘀又进一步碍滞气机，所以活血化瘀药物也属常用，且其兼有开郁条畅肺气之功。清热、解郁、涤痰、化瘀四法应用之多少，则应依其证候热、郁、痰、瘀之轻重缓急而定。

疾病的初期，多因风邪犯肺，可分风寒郁肺和风热郁肺二证，其中又以风热郁肺为多见。对于风寒郁肺证，治以辛温开肺，化痰止咳，此证乃风寒犯肺，病势尚浅，故以辛温宣肺为主，化痰止咳为辅，方以华盖散加减，取其辛温发散之力，宣通肺经，驱邪外解。表寒重者加防风，增强表散之力；表里俱寒者加细辛，化痰定喘；痰多者加莱菔子、半夏增强涤痰之力；咯痰不畅者加蜜紫菀、白前宣肺止咳；喘憋严重的加紫苏子、白芥子降气定喘。风寒郁肺证较少，且易于转变为风热郁肺证、外寒内热证，所以处方不能过剂，一旦热象显露，需及时调整方药改用或加用清宣肺热之品。

对于风热郁肺证，此证邪多在肺卫，故治宜辛凉宣肺，化痰止咳。轻症以辛凉清解为主，重症则以辛寒或苦寒泄热解毒，佐以化痰定喘。轻症取方银翘散加减，重症用麻黄杏仁甘草石膏汤加味。轻症患者在银翘散基础上，咳嗽较重者加前胡、杏仁、浙贝母宣肺化痰止咳；津伤口渴者加天花粉生津解渴；里热甚者加栀子、黄芩清泄里热。麻黄杏仁甘草石膏汤加细茶、生姜或加桑白皮则为五虎汤，清降之功较著，适用于高热、大喘汗出等症。口渴而喘者加玄参、生地黄、天花粉清热生津；热甚而烦者加黄芩、栀子、竹叶清热除烦；气盛痰多者加葶苈子、海浮石降气豁痰。

痰热闭肺证多由痰热壅盛于上焦，导致肺气闭塞。治以清热宣肺，涤痰定喘，方以五虎汤合葶苈大枣泻肺汤加减。常用炙麻黄、杏仁、前胡宣肺止咳，葶苈子、紫苏子、浙贝母涤痰降气、石膏、黄芩、鱼腥草清肺解毒等为基本方。用药应当分痰重、热重斟酌涤痰、清热之多少。若考虑为病毒性肺炎时可选用贯众、蚤休清肺解毒；肠腑便秘加虎杖、大黄通腑泄热；腹胀痞满加枳实利气去胀；面唇青紫者，加丹参、桃仁、赤芍以活血化瘀；舌质红绛，神昏谵语，涕泪俱无热入营分者宜清营解毒，宣肺平喘，可加清营汤及郁金、石菖蒲之类。出现惊厥抽风者，宜冲服紫雪丹；如喘甚便秘痰涌而病情较急者，可用牛黄夺命散涤痰通下。牛黄夺命散清热宣闭，涤痰通下之力甚猛，适用于实邪壅肺暴喘气急，壮热烦躁，腹满便秘痰涌等证，治疗关键，不在扬汤止沸，而在釜底抽薪，上病取下，实则泻之，盖肺与大肠互为表里，通利大肠，适足减轻肺热之壅盛。

毒热闭肺证关键在于热毒深重，取黄连解毒汤合麻黄杏仁甘草石膏汤加减。其宣肺开闭药物同于痰热闭肺证，而化痰药物则可以少用。需重用清热解毒之品，如黄连、黄芩、栀子，及石膏、知母、甘草等清解肺热。倾向为细菌感染者加用金银花、蒲公英、败酱草；病毒感染者选用贯众、蚤休、虎杖。便秘腹胀加大黄、玄明粉、枳实通腑泄热；口干唇燥，涕泪俱无，加生地黄、玄参、麦冬润肺生津。

正虚邪恋期，多见于疾病后期或体质薄弱者，其证候特点是虚多邪少，根据病邪性质和体质情况，可分阴虚肺热和肺脾气虚二证。阴虚肺热证乃久病阴液耗伤所致，故治当以养阴清热为主，润肺止咳为辅，肺阴得充则咳嗽盗汗潮热自愈，方用沙参麦冬汤。此方性味平和，有助于肺胃阴虚的恢复，适用于肺炎喘嗽后期，肺阴耗伤，余热未尽之证。虚热不退者加黄芩、地骨皮、天花粉滋阴清热；咳甚者加百部、百合、川贝母、炙枇杷叶润肺止咳；口干作渴者加石斛、乌梅生津止渴。肺脾气虚证为肺炎喘嗽后期肺脾之气耗损所致，因气为阳，气阳不足，加以余邪留恋不解，又可以造成"营虚卫弱"，出现汗出不温，动则尤甚。此证为肺脾气虚，故治当补肺益气健脾为主。基本方人参五味子汤加减。肺虚不固合玉屏风散。咳嗽甚者加蜜紫菀、款冬花、炙百部肃肺止咳；痰多者加陈皮、半夏温化痰浊；虚汗特多或动则汗出者加黄芪、煅牡蛎固表止汗；汗多而不温合桂枝加龙骨牡蛎汤调和营卫。

变证常见二证型为心阳虚衰证和邪陷厥阴证。心阳虚衰证常出现于婴幼儿或素体虚弱突患肺炎喘嗽者，由于肺气郁闭，心气不足，阳气衰弱，以致心阳虚衰欲脱，应当早期发现，早用温振心阳、救逆固脱之参附龙牡救逆汤、白通汤之类救治。痰多惊惕者加龙齿、石菖蒲、磁石潜阳固脱、镇惊化痰；面色唇舌青紫，右胁肋下痞块明显者，可酌加当归、红花，丹参等活血化瘀。邪陷厥阴证治以清心开窍、平肝息风。厥阴经有手、足之分，治有侧重，邪陷手厥阴心包经以清心开窍为主，常用牛黄清心丸；邪陷足厥阴肝经以平肝息风为先，方用羚角钩藤汤加减。痰多者加石菖蒲、川贝母、天竺黄、竹沥等涤痰开窍；舌绛无津者加麦冬、生地黄、石斛养阴生津；惊厥者加钩藤、天麻、白芍、菊花镇惊柔肝。

小儿肺炎喘嗽是儿科常见病，运用中医药治疗具有良好的临床疗效。在进行临床研究的同时，有必要深入研究疾病的病因病机及证候学，凝练其辨证论治的规律，提高临床疗效。笔者根据文献研究、专家意见集成及自己的研究实践，提出了小儿肺炎喘嗽的诊断、辨证、治疗规范化方案，主持制订的《中医儿科常见病诊疗指南·肺炎喘嗽（2012年版）》已经向全国发布实施。笔者还就小儿病毒性肺炎最常见的证候痰热闭肺证，提出了开肺化痰、解毒活血的治法，以《伤寒论》麻黄杏仁甘草石膏汤为基础，加用桑白皮、前胡肃肺止咳，僵蚕祛风化痰，葶苈子涤痰平喘，丹参活血化瘀，虎杖解毒活血，拳参清肺解毒，研制了院内制剂清肺口服液。经6中心、507例分层区组随机、平行对照临床研究，证实其疗效显著优于西药利巴韦林注射液。同时，通过临床研究发现，中医药治疗在多项临床指标的好转时间方面优于西药组，由此提出了基于主症动态变化的病毒性肺炎疗效评价方法、基于证候动态变化的病毒性肺炎疗效评价方法，较之既往仅以终点疗效作为评价标准则更能显示出两种不同干预方案的实际治疗效应。实验研究表明：清肺口服液的精简方金欣口服液对腺病毒、呼吸道合胞病毒等多种呼吸道病毒均具有抑制作用，优于利巴韦林注射液。其主要作用在于膜融合环节，能调节机体免疫及组织细胞功能，首次结合固有免疫模式识别受体 TLRs 信号通路，研究中药复方抗呼吸道合胞病毒机制，进一步揭示了金欣口服液治疗呼吸道合胞病毒肺炎的疗效机制，体现了中药治疗病毒性肺炎的多靶点效应。

2020 年以来，新型冠状病毒肺炎在全球肆虐，本团队迅速行动起来，基于网络药理学和分子对接法探讨了清肺口服液、金欣口服液、清宣止咳颗粒等中药治疗新型冠状病毒肺炎的潜在作用机制，显示出可喜的结果，为进一步的实验和临床研究提供了良好的基础。

第十四章

肺痈

【概述】

肺痈，又称"肺雍""肺疽""肺疮"。记载首见于《素问·大奇论》："肺之雍，喘而两胠满。"是由风热邪毒客于肺脏，久而溃腐成脓的一种疾病，属于内痈之一。正如《金匮要略心典·肺痿肺痈咳嗽上气病证治》描述："痈者壅也，如土之壅而不通，为热聚而肺溃也。"本病临床以发热、胸痛、咳吐痰多而腥臭，甚至咳吐脓血为主症。本病的发生无明显的季节性和年龄的差异。多因小儿肺炎喘嗽痰热化火、热毒壅结，或者邻近器官及全身性热毒侵肺，血败肺腐而成，少数因蛔虫扰肺或吸入异物所致。近年来，由于患病后治疗及时，肺痈的发病率在儿科显著下降。本病经过适当治疗后，大多可治愈。如治疗不及时，肺痈巨大，合并永久性的支气管狭窄等，可影响肺痈的愈合。血源性肺痈有10%左右的病死率，若合并化脓性心包炎、化脓性脑膜炎、感染性休克或中毒性心肌炎之患儿，预后严重。

中医学对肺痈早有论述，《金匮要略·肺痿肺痈咳嗽上气病脉证治》设有专论，首先提出了肺痈的病名，曰："若口中辟辟燥，咳即胸中隐隐作痛，脉反滑数，此为肺痈，咳唾脓血……风伤皮毛，热伤血脉，风舍于肺，其人则咳，口干，喘满，咽燥不渴，时唾浊沫，时时振寒。热之所过，血为之凝滞，蓄结痈脓，吐如米粥，始萌可救，脓成则死。"指出了肺痈的主症、病因病机，并指出"始萌可救，脓成则死"的病情轻重、预后判断要领。在治疗方面，《金匮要略》创制了葶苈大枣泻肺汤、桔梗汤为本病基本方剂。如《金匮要略·肺痿肺痈咳嗽上气病脉证治》曰："肺痈，喘不得卧，葶苈大枣泻肺汤主之……咳而胸满，振寒，脉数，咽干不喝，时出浊唾腥臭，久久吐脓如米粥者，为肺痈，桔梗汤主之。"《诸病源候论》亦列有"肺痈候"，着重阐明痈脓形成的病机，谓："寒搏于血，蕴结成痈，热又加之，积热不散，血败成脓。"《备急千金要方·肺痈》对肺痈的临床症状叙述更为详细，有"胸中满而振寒，脉数咽干而不渴，时时出浊唾腥臭，久久吐脓如粳米粥，是为肺痈。"又创用苇茎汤以清热排脓。《医门法律·肺痈肺痿门》中对肺痈的形成、临床表现及治疗叙述甚详，提出："留邪固结于肺叶之间，乃至血为凝滞，以渐结为痈脓，是则有形之败浊。"治疗方面，提出凡治肺痈病，以清肺热、救肺气，俾其肺叶不致焦腐，其金乃固，故清一分肺热，即存一分肺气。小儿肺痈相关证治可见于《小儿药证直诀·脉证治法·咳嗽》："有嗽而咯脓血者，乃肺热，食后服甘桔汤。久嗽者，肺亡津液，阿胶散补之。"其中特别指出若咳唾脓血，此乃肺热，宜用甘桔汤，并可以阿胶散以善其后。

西医学中多种原因导致的肺组织化脓症可归属于肺痈范畴，多由各种细菌感染引起肺部化脓性炎症、坏死而形成脓肿，通常可分为吸入性（原发性）肺脓肿、血源性肺脓肿和继发性肺脓肿三大类。吸入性肺脓肿多见于学龄期及学龄前期儿童，婴幼儿肺脓肿大多为血源性，或继发于化脓性肺炎之后。现代研究表明，吸入性肺脓肿常为多种化脓性细菌混合感染所致，包括需氧和厌氧的革兰阳性、阴性球菌及杆菌。吸入性肺炎与肺脓肿的厌氧菌感染占 85% ～ 90%，较重要的厌氧菌有胨链球菌、胨球菌、脆性厌氧菌、黑色素厌氧菌、螺旋体等。30% 为需氧菌及兼性厌氧菌感染，常见的需氧菌有肺炎球菌、金黄色葡萄球菌、肺炎杆菌、大肠杆菌、绿脓杆菌等。需氧菌大多与厌氧菌同时存在，由此可知，主要是厌氧菌参与肺部化脓性感染。血源性肺脓肿则多由单一病菌感染所致，以金黄色葡萄球菌最常见。继发性肺脓肿则多继发于原有的肺部疾病，如细菌性肺炎、支气管扩张等引起的肺化脓症。西医对于本病的治疗，主要是针对病原菌选取敏感的抗生素，早期可用青霉素，对青霉素过敏或无效者，可根据痰细菌培养及敏感实验选用头孢菌素治疗。除全身用药外，又可用抗生素液喷雾吸入或自气管滴注抗生素，使在脓腔内达到较高的药物浓度。

对于肺痈的现代研究涉及临床、实验研究两方面。在临床研究方面，随着肺痈病原学的研究进展，在结合辨病基础上，对由多种化脓性细菌混合感染所致的吸入性肺脓肿、以金黄色葡萄球菌为最常见所致的血源性肺脓肿、肺化脓症、继发性肺脓肿的辨证论治不断深化，以多种方法治疗小儿肺痈的报道屡见不鲜，认识到中医药治疗在清肺解毒消痈的同时配合活血化瘀药物，有助于提高疗效。在实验研究方面，建立了动物模型，明确了肺痈新药临床研究的指导原则，提出了药效学研究要求，使中医药治疗肺痈的药效原理从提高人体免疫功能、防止或减少呼吸道感染、预防肺脓肿形成及抑菌抗炎等多方面得到说明，并为治疗肺痈药物的筛选和剂型改革提供了药理学方法。

【病因病机】

本病病位在肺，病理性质属实、属热，病机关键为邪热壅肺，血败肉腐，蓄结痈脓。本病病因有内因、外因之分。内因责之于正气不足，御邪能力减弱，或痰热素盛，蕴积于内；外因责之于感受外邪，或由肺炎喘嗽、疮毒痈疖等转变而来。小儿感受外邪，由鼻口或皮毛而入，内犯于肺，化热伤及肺络，或与素蕴痰热搏结，熏灼肺络，以致热盛肉腐，血败成脓，出现发热、咳嗽、胸痛、咯吐腥臭脓痰等证候，形成肺痈。

1. 风热邪毒

多为风热外邪自鼻口侵犯于肺，客于卫表，未得疏解，留而不去，客于脉络，稽留于肺，或与素留之热相合郁积熏灼，腐化成脓；或先病肺炎，热毒炽盛不解，转成肺痈。此为小儿肺痈之常见病因。正如《类证治裁·肺痿肺痈》所说："肺痈者，咽干吐脓，因风热客肺蕴毒成痈。"或因风寒袭肺，未得及时表散，内蕴不解，郁而化热，肺脏受邪热熏灼，肺气失于清肃，血热壅聚而成，正如《张氏医通·肺痈》曰："肺痈者，由感受风寒，未经发越，停留胸中，蕴发为热。"

2. 痰热素盛

平素过食炙煿辛辣厚味，或母食辛辣厚味遗热于儿，形成患儿阳热体质，积热在内，酿湿蒸痰化热，痰热相结，熏灼于肺；或肺脏宿有痰热，或他脏痰浊瘀结日久，上干于肺，形成肺痈。若宿有痰热蕴肺，复加外感风热，内外合邪，则更易引发本病。《医宗金鉴·外科心法要诀·肺痈》曾指出："此症系肺脏蓄热，复伤风邪，郁久成痈。"

3. 热壅血瘀

久咳伤肺或劳累过度，正气虚弱，则卫外不固，外邪易乘虚侵袭，是致病的重要内因。邪热郁肺，蒸液成痰，邪阻肺络，血滞为瘀，而致痰热与瘀血互结，蕴酿成痈，血败肉腐化脓，肺损络伤，脓疡形成，局部热壅血瘀，成脓肿痈疡，结而难解。正如《柳选四家医案·环溪草堂医案·咳喘门》所说："肺痈之病，皆因邪瘀阻于肺络，久蕴生热，蒸化成痈。"

【临床诊断】

1. 诊断要点

（1）病前常有肺炎喘嗽或皮肤疮毒痈疽等病史。

（2）常急性起病，以寒战、高热、咳嗽、胸痛、呼吸气粗、咯出大量脓痰为主要特征。大量黄绿色脓痰或脓血痰，即吐入水中"沉者是痈脓，浮者是痰"，气味腥臭。

（3）病变侧叩诊可呈浊音，呼吸音减弱，可闻及支气管呼吸音或湿啰音。

（4）实验室检查：X线检查见肺部片状浓密阴影，或有液平的圆形空洞。白细胞计数及中性粒细胞计数明显升高。

（5）病原学检查：痰涂片染色检查有助于病原体诊断。怀疑血源性肺脓肿者做血培养，可发现致病菌。伴有脓胸或胸腔积液者可做胸膜腔穿刺液病原学检查。

2. 鉴别诊断

（1）细菌性肺炎：大叶性肺炎与早期肺脓肿的X线改变往往相似，但临床上前者的高热持续时间短，多数患者咳铁锈色痰，痰量不多。肺炎球菌肺炎与肺炎杆菌肺炎可继发肺脓肿，作痰细菌学检查及脓肿形成后X线片见圆形阴影甚至有液平，对于鉴别诊断有重要意义。

（2）先天性肺囊肿继发感染：有发热、咳嗽、咯脓痰症状，但囊肿的外壁整齐，周围无炎症浸润，透视见气囊随呼吸胀缩为基本特征。

（3）包囊性脓胸：尤其伴有支气管胸膜瘘者，胸腔积液可经瘘管而咯出，X线检查亦显圆形、椭圆形的液囊腔。但在与胸壁呈切线位X线检查时，可见包囊性脓胸紧贴胸壁而不在肺内。超声波检查可在离体表较浅的部位有液平面出现，并可作胸腔穿刺得到证实。

（4）肺大泡：常见于金黄色葡萄球菌肺炎消散期，需与肺脓肿鉴别。肺大泡空腔较肺脓肿迅速而易变，壁薄，多无液平面，短期可自然消散。

（5）空洞性肺结核：起病隐袭，多呈低热，全身中毒症状不如肺脓肿明显，少脓痰。X线检查空洞周围炎症反应不明显，且有新旧病灶并存，同侧或对侧肺野常有播散性病灶，空洞内无或仅有少量液平，痰抗酸染色或PCR法常能查到结核菌。

【辨证论治】

1. 辨证要点

本病的病变脏腑在肺，病理因素为邪热，热久郁蒸成痰、瘀。肺痈的发生是因邪热郁肺，蒸液成痰，邪阻肺络，血滞为瘀，而致痰热与瘀血互结，热壅血瘀，蕴毒化脓，血败肉腐成痈。本病随着病情的发展，邪正的消长，表现为初期、成痈期、溃脓期、恢复期等不同阶段的演变过程。

（1）辨分期主症：本病发病多急，常突然出现恶寒或寒战，高热，午后热甚，咳嗽胸痛，咳吐黏浊痰，经过旬日左右，痰量增多，咯痰如脓，有腥臭味，或脓血相兼，甚则咯血量多，舌红，苔黄或黄腻，脉滑数或实。经过有效治疗，随着脓血的大量排出，身热下降，症状减轻，病情有所好转，经数周可逐渐恢复。如脓毒不净，持续咳嗽，咯吐脓血臭痰，低烧，出汗，形体消瘦者，则可转为慢性。恢复阶段，多见气阴两虚，故舌质红或淡红，脉细或细数无力为多见。

（2）辨分期证候：初期多为邪在肺卫证，成痈期多为化脓成痈证，溃脓期多为痈肿内溃证，恢复期多为邪衰正虚证。初期，因风热（寒）之邪侵犯卫表，内郁于肺，或内外合邪，肺卫同病，蓄热内蒸，热伤肺气，肺失清肃，出现恶寒、发热、咳嗽等肺卫表证。成痈期，为邪热壅肺，蒸液成痰，气分热毒浸淫及血，热伤血脉，血为之凝滞，热壅血瘀，蕴酿成痈，表现高热，寒战、咳嗽、气急、胸痛等痰瘀热毒蕴肺的证候。溃脓期，为痰热与瘀血壅阻肺络，肉腐血败化脓，肺损络伤，脓疡溃破，排出大量腥臭脓痰或脓血痰。恢复期，为脓疡内溃外泄之后，邪毒渐尽，病情趋向好转，但因肺体损伤，故可见邪去正虚，阴伤气耗的过程，继则正气逐渐恢复，痈疡渐愈。若溃后脓毒不尽，邪恋正虚，每致迁延反复，日久不愈，病势时轻时重，而转为慢性。

（3）辨虚实演变：肺痈的病理演变过程，可以随着病情的发展、邪正的消长而变化，其病机属性，则可分为虚实两大类。肺痈初期，因风热之邪侵犯卫表，内郁于肺，肺卫同病，蓄热内蒸，热伤肺气，肺失清肃，出现恶寒、发热、咳嗽等肺卫表证。成痈期为邪热壅肺，蒸液成痰，气分之热毒浸淫及血，热伤血脉，血为之凝滞，热壅血瘀，蕴酿成痈，表现高热、寒战、咳嗽、气急、胸痛等痰瘀热毒蕴肺之候。溃脓期，为痰热与瘀血壅阻肺络，肉腐血败化脓，肺损络伤，脓疡溃破，排出大量的腥臭脓痰。以上均为肺痈之实证阶段。肺痈进入恢复期，如溃后脓毒不尽，邪恋正虚，每致迁延反复，日久不愈，耗气伤阴或气阴两伤，则转为虚证或虚实夹杂证。

2. 治疗原则

肺痈治疗当以祛邪为基本原则，根据不同分期，采用清肺解表、清热解毒、化瘀排脓等治法。初期治以清肺散邪，成痈期治当清热解毒，溃脓期以排脓解毒为要，恢复期气阴两伤者则当养阴益气，如久病邪恋正虚者，当扶正祛邪。

3. 证治分类

（1）风热郁肺（初热期）

证候　恶寒发热，咳嗽，咳白色黏沫痰，痰量由少渐多，胸痛，咳时尤甚，呼吸不利，口干鼻燥，苔薄黄或薄白，脉浮数而滑，指纹浮紫。

辨证　多有风热上受，表卫受邪，正邪相争所表现的恶寒发热，以及风热犯肺，肺为热毒熏灼，肺失清肃而咳嗽、胸痛、黏痰、口鼻干燥等症。对风热咳嗽或肺炎喘嗽邪热不解者，须防转为本病。

治法　疏散风热，清肺化痰。

方药　银翘散加减。常用金银花、连翘、芦根、竹叶辛凉宣泄，清热解毒；配荆芥、薄荷、淡豆豉助金银花、连翘以辛散表邪，透热外出；桔梗、牛蒡子、甘草轻宣肺气。

咳甚痰多者加浙贝母、全瓜蒌、前胡；燥伤肺津者，加南沙参、天冬、麦冬润燥清肺；胸痛甚者加瓜蒌皮、郁金、桃仁宽胸活血。

（2）毒盛肉腐（成痈期）

证候　身热转甚，时时振寒，壮热不解，汗出烦躁，咳嗽气急，胸满作痛，转侧不利，咳吐浊痰，呈黄绿色，年长儿自觉喉间有腥味，口干咽燥，舌苔黄腻，脉滑数，指纹紫滞。

辨证　此期辨证要点为热毒内盛，正邪相争所表现的振寒壮热，热毒壅肺、肺气不利所致的咳嗽气急胸痛，以及随之出现的咯吐黄浊痰、喉间腥味。

治法　清肺解毒，化瘀消肿。

方药　千金苇茎汤合葶苈大枣泻肺汤加减。常重用芦根清肺泄热，为治肺痈之要药；辅以冬瓜子、薏苡仁清热利湿，祛脓排痰；桃仁、虎杖活血祛瘀，润肠通便，引瘀热从肠腑下泄；葶苈子泄肺热、涤痰浊；佐大枣甘温护胃。

热盛加黄芩、黄连、栀子、石膏清肺解毒；浊痰量多而臭加败酱草、金银花、鱼腥草解毒消痈；大便秘结者加大黄通腑泄热；胸满作痛，转侧不利者，加瓜蒌、丹参、赤芍通络散结。

（3）毒结脓溃（溃脓期）

证候　咳吐大量脓血痰，或如米粥样，腥臭异常，时有咯血，胸中烦满而痛，甚则气喘不能平卧，身热面赤，烦渴喜饮，舌质红或红绛，苔黄腻，脉滑数，指纹紫滞。

辨证　此期因血败肉腐，热毒瘀结，痈脓内溃外泄，故以咳吐大量腥臭脓血痰为特征。

治法　清热解毒，散结排脓。

方药　加味桔梗汤加减。常用桔梗、甘草配伍，宣肺祛痰，清热利咽排脓；金银花、蒲公英清热解毒，消痈散结；薏苡仁清热排脓，利湿健脾；白及收敛止血，消肿生肌；葶苈子泻肺降气，祛痰平喘；浙贝母、瓜蒌皮清热化痰；桃仁、牡丹皮活血散结。

痰稠腥臭者可加鱼腥草、金荞麦、败酱草、黄芩清热解毒排脓；咯血者配栀子、藕节、白茅根、三七凉血止血；烦渴加天花粉、知母、玉竹、沙参养阴清热；气虚不能托脓，加生黄芪、党参益气托毒；胸痛胀满，喘不得卧，大便秘结，脉滑数有力，可加白散峻驱其脓，体弱者禁用。

（4）气阴耗伤（恢复期）

证候　身热渐退，咳嗽减轻，脓痰日少，精神渐振，食纳好转。或见胸胁隐痛，难以久卧，气短懒言，自汗盗汗，午后潮热，烦躁少寐，口干咽燥，面色无华，形体消瘦，精神萎靡，舌质红或淡，脉细或细数无力，指纹淡紫。或见咳嗽，咳吐脓痰，日久不净，或痰液一度清稀而复转臭浊，病情时轻时重，迁延不愈。

辨证　此期辨证要点有三：一则由于脓溃之后，邪毒已衰，诸症好转；二则因病后耗伤气阴，表现有肺气亏虚和肺阴耗伤的证候；三则部分病例由于邪恋正虚，脓毒不尽，病情反复，迁延不愈。

治法　益气养阴，扶正祛邪。

方药　清燥救肺汤加减。常用桑叶轻宣肺燥，透邪外出；石膏辛甘而寒，清泄肺热；麦冬甘寒，养阴润肺；人参益气生津，合甘草以培土生金；胡麻仁、阿胶助麦冬养阴润肺。

如有低热者加青蒿、白薇、地骨皮清退虚热；咯吐脓血不尽者加白蔹；食欲不振，便溏者加炒白术、炒山药、茯苓、焦六神曲健脾助运。若邪恋正虚，咳痰腥臭脓浊，反复迁延日久不净，当扶正祛邪，配合排脓解毒法，酌加鱼腥草、金荞麦、败酱草。

【其他疗法】

1. 中药成药

（1）小儿豉翘清热颗粒：每袋 2g。每服 6 个月～1 岁 1～2g、1～3 岁 2～3g、4～6 岁 3～4g、7～9 岁 4～5g、>10 岁 6g，1 日 3 次。用于风热郁肺证。

（2）清开灵颗粒：每袋 3g。每服 <1 岁 1.5g、1～3 岁 3g、3～6 岁 4.5g、6～13 岁 6g，1 日 2～3 次。用于毒盛肉腐证。

（3）小儿清肺散：每袋 0.5g。每服 <1 岁半袋、>1 岁 1 袋，1 日 2 次。用于毒结脓溃证。

2. 外治疗法

敷药法：处方：①胸敷散：大蒜 100g，芒硝 50g。②大黄 200g。将处方①大蒜和芒硝共捣成泥。敷药时，下垫油纱布 2～4 层，外敷肺俞穴及胸背部阿是区（湿性啰音区），1 次 2 小时，胸背轮换敷，敷毕，去掉蒜硝糊，用温开水洗净蒜汁，再将处方②敷上，即大黄研粉，醋调成糊，敷于阿是区，8 小时后去掉，1 日 1 次。适用于毒盛肉腐证。

3. 针灸疗法

针刺取穴：肺俞、膻中、支沟、大陵、风门、足三里。用法：肺俞、膻中、支沟、大陵均可用泻法，得气后即出针；风门横刺，得气后即出针；足三里平补平泻，留针 30 分钟。加减：热甚者加大椎、鱼际（点刺放血），以清肺热。胸痛甚者，加内关、大包以通络止痛；咯血者，加天突以排脓止痛。

4. 推拿疗法

主要适用于肺痈初期。患儿坐位，着重点按肺俞穴，以和调肺气，除痰镇咳，点按大椎，以宣通阳气，疏表退热。患者仰卧位，着重点按尺泽、曲池、合谷、少商以散风热，宣肺气，解表退热，泻热利咽。点按天突穴，以利气化痰，宣通肺气。

5. 食疗方药

（1）风热郁肺

①鲜芦根饮：鲜芦根 120g，冰糖 30g。芦根洗净切成小块，加清水 3 碗，煎成 1 碗，去渣取汁服。

②鱼腥草芦根饮：鱼腥草、卢根各 30g，白砂糖适量。鱼腥草、芦根先煎汤，去渣取汁，入白糖，代茶饮。

（2）化脓成痈

①三仁粥：桃仁 15g，薏苡仁、冬瓜子各 30g；大米 50g，油、盐少量。煎冬瓜子，取汁。桃仁打烂成泥。将薏苡仁、桃仁泥、大米煮粥，将成加冬瓜子汁，调味食用。

②鱼腥草薏仁粥：鱼腥草、薏苡仁各 30g，大米 50g，油盐少许。先煎鱼腥草取汁。薏苡仁、大米同煮粥，将成加入鱼腥草汁，调味略煮即可食用。

（3）痈肿内溃

①加减桔梗汤：桔梗 15g，冬瓜子 60g，薏苡仁 50g，鲜藕节 1 小段，黑木耳 5g，冰糖少量。以上各药共煎取汁，加入冰糖，稍煮至冰糖溶化。分多次饮，1 日服完。

②三仁粥：参见前化脓成痈期。

③冬瓜子饮、秫米粥、鸭汁粥、盐鸭汤、鲤鱼汤等，可轮换选用。

（4）邪衰正虚：猪油蜜膏、蜜煎百合、川贝雪梨、银耳羹、冰糖黄精汤、五汁蜜膏、鲜生地粥等，轮换选用。

【防护康复】

1.预防

（1）对肺炎应早期积极治疗，有效地控制肺内感染。

（2）对小儿皮肤疖疮痈肿，要及时有效治疗，如有发热咳嗽，需要做全身的辨证论治，不应只作皮肤局部处理。

2.护理

（1）注意环境空气新鲜，饮食宜清淡。

（2）治疗中应绝对卧床休息，排脓期宜将患儿头部放低，以使脓痰顺体位排出。

3.康复

（1）多吃具有润肺生津化痰作用的水果，如梨、枇杷、萝卜、荸荠等。饮食不宜过咸，忌油腻厚味及辛辣刺激海腥发物，如大蒜、海椒、韭菜、海虾等。

（2）平素体虚或原有其他慢性疾患者，肺卫不固，易感外邪，当注意寒温适度，起居有节，以防感邪致病，对反复呼吸道感染的患儿在肺炎治愈后要及时采取调治措施，扶助正气，增强御病能力。

【审思心得】

1.循经论理

《杂病源流犀烛·肺病源流》谓："肺痈，肺热极而成痈也。"肺痈的致病因素多为外感风热邪毒，热极化脓而成痈。《诸病源候论·痈疽病诸候下》言："肺痈者，由风寒伤于肺，其气结聚所成也。"认为外感风寒伤肺，亦可入里化热，热气蕴结成痈。《柳选四家医案·环溪草堂医案·咳喘门》曰："肺痈之病，皆因邪瘀阻于肺络，久蕴生热，蒸化为脓。"热邪内犯于肺，或痰热素盛，蒸灼肺脏，以致热壅血瘀，蕴酿成痈，血败肉腐化脓。《辨证录·肺痈门》曰："盖肺之所以生痈者，因肺火不散也，然肺火来，因肺气虚也，肺虚而火留于肺，火盛而后结为痈。"肺气虚弱，复感外邪，阴虚火旺，虚火留滞于肺，火盛而后结为痈。笔者依据小儿体质特点认为，小儿肺常虚，肺为娇脏，尤其是肺气阴亏虚体质者，外感风邪，夹热、夹痰、夹瘀致病，发为肺痈。小儿肺痈最常见致病因素为外感风热之邪，风寒入里化热或肺虚导致的虚火，壅结亦成实火，是导致本病的重要原因。肺痈之病因不离于邪热，病机关键为热、痰、瘀、虚。

儿科历来重视望诊，小儿肺痈的诊查应在望诊的基础上，结合闻诊、问诊。肺痈的主症常表现为急性起病，以恶寒或寒战、发热、咳嗽或胸痛、呼吸气粗、咯出大量脓痰为主要特征。小儿恶寒、发热常不能主诉，但可从面白、哆嗦、欲近衣被、蜷缩母怀、面肤红赤、烦闹不安、精神欠佳等察觉；表热证、里热证可从是否伴有外感症状，如鼻流清涕或黄浊涕辨别；年龄稍大的孩子方能诉说胸痛，婴幼儿胸痛症状往往可通过望诊判断，患儿多抚摸胸壁、哭泣，甚者可因气血郁滞、肌肤失养，导致胸部皮肤粗糙如鳞甲状。《素问·宣明五气论》"肺为咳"指出咳嗽直接反映肺脏的病变，咳嗽声音的高低、时间长短及伴随症状是肺部辨证的重要依据。《素问·咳论》曰："肺咳之状，咳而喘息有音，甚则唾血。"是对肺痈咳嗽的可能症状描述。儿科的闻诊除听咳嗽、喘息声音外，现代尚可借助听诊器，提高对内脏声音的听诊水平，拓宽了闻诊的范围。

笔者基于古代医家分期辨治经验，将肺痈分为 4 期辨治。初热期：热在肺卫，腠理失司，寒战发热，战汗甚则不出汗，咳嗽不典型，痰白或黄、量少质黏，无特殊气味，多为风热上受，表卫受邪，正邪相争，肺气受郁。成痈期：表邪持续不解，化热入里，里热炽盛，灼津耗液，肺叶焦灼，毒盛肉腐，积聚成痈，则高热、面赤烦躁、咳嗽气急、咳吐脓痰，气促喘憋，胸闷胀满，多为热毒内盛，正邪相争，痰浊瘀热，郁蒸成痈，此期需预防小儿高热惊厥。溃脓期：里实热壅盛，与痰搏结，痰热瘀阻，血败肉腐，则高热持续，咳嗽剧烈，咳吐脓痰量多，质如米粥，气味腥臭，胸胁疼痛，气急烦躁甚至谵妄，面赤口渴，便秘溲赤，此期为本病典型证候阶段。消散期：邪恋正虚，脓毒不尽，或病情反复，迁延不愈，邪实正虚，气阴耗伤，病机以虚为主。

2. 证治有道

关于肺痈的治法，《素问·大奇论》曰："肺之雍，喘而两胠满。"认为肺主气而司呼吸，若邪气蕴结于肺，则见喘及胀满感，并提出治以泻肺排邪解毒为宜。《金匮要略·肺痿肺痈咳嗽上气病脉证治》记载治方，曰："肺痈，喘不得卧，葶苈大枣泻肺汤主之。""咳而胸满，振寒脉数，咽干不渴，时出浊唾腥臭，久久吐脓如米粥者，为肺痈，桔梗汤主之。""肺痈胸满胀，一身面目浮肿，鼻塞清涕出，不闻香臭酸辛，咳逆上气，喘鸣迫塞，葶苈大枣泻肺汤主之。"后有《千金》苇茎汤治咳有微热烦满，胸中甲错，是为肺痈。""《外台》桔梗白散治咳而胸满，振寒，脉数，咽干不渴，时出浊唾腥臭，久久吐脓如米粥者，为肺痈。"书中将肺痈分为三个不同的时期，即表证期、成脓期、溃脓期。肺痈常用四首方剂，即：葶苈大枣泻肺汤，千金苇茎汤，桔梗汤，桔梗白散。笔者总结分析古代医家论述，结合临床体会，提出小儿肺痈的辨证论治需重视整体观念，辨别邪正、虚实，根据症状、体征、体质等综合辨识。小儿肺痈属本虚标实。本虚为肺脏虚损，标实为热、毒、痰、瘀，治疗上应根据病因病机，按照疾病演变，分为初热期、成痈期、溃脓期、恢复期等四期，从肺论治，其治法攻邪为主，清热解毒，化瘀排脓为治疗总则，化痰止咳，同时化瘀通络；后期宜注意扶正、清解余毒。

小儿肺痈不同分期，取方用药皆有规律。常用方一"葶苈大枣泻肺汤"由葶苈子和大枣两味药组成，适用于表证已解，而脓尚未成，属肺气壅滞之成痈期，邪实而正不虚之时，给予葶苈子苦寒泻其肺中之热，但又因恐苦寒太过，用大枣以顾护脾胃之气。常用方二《千金》苇茎汤"主治肺痈脓已成，咳嗽、微热、烦满、咯吐腥臭黄痰脓血的一系列症状。苇茎专于利窍，善治肺痈，解阳分气热；薏苡仁甘淡微寒，清热利湿，化痰排脓；冬瓜子甘寒清热，去肺中痰浊脓血；桃仁甘苦而平，润肺滑肠止咳、逐瘀排脓。常用方三"桔梗汤"，《小儿药证直诀·诸方》增加桔梗用量为"甘桔汤"，主治肺痈溃脓期，桔梗苦辛宣开肺气、化痰散结排脓，生甘草清热解毒，二药合用散结排脓解毒。笔者在此基础上常加用鱼腥草、金银花、败酱草、蒲公英、金荞麦、虎杖、牡丹皮、桃仁等清热化痰、降火解毒散结类药物。古方四之桔梗白散由桔梗、巴豆、贝母组成，其中桔梗、贝母化痰排脓现仍常用，而巴豆则因其药性峻厉在儿科少用。

初热期多为风热郁肺证，治以清热散邪，清肺解表，方选银翘散加减。若内热转甚，身热，恶寒不显，咯痰黄稠，口渴者，酌加石膏、黄芩、鱼腥草以清肺泄热。痰热蕴肺，咳甚痰多，配杏仁、前胡、浙贝母、桑白皮、冬瓜子、枇杷叶肃肺化痰。肺气不利，胸痛，呼吸不畅者，配瓜蒌皮、郁金宽胸理气。

成痈期多为毒盛肉腐证，治以清肺化瘀消痈，方用千金苇茎汤加减，清热解毒，化浊祛痰，活血散瘀。酌加金银花、鱼腥草、蒲公英、紫花地丁、败酱草等以加强清热解毒之功。咯痰黄稠，酌配桑白皮、瓜蒌、射干、海蛤壳以清化痰热。痰浊阻肺，咳而喘满，咯痰浓浊量多，不得平卧者，加葶苈予以泻肺泄浊。热毒瘀结，咳脓浊痰，腥臭味甚者，可合犀黄丸以解毒化瘀。

溃脓期多为毒结脓溃证，治以排脓解毒，方用加味桔梗汤加减。另可加黄芩、鱼腥草、金荞麦、败酱草、蒲公英等清肺解毒排脓。咯血酌加牡丹皮、栀子、蒲黄、藕节、三七等凉血化瘀止血。痈脓排泄不畅，脓液量少难出，配皂角刺以溃痈排脓，但咯血者禁用。气虚无力排脓者，加黄芪、党参益气托里排脓。津伤明显，口干舌燥者，可加玄参、麦冬、天花粉以养阴生津。

恢复期多为邪衰正虚，气阴两虚证，治以益气养阴清肺，方用清燥救肺汤加减。低热可酌加地骨皮、白薇以清虚热。若脾虚食少便溏者，加炒白术、茯苓、炒山药补益脾气，培土生金。若邪恋正虚，咳嗽，咯吐脓血痰日久不净，或痰液一度清稀而复转臭浊，病情时轻时重，反复迁延不愈，当扶正祛邪，益气养阴，排脓解毒，酌加鱼腥草、败酱草、金荞麦等清热解毒消痈；黄芪、人参、当归等益气养血敛疮。

本病预后与热毒轻重、体质强弱等因素有关。近年因早期治疗，肺部痈脓形成者已少，但若诊治未能及时、得当，仍需密切关注肺痈形成的可能。肺痈顺证主要见身热下降、咯吐脓血痰逐渐减少、腥臭味转淡、饮食味觉逐渐恢复、脉象缓滑或指纹色淡；反之，逆证则出现身热面色红赤、咯吐米粥样脓痰、腥臭异常、气喘鼻扇、胸痛、脉象短涩或指纹紫滞至命关。凡能早期确诊，及时治疗，在初期即可截断病势的发展不致酿成肺痈；若在成痈初期得到清解消散，则病情较轻，疗程较短。中医药治疗本病不仅清热解毒力强，而且同时使用活血化瘀药物，较之脓腔形成后抗生素不易渗进腔内，能更好地发挥散结消痈的作用。但若是体弱儿童患本病，因正气虚弱或肺有郁热，须防其造成全身邪毒播散的重症，或者病情迁延反复而难以痊愈。

第十五章 反复呼吸道感染

【概述】

反复呼吸道感染是指1年或至少半年内发生上、下呼吸道感染的次数超过一定范围的肺系疾病。上呼吸道感染主要指感冒,包括鼻炎、咽炎、扁桃体炎;下呼吸道感染包括支气管炎、肺炎等疾病。反复呼吸道感染是小儿时期的常见病,多见于6个月~6岁的小儿,3~6岁常见。一年四季均可发病,冬春季为著,夏季趋于缓解。学龄前后感染次数明显减少。本病具有多种肺系疾病反复发作、迁延难愈的特点,发病率有逐年上升的趋势,我国儿科呼吸道感染占门诊患儿的50%~70%,其中30%为反复呼吸道感染。小儿肺脏娇嫩、脾常不足、肾常虚,本病易发展为慢性肺系疾病,也可引起哮喘、水肿、痹证等病证,严重影响小儿的生长发育与身心健康。

中医古代文献没有与本病相应的病名,但在"伤风""虚人感冒""自汗"等病证中有不少与本病相关的论述。《素问·生气通天论》指出:"风者,百病之始也,清静则肉腠闭拒,虽有大风苛毒,弗之能害,此因时之序也。"若调护适宜,阳气充沛,腠理致密,具备抗御风邪的条件,虽有大风苛毒,亦不易侵犯为害。《灵枢·百病始生》曰:"风雨寒热,不得虚,邪不能独伤人。猝然逢疾风暴雨而不病者,盖无虚,故邪不能独伤人,此必因虚邪之风,与其身形,两虚相得,乃客其形。"明确提出正气不足,复感外邪是导致反复呼吸道感染的重要原因。清·吴德汉《医理辑要·锦囊觉后编》说:"要知易风为病者,表气素虚;易寒为病者,阳气素弱;易热为病者,阴气素衰。"认识到体质因素与易感外邪的密切关系。《幼幼集成·诸汗证治》认为本病症状与"肺脾气虚自汗"有关:"肺虚自汗,面白唇白,六脉无力,盖因久嗽脾虚,故令自汗。"《幼科发挥·诸汗》从"自汗"出发治疗本病:"自汗者,昼夜出不止,此血气俱热,荣卫虚也,宜当归六黄汤主之。其方用黄芪以补其卫,当归生地黄以补其荣,芩连柏以泻其血气之火。用浮小麦为引,入肺以泻其皮毛之热。此治诸汗之神方也。"复感儿往往多汗,如何止汗?当归六黄汤于寒热虚实中求之,颇合小儿病理特点,对于我们认识和防治本病具有一定的指导价值。

小儿肺脾先天不足,肌肤嫩薄,腠理不密,卫外之气不固,易感外邪,尤其是护养不当者,更易罹外感。历代医家强调小儿发病与肺脾二脏关系密切。正如《保婴撮要·卷一·肺脏》云:"若脾气虚冷不能相生,而肺气不足,则风邪易感。"《小儿药证直诀·脉证治法·肺脏怯》亦云:"脾肺病久,则虚而唇白。脾者,肺之母也,母子皆虚,不能相营,故名曰怯肺。"脾肺同属太阴,又为子母之脏,脾虚则土不能生金,生化之源不足,气血不能滋养于肺,肺气亦虚,肺脾两虚则体怯,体怯者自然易于感受外邪。《小儿药证直诀·脉证治法·腹中有癖》说:"脾胃虚衰,四肢不举,诸邪遂生。"《幼科发挥·原病论》云:"脾胃壮实,四肢安宁。"脾胃与人体抗病力息息相关,若脾胃虚弱,则诸病丛生,反之若脾胃壮实,则小儿抵御外邪的能力增强。《诸病源候论·小儿杂病诸候·养小儿候》曰:"小儿始生,肌肤未成,不可暖衣,暖衣则令筋骨缓弱。宜时见风日,若都不见风日,则令肌肤脆软,便易伤损……天和暖无风之时,令母将抱日中嬉戏,数见风日,则血凝气刚,肌肉硬密,堪耐风寒,不致疾病。若常藏在帏帐之内,重衣温暖,譬如阴地之草木,不见风日,软脆不任风寒。"强调了户外活动、阳光照射对小儿健康的重要性。衣着过暖耗散肺气、食过精细脾气虚弱,是当代值得引为重视的护养误区,"若要小儿安,须带三分饥与寒"的古训,对当今小儿护养有着重要的指导意义。

西医学将反复呼吸道感染分为上下呼吸道的反复感染。感染的部位主要在鼻咽部、扁桃体、喉、气管支气管、肺泡及间质。发病原因除能引起呼吸道感染的病因外,可能与下列因素有关:先天免疫缺陷或后天免疫功能低下;呼吸系统先天畸形(会厌吞咽功能不全、原发纤毛功能异常、肺发育不良、肺囊肿等);环境因素(空气污染、被动吸烟、居室拥挤、气候骤变等);饮食不节(偏食、厌食所致的微量元素缺乏或维生素摄入不足);维生素 D 代谢异常;精神因素(精神紧张及情绪紊乱可降低呼吸道黏膜抵抗力);慢性疾病的影响(贫血、营养不良、结核病、肾病及胃肠疾病)等。近 30 多年来,儿童反复呼吸道感染的发病日渐增多,给患儿和家庭带来负担。

本病发病率高,中医学在扶正祛邪、增强抗病能力、改善体质方面具有一定优势,对本病辨证论治的研究已取得显著成效,值得研究和推广应用。笔者在 2002 年已将其编入《中医儿科学》教材中,以此推动了中医药防治本病的开展及相关临床及实验研究。笔者认为,本病病因以正气不足,卫表不固为主,常见肺卫不固、营卫失和证,当采用补肺固表、调和营卫法为主治疗,临床应用多年,收效良好。

【病因病机】

本病病因有内因、外因之分。外因责之于少见风日、喂养不当、用药不当等；内因责之于禀赋不足，体质柔弱。小儿肺、脾常不足，肾常虚。肺主皮毛，开窍于鼻，职司卫外；脾主肌肉四肢，开窍于口，为气血生化之源；肾藏精，主生长发育，济一身之阴阳。故凡少见风日、肌肤柔弱，或乳食伤脾、气血乏源，或用药不当、损伤正气，或禀赋不足、体质柔弱，致正气不足，卫外功能薄弱者，外邪便易于乘虚而入犯于肺系。因正与邪的消长变化，导致小儿反复呼吸道感染。病变部位主要在肺、脾、肾三脏，病机关键为正虚邪伏。

本病发病时多因外感犯肺为感冒、咳嗽、肺炎喘嗽，表现为实证。而以反复呼吸道感染就诊时多在缓解期，以虚证为主，或者在迁延期，表现为虚实夹杂证。虚证主要责之于肺、脾、肾之三脏亏损。实证则为屡次感邪、邪气留恋，或喂养调护失宜等所致，可伴见胃肠积热、瘀热内郁等。其机理或是肺脾气虚、肌表不固；或是卫阳不足、营阴失守；或是脾肾两虚、体弱易感；或是肺脾阴虚、不耐邪热。以致卫外功能薄弱，对外邪的抵抗力差，加上小儿冷暖不能自调，则风邪易侵，他邪兼夹，不论从皮毛而入，或从鼻口而受，均首先犯肺，发生呼吸道感染疾病。复感儿的发病与否，在于正与邪的消长变化，发病时以邪盛为主，缓解后以正虚为主，又有正虚邪恋之迁延期改变。临床以复感就诊者，多数处于缓解期，其病机以正虚卫表不固为主，营卫失调则卫阳失守、不耐风寒，肺脾气虚则表虚不固、外邪易侵，脾肾两虚则精血失充、气阳不足，肺脾阴虚则肺失润养、易冒外邪。正如《温病条辨·解儿难》言："脏腑薄，藩篱疏，易于传变；肌肤嫩，神气怯，易于感触。"小儿正虚难以御邪，屡罹外感，邪未廓清，邪毒久羁，既可耗伤气阴，又可致气机壅滞，痰瘀阻络，疾病缠绵难愈，往复不已。

1. 禀赋不足，体质虚弱

若父母体弱多病或在妊娠时罹患各种疾病，或早产、多胎，小儿胎气孱弱，生后肌骨嫩怯，腠理疏松，不耐自然界中不正之气的侵袭，一感即病。父母及同胞中亦常有反复呼吸道感染的病史。

2. 少见风日，不耐风寒

户外活动过少，日照不足，长期衣着过暖，肌肤柔弱，卫外不固，对寒冷的适应力弱，犹如阴地草木、温室花朵，软脆不耐风寒。一旦形寒饮冷，感冒随即发生，或他人感冒，一染即病。病后又易于发生传变。

3. 喂养不当，调护失宜

人工喂养或因母乳不足，过早断乳，或偏食、厌食，营养不良，脾胃运化力弱，饮食精微摄取不足，脏腑功能失健，脾肺气虚，易遭外邪侵袭。

4. 用药不当，损伤正气

素体阳气亏虚，或者感冒之后过服解表发汗之剂，损伤卫阳，以致卫阳不足，营卫不和，营阴不能内守而汗多，卫阳不能外御而易感。

5. 正虚邪伏，遇感乃发

外邪侵袭之后，由于正气虚弱，邪毒往往不能廓清，留伏于里。一旦受凉或疲劳后，新感易侵，留邪内发；或虽无新感，旧病复燃，诸症又起。

【临床诊断】

1. 诊断要点

（1）按不同年龄每年呼吸道感染的次数诊断。

表15-1　按每年呼吸道感染的次数诊断表　　　单位：次/年

年龄（岁）	上呼吸道感染	下呼吸道感染	
		气管支气管炎	肺炎
0～2	7	3	2
～5	6	2	2
～14	5	2	2

注：①两次感染间隔时间至少7日以上。②若上呼吸道感染次数不够，可以将上、下呼吸道感染次数相加，反之则不能。但若反复感染是以下呼吸道为主，则应定义为反复下呼吸道感染。③确定次数需连续观察1年。④肺炎需由肺部体征和影像学证实，两次肺炎诊断期间肺炎体征和影像学改变应完全消失。

（2）按半年内呼吸道感染的次数诊断：半年内呼吸道感染≥6次，其中下呼吸道感染≥3次（其中肺炎喘嗽≥1次）。

2. 鉴别诊断

本病的鉴别要领在于上、下呼吸道感染反复发作，发病特点是病程较长，每次上呼吸道感染可达10天以上（健康儿一般5～7天），下呼吸道感染可达3周以上（健康儿一般为两周）。反复呼吸道感染易与鼻鼽、哮喘、风咳等相混淆，应予鉴别。

（1）鼻鼽（变应性鼻炎）：病变以鼻部为主。可突然鼻塞，常因冒受风邪而发、或久作不已，鼻及咽部发痒，多喷嚏，流清水样鼻涕。鼻黏膜苍白水肿，鼻分泌物涂片可见嗜酸粒细胞。

（2）哮喘：反复发作，但发作时呼吸困难，呼气延长，伴有哮鸣音，其发作多由异物过敏引起，包括特异性体质的内因和变态反应性的外因所致。也可因呼吸道感染而诱发，或病程中兼有感染。

（3）风咳（咳嗽变异性哮喘）：本病多因伏风内潜，接触发物而发病，以咳嗽为主要症状，多为早晚咳嗽，干咳为主，可伴鼻鼽、湿疹等过敏性疾病。

【**辨证论治**】

1. 辨证要点

本病辨证以脏腑辨证结合气阴阳辨证，重在明察邪正消长变化。感染期以邪实为主，辨病辨证相结合；迁延期正虚邪恋，缓解期则以正虚为主，当辨肺脾肾何脏虚损，气虚、阳虚还是阴虚。初起时多有外感表证，当辨风寒、风热、外寒里热之不同，夹积、夹痰之差异，本虚标实之病机。迁延期邪毒渐平，虚象显露，热、痰、积未尽，肺脾肾虚显现。缓解期正暂胜而邪暂退，关键已不是邪多而是正虚，当辨肺脾肾何脏虚损为主，肺虚者气弱、脾虚者运艰、肾虚者骨弱。气虚证、阴虚证多见于肺脾二脏，阳虚证常为卫阳不足，气阳两虚证则多见为脾肾二脏证候。本章主要讨论缓解期辨证论治。

（1）辨别肺气虚与脾气虚：若自汗乏力、气短懒言者多为肺气虚；面黄少华、厌食少食、肌肉松软者多属脾气虚。

（2）辨别卫阳虚与肾阳虚：面白畏寒、汗多而肤凉多属卫阳虚；生长发育迟缓、夜尿多者常为肾阳虚。

（3）辨别肺脾气虚与脾肾阳虚：偏肺脾气虚者面色苍白，气短懒言，语声低微，食欲不振，饮食不化，舌淡嫩，边有齿痕，脉细无力；偏脾肾阳虚者，畏寒肢冷，汗出不温，大便溏稀，发育落后，舌质淡，苔薄白。

（4）辨别阴虚内热与胃肠积热：偏阴虚内热者，手足心热或低热，盗汗，咽干，舌红，少苔，脉细数；胃肠积热者，多嗜食肉类，口臭便干，唇红面赤，手足心热，舌红苔厚。

2. 治疗原则

在呼吸道感染发作期，应按不同的疾病治疗，同时适当注意小儿正虚的体质特点。迁延期以扶正为主，兼以祛邪，正复邪自退。因本病就诊患儿多在缓解期，治疗当固本为要，或补肺固表，或温卫和营，或健脾益气，或健脾温肾，或养阴润肺，亦常配合使用。除内服药物治疗外，还可予推拿、艾灸、敷贴等疗法。总之，要抓住补益的时机，充其正气，使御邪能力增强，以达到减轻、减少发病的效果。

3. 证治分类

（1）肺脾气虚

证候 反复外感，面黄少华，形体消瘦，肌肉松软，少气懒言，气短，食少纳呆，口不渴，多汗，动则易汗，或大便溏薄，舌质淡，苔薄白，脉无力，指纹淡。

辨证 本证多见于后天失调，喂养不当，乏乳早断之小儿，或久病耗气者。由于小儿肺脾两虚，日久生化乏源，宗气不足，卫外不固，终成此证。其肺虚为主者屡感外邪，动则多汗，少气懒言；脾虚为主者面黄少华，肌肉松弛，唇口色淡，厌食便溏。

治法 补肺固表，健脾益气。

方药 玉屏风散合六君子汤加减。常用黄芪补肺固表；白术、党参、山药健脾益气；煅牡蛎敛表止汗；陈皮健脾化痰；防风走表而祛风邪。补中有疏，散中寓补，共奏健脾益气、培土生金之功效。

汗多者，加碧桃干、浮小麦固表止汗；纳呆者，加鸡内金、炒谷芽、焦山楂消食助运；便溏者，加炒薏苡仁健脾燥湿；大便干秘者，加枳实、莱菔子、槟榔消积导滞；便溏者，加炒薏苡仁、茯苓、苍术健脾化湿；晨起喷嚏流涕者，加辛夷、苍耳子散风宣窍；余邪未清者，加黄芩、连翘清热祛邪；喉核红肿者，加土牛膝、玄参、虎杖利咽消肿。

（2）营卫失调

证候　反复外感，恶风、恶寒，面色少华，四肢不温，多汗易汗、汗出不温，舌淡红，苔薄白，脉无力，指纹淡红。

辨证　本证以汗出多而不温为辨证要领。辨证之要在于区分恶风畏寒、四肢不温之卫阳不足，与多汗易汗之营阴外泄证候孰轻孰重。

治法　调和营卫，益气固表。

方药　黄芪桂枝五物汤加减。常用黄芪益气固卫；桂枝通阳散寒；白芍和营敛阴；炙甘草、大枣调中；煅龙骨、煅牡蛎固表止汗。

汗多者，加麻黄根、碧桃干固表止汗；畏风喷嚏流涕者，加辛夷、苍耳子、白芷祛风宣窍；形寒肢冷者，加生姜、细辛，重者加附子温振阳气；兼有咳嗽者，加百部、杏仁、炙款冬花宣肺止咳；身热未清加地骨皮、连翘、银柴胡清宣肺热；咽红、扁桃体肿大未消者，加玄参、射干、土牛膝清咽消肿；畏风喷嚏流涕者，加辛夷、五味子等消风通窍。

（3）脾肾两虚

证候　反复外感，面色萎黄或面白少华，形体消瘦，肌肉松软，鸡胸龟背，腰膝酸软，形寒肢冷，四肢不温，发育落后，喘促乏力，气短，动则喘甚，少气懒言，多汗易汗，食少纳呆，大便溏烂，或五更泄泻，夜尿多，舌质淡，苔薄白，脉沉细无力。

辨证　本证多见于先天禀赋不足、后天调养失宜，或多病久病之小儿，其脾肾两虚以气阳不足为主。患儿面黄少华，形体消瘦，纳呆便溏是脾虚主症；发育落后，腰膝酸软，形寒肢冷是肾虚主症。

治法　温补肾阳，健脾益气。

方药　金匮肾气丸合理中丸加减。常用熟地黄、山药、山茱萸补益三阴；附子、肉桂、干姜温补阳气；党参、茯苓、白术、炙甘草益气健脾。

五迟者，加鹿角、补骨脂、桑寄生、牡蛎补肾壮骨；低热者，加鳖甲、地骨皮养阴退热；阳虚者，加淫羊藿、肉苁蓉、巴戟天补肾温阳；发育迟缓者，加鹿角霜、龟甲胶、紫河车补肾填精；汗多者，加炙黄芪、黄精、煅龙骨益气固表。

（4）肺脾阴虚

证候 反复外感，面白颧红少华，食少纳呆，口渴，盗汗自汗，手足心热，大便干结，舌质红，苔少或花剥，脉细数，指纹淡红。

辨证 本证多见于素体阴虚，或者屡患热病、嗜食辛热燥性食品伤阴者。肺阴虚为主者症见面色潮红，颧红少华，皮肤不润；脾阴虚为主者症见唇干口渴，大便干结，舌红少苔。

治法 养阴润肺，补益脾阴。

方药 生脉散合沙参麦冬汤加减。常用北沙参、麦冬、玉竹、天花粉滋养肺脾；太子参、白扁豆、茯苓健脾益气；炙乌梅、白芍、甘草酸甘化阴。

舌质干红者，加生地黄、玄参、地骨皮养阴清热；大便干结者，加瓜蒌子、柏子仁、郁李仁润肠通便；盗汗者，加五味子、酸枣仁、糯稻根敛阴止汗；干咳阵作者，加桑白皮、百合、百部润肺止咳。

【其他疗法】

1. 中药成药

（1）玉屏风颗粒：每袋 5g。每服 < 1 岁 2g、1～5 岁 2.5～5g、6～14 岁 5g，1 日 3 次。用于肺脾气虚证。

（2）龙牡壮骨颗粒：每袋装 5g 或 3g（无蔗糖）。每服 < 2 岁 5g 或 3g（无蔗糖）、2～7 岁 7.5g 或 4.5g（无蔗糖）、> 7 岁 10g 或 6g（无蔗糖），1 日 3 次。用于肺脾气虚卫表不固证。

2. 针灸疗法

（1）体针：取大椎、肺俞、足三里、肾俞、关元、脾俞。每次取 3～4 穴，轻刺后灸 10 分钟，隔日 1 次。在好发季节前用作预防性治疗。

（2）耳压：取穴咽喉、气管、肺、大肠、脾、肾、内分泌、皮质下、神门、脑干、耳尖（放血）。先将耳郭皮肤用 75% 酒精棉球消毒，取 0.4cm×0.4cm 方形胶布，中心贴 1 粒王不留行籽，对准耳穴贴压，用手轻按片刻。每治疗 6 日为 1 个疗程。

3. 推拿疗法

采用常规推拿手法，掐商阳，揉太阳，揉耳后高骨，推攒竹，推坎宫，推三关，辅加俞穴按摩。1日1次，疗程1个月。用于此病多汗者。

补脾经，补肾经，揉肾经。用于脾肾两虚证。

4. 穴位贴敷

（1）白芥子3份，细辛2份，甘遂1份，皂荚1份，五倍子3份，冰片0.5份，共研细末。每次1～2g，姜汁调成糊状，敷于双肺俞穴，外用胶布固定，于三伏天每伏1次，每次1～2小时。用于此病各证型以秋冬季好发者。

（2）五倍子粉2g，加食醋适量调成糊状。睡前敷脐，1日1次，连用5～7天。用于此病各证型盗汗者。

【防护康复】

1. 预防

（1）注意环境卫生，避免污染；室内空气要流通。经常户外活动，多晒太阳。

（2）注意天气变化，适时加减衣物。

（3）感冒流行期间不去公共场所。

（4）按时预防接种。

2. 护理

（1）饮食调匀而富于营养，不偏嗜冷饮冷食，少食辛燥食品。

（2）汗出多者，用干毛巾垫在内衣内吸汗并及时更换。勿吹风着凉，沐浴时尤应注意。

3. 康复

（1）多休息，多饮开水，给予易消化食物。

（2）积极防治佝偻病、营养不良、贫血等慢性病。

【审思心得】

1. 循经论理

小儿反复呼吸道感染的发生以肺、脾、肾三脏虚损为本，以外感病邪为标，其发病与否"不在邪多而在正虚",取决于邪正相争的态势。复感儿多由正气不足,抗病能力减弱,屡感外邪,邪毒留恋,正邪相争,消长变化引起反复发病。当正不胜邪,以邪实为主时,则病发而呈现各种疾病之象;当病邪渐去,正虚显现,正虚邪恋时,则疾病迁延;当病邪却去,病情缓解时,则恢复平时脏腑虚弱之候。故正气与邪气既相互对立,又相互统一,邪气是发病的条件、是外因,正气是发病的根据、是内因。其相互斗争,消长变化决定了疾病的发生、发展与转归。临床论治儿童反复呼吸道感染,以缓解期调治即"平时治本"为主。

肺卫不固、营卫不和是儿童反复呼吸道感染的主要病机。小儿脏腑娇嫩,藩篱疏松,阴阳二气均较稚弱。本病患儿以肺、脾两脏亏虚,卫表阳气不足最为常见。因肺主气,司呼吸,外合皮毛腠理,开窍于鼻,能布卫气于体表,而肺之气又赖脾土运化之精微以充养,即"土能生金"。营卫之气源于中焦,卫阳又植根于肾,宣发于上焦,卫气能"温分肉,充皮肤,肥腠理,司开阖",有司汗孔开阖调节体温,温煦固护皮毛肌腠,护卫肌表御邪入侵等功能。复感儿肺、脾不足,卫外功能薄弱,加之冷温不能自调,则外邪易从鼻口、皮毛而入,均犯于肺,一旦正不敌邪,则发生呼吸道感染。笔者观察到,大部分反复呼吸道感染患儿平素均有不同程度的多汗,昼夜汗出,静而多汗,动则汗出更剧,且汗出抚之不温,甚至平时就经常四肢不温、畏风恶寒,此属卫阳不足,固护失职,营阴外泄,营卫不调。而患儿食欲不振,体质柔弱,面色㿠白或面黄少华,大便溏薄等,均为脾胃虚弱,不能化生营卫之征象,因"胃为卫之本,脾为营之源也"。脾阳、卫阳不足之患儿,更易于发生反复呼吸道感染。《素问·生气通天论》说:"阳气者,若天与日,失其所则折寿而不彰",指出了阳气在人体中的重要地位。小儿处于生长发育时期,全赖阳气之温煦,才能健康发育成长。若脾阳不振,则中焦运化无能,水谷精微不能化生气血而涵养肺金,令肺气虚弱卫阳不充而难御风邪;若肾阳亏虚则卫阳无根,无以振奋。卫阳不振,则体表不温,腠理不固,恶寒畏风,易为外邪尤其是风寒所袭。而卫阳不足造成外邪易犯、外感易发,又均与其所造成的体表失于固护直接相关。历代医家都特别重视儿童保健中固护小儿元阳的重要性,对于反复呼吸道感染患儿来说,最为重要的还是固护肌腠肤表之"卫阳"。《素问·阴阳应象大论》说:"阴在内,阳之守也;阳在外,阴之使也。"卫阳不足,则营阴不能内守,上窍不实,腠理不密,四肢不温,自然易为外邪从皮毛、鼻口而入，造成反复呼吸道感染。

笔者认为本病临证可分为三期。急性感染期可有感冒、乳蛾、咳嗽、肺炎喘嗽等病证的不同临床表现。此期证候以邪实为主。疾病迁延期多表现为感冒、乳蛾、咳嗽、肺炎喘嗽等病的证候已缓解，部分症状已消失，但常残留咳嗽、咽红、低热、多汗、体倦、烦躁、纳呆等症，或肺部病理体征未能完全恢复正常，此期证候以正虚邪恋为主。疾病缓解期则表现为原有的感冒、乳蛾、咳嗽、肺炎喘嗽等病证已治愈，常表现多汗、纳呆、肌肉松软、消瘦或虚胖、舌淡、苔剥、脉数无力诸症，但如有调护失宜，病情极易反复，此期以正虚为主，关键是正虚而不是邪多。肺卫不固、营卫不和证属于缓解期常见证型，多表现为多汗，汗出不温，恶风或畏寒，易于感冒，喷嚏，流涕，咳嗽甚则气喘，面色少华，精神不振，四肢不温，食欲不振，大便正常或稀溏，舌质淡，舌苔薄白，脉细弱无力，指纹淡紫显于风关。小儿脾常不足，除喂养不当等因素以外，现代临床呼吸道感染患儿被使用抗生素之类"苦寒药"的机会比以往大为增多，寒凉伤阳败胃，使反复呼吸道感染患儿的脾胃虚弱证候也较前增多。主要临床表现为：纳食不香或纳呆，面色㿠白或面黄少华，形体偏瘦或虚胖，肌肉松软，多汗溱溱，抚之不温，舌体胖，舌质淡，舌苔薄白，脉细弱等。

反复呼吸道感染的患儿多存在偏颇体质，其体质类型以气虚质、阴虚质、痰湿质、阳热质居多，体质的类型决定了发病类型和转归。如气虚质易出现反复感冒，多汗，纳差，咳嗽痰多；阴虚质容易出现咽干、干咳、手足心热诸症；痰湿质感邪后易见胸闷、腹胀、痰多、咳喘等症状；阳热质发病时多有发热、咽痛、便秘表现。故在临证时，可以辨体质与辨证相结合，预测不同体质儿童发病后的病情转化特点，防变于先、因质调治、护理。本病既可因虚致病，复加因病更虚，临证注意本病多属虚证，也可兼夹实证。虚证责之于肺脾肾三脏不足，而实证可见肺胃热盛、胃肠积热，另外由于祛邪未尽、羁留体内，也可以形成邪恋肺咽、瘀热、痰湿等实证。临证时需通过察咽喉、鼻腔、唇色、舌象及全身征象分辨虚实及其多少。

2. 证治有道

小儿反复呼吸道感染需按分期辨证治疗。感染期以邪实为主，有表证者当按风寒、风热、外寒里热之不同，有无夹滞、夹痰、夹惊之兼症而治之；当邪毒入里，出现咳喘时，则按咳嗽、肺炎喘嗽加以辨治。迁延期邪毒渐平，肺脾肾虚象显露，治当以扶正为主，兼以祛邪。缓解期则以固本为要。在病情控制或趋于缓解后，根据兼夹症状、辨病位、辨虚实，制定治疗方案，或健脾益肺，或调和营卫，或补肾健脾，或益气养阴，或清热导滞，或清解余热，或凉血散瘀等，又常常两法甚至三法相伍而用。本病来之渐，去之缓，发作期要急治，而迁延期、缓解期根据虚实变化、病情演变遣方用药，注意缓图。必须坚持较长时间治疗，疗程一般需要 3 ~ 6 月，切不可短期见效便辄然收兵。

笔者临床观察认为，肺卫不固、营卫不和证是儿童反复呼吸道感染最常见的证型，治疗当以补肺固表、调和营卫为大法。针对此证创用"金屏汤"（桂枝、白芍、煅龙骨、煅牡蛎、炙甘草、炙黄芪、炒白术、防风），以玉屏风散与桂枝加龙骨牡蛎汤合方加减，以构筑肺金屏障功能为方意而命名。玉屏风散出南宋医家张松《究原方》（以往曾误为元代危亦林《世医得效方》），由炙黄芪、白术、防风三味药组成，为补肺固表名方。方中重用炙黄芪为君药，可补肺气，助卫气，固卫表，升清阳；白术为臣药，补脾益气，助气血生化之源；佐防风而祛风邪。三药合用系补中有疏，散中寓补，可益气祛邪，固表止汗。桂枝龙骨牡蛎汤源自东汉·张仲景《金匮要略·血痹虚劳病脉证并治》："夫失精家，少腹弦急，阴头寒，目眩发落……男子失精，女子梦交，桂枝加龙骨牡蛎汤主之。"方由桂枝、白芍、龙骨、牡蛎、生姜、大枣、甘草组成，有调和阴阳，交通心肾，固摄精气的功效。方中桂枝辛温，甘草甘温，两药配伍，有辛甘化阳之功，可鼓舞卫阳；白芍味酸，和甘草配伍则酸甘化阴，可助养营阴且可护阴敛汗，并制桂枝之温燥；桂、芍合用，发汗之中寓有敛汗之意，和营之中有调卫之功；白芍养血敛阴而不恋邪，桂枝和营解肌而不伤阴，一寒一温，一收一散，相互制约，以达温振卫阳、和营益阴之功。肺卫不固证以玉屏风散为主方加味，营卫不和证以桂枝龙骨牡蛎汤加减，若两证兼有则相兼而用金屏汤。

笔者临床应用金屏汤时，对《究原方》中玉屏风散的药物剂量进行了调整，把原方中蜜炙黄芪、白术、防风三药的用量比例由 2：2：1 调整为 3：2：1。重用炙黄芪为君，增强补肺益气之功；白术为臣，健脾益气；防风走表祛风，以达到补肺固表的目的，使之更切合儿童反复呼吸道感染的病机特点。其中炙黄芪的用量一般为 15g，最大可用至 30g，食欲好者用炙黄芪，食欲差或有邪毒留恋者则改用生黄芪；白术一般用 10g，纳差、便溏、苔腻者则苍术、炒白术同用，各 5～10g；防风一般用 3～5g。桂枝加龙骨牡蛎汤的常用药物剂量为桂枝 3～5g，白芍 10g，炙甘草 3g，煅龙骨 15～20g，煅牡蛎 15～20g。临床应用需随证灵活加减。如患儿外感疾病初愈，还有轻微咳嗽，可选加桑白皮、桔梗、百部、炙款冬花等宣肃肺气；痰多，大便偏干者，可选加瓜蒌皮、瓜蒌子、浙贝母、法半夏、胆南星、天竺黄、生大黄等清金化痰；干咳无痰者，可选加天冬、麦冬、百合等润肺止咳；咽部充血、扁桃体肿大者，可选加玄参、桔梗、虎杖、蒲公英、土牛膝、芦根等清咽解毒；咽痒者加蝉蜕、牛蒡子祛风利咽；喷嚏流涕者加辛夷、苍耳子、白芷等宣通肺窍；汗出较多者酌加五味子、浮小麦、碧桃干等固表止汗；食欲不振者酌加炒谷芽、炒麦芽、苍术、焦山楂、焦六神曲、陈皮等消导助运；便秘者酌加全瓜蒌、大黄、枳实、莱菔子、决明子等通利腑气；畏寒恶食，时有腹部隐痛，大便溏薄者，可酌加干姜、砂仁、益智仁、焦山楂、茯苓、薏苡仁等温运脾阳。为了进一步验证金屏汤治疗儿童反复呼吸道感染肺卫不固营卫不和证的有效性、安全性，笔者课题组曾临床观察了 98 例患儿，金屏汤试验组 72 例和空白对照组 23 例，统计分析治疗前后的差异，结果表明金屏汤在减少、减轻呼吸道感染的发病，缩短病程，改善缓解期症状等方面有明显效果，无临床不良反应，是治疗儿童反复呼吸道感染缓解期的良方。

　　脾肾两虚证多因先天禀赋不足、后天失养，或调护失宜、日照不足，反复感邪所致，治疗当以温补肾阳、健脾益气为原则，方选金匮肾气丸合理中丸加减。干咳少痰者加百部、麦冬、五味子养阴敛肺止咳；动则咳喘者加核桃仁、银杏温肾摄纳；自汗者加炙黄芪、煅龙骨益气敛汗固表；低热盗汗者加鳖甲、地骨皮、五味子滋阴清热止汗；便溏者加炒白术、莲子肉健脾止泻；食少纳呆者加焦山楂、炒谷芽、炒麦芽、陈皮开胃消食助运；五迟者加鹿角霜、补骨脂、黄精补肾填精壮骨；夜尿多者加补骨脂、益智仁、桑螵蛸补肾固摄；手足发凉者加鹿茸、紫河车、肉苁蓉温阳固本。

　　本病缓解期以正虚为主，应针对每个患儿的个体证候特点，在辨证论治的基础上，以主方加减。为便于长期服药，可将辨证方药制成浓缩糖浆剂，温开水送服。此法简便易行，患儿家长易于接受与操作，患儿服用方便，易于维持治疗，达到了治疗疾病的目的，又避免了中药汤剂量多、味苦，患儿难以接受的不足。临床采用辨证处方用药，指导家长自制浓缩糖浆剂的方法，既体现了辨证论治的特点，又适合儿童患者，故能坚持缓解期较长时期的治疗。通常每次用 5 剂中药，以 6 岁以上儿童为例，经两次煎煮后，再浓缩至 600mL，每次服 20mL，每日服 3 次；若 6 岁以下则浓缩为 300～450mL，每次服 10～15mL，每日服 3 次。浓缩后趁热加入冰糖、蜂蜜（用量占总量的 1/2～1/3）各半，若患儿素有大便秘结则增加蜂蜜用量，若素有大便稀溏则减少蜂蜜用量，或不加蜂蜜多加白糖。冷却后，置冰箱冷藏备用。夏季可准备 10 天，冬季可准备 1 月之剂量。一般用药疗程应为 3～6 个月。

反复呼吸道感染病程长，药物治疗必须坚持一定的疗程，不可冀图速效。还可以配合外治方法如推拿、灸法、穴位贴敷、药浴等，有助于提高疗效。

参考文献

[1] 袁斌，陶嘉磊，汪受传. 汪受传辨治小儿感冒经验 [J]. 中医杂志，2017，58（22）：1911-1914.

[2] 杜丽娜，杨燕，牟青慧，等. 清宣止咳颗粒治疗儿童感冒风热证临床研究 [J]. 中华中医药杂志，2021，36（2）：1157-1160.

[3] 陈慧，汪受传. 从"热痰惊风"辨治小儿热性惊厥 [J]. 南京中医药大学学报，2021，37（2）：290-293.

[4] 艾军，汪受传，韩新民，等. 中医儿科常见病诊疗指南·小儿感冒 [S]. 北京：中国中医药出版社，2012：1-5.

[5] 汪受传. 汪受传儿科求新 [M]. 北京：中国中医药出版社，2020：166-170.

[6] 汪受传. 汪受传儿科医案·感冒 [M]. 北京：中国中医药出版社，2020：11-17.

[7] 李萌. 汪受传教授从伏风论治小儿鼻鼽经验总结及机理研究 [D]. 南京中医药大学，2014.

[8] 魏肖云，李萌，汪受传，等. 汪受传教授以消风法为主治疗小儿变应性鼻炎的经验 [J]. 时珍国医国药，2015，26（01）：214-215.

[9] 汪受传. 从风论治儿童过敏性疾病 [J]. 中医杂志，2016，57（20）：1728-1731.

[10] 汪受传. 小儿鼻鼽辨证论治探析 [J]. 江苏中医药，2018，50（11）：1-4.

[11] 姜茗宸，汪受传，单建军，等. 消风宣窍汤对 OVA 诱导的变应性鼻炎小鼠脾脏代谢特征的作用研究 [J]. 南京中医药大学学报，2020，36（2）：235-240.

[12] Feng Lu, Lin Lili, Wang Shouchuan, et al. Clinical practice guidelines for the treatment of allergic rhinitis in children with traditional Chinese medicine[J]. The Anatomical Record, 2021, 1-13.

[13] 汪受传，徐玲，李辉，等. 中医儿科临床诊疗指南·小儿鼻鼽 [S]. 北京：中国中医药出版社.2020：129-139.

[14] 汪受传. 汪受传儿科求新 [M]. 北京：中国中医药出版社，2020：102-108.

[15] 汪受传. 汪受传儿科医案·鼻鼽 [M]. 北京：中国中医药出版社，2020：18-23.

[16] 汪受传.中华医学百科全书·中医儿科学·鼻窒［M］.北京：中国协和医科大学出版社，2017：131.

[17] 汪受传，潘立群，张月萍.新编中医儿科学·慢性鼻炎［M］.北京：人民军医出版社，2000：549-550.

[18] 汪受传.汪受传儿科医案·鼻窒［M］.北京：中国中医药出版社，2020：23-24.

[19] 汪受传.中医药学高级丛书·中医儿科学·鼻渊［M］.2版.北京：人民卫生出版社，2011：526-534.

[20] 汪受传.中华医学百科全书·中医儿科学·鼻渊［M］.北京：中国协和医科大学出版社，2017：128-129.

[21] 汪受传，潘立群，张月萍.新编中医儿科学·鼻窦炎［M］.北京：人民军医出版社，2000：550-552.

[22] 汪受传.汪受传儿科医案·鼻渊［M］.北京：中国中医药出版社，2020：24-26.

[23] 汪受传.中医药学高级丛书·中医儿科学·鼻衄［M］.2版.北京：人民卫生出版社，2011：534-540.

[24] 汪受传.中华医学百科全书·中医儿科学·鼻衄［M］.北京：中国协和医科大学出版社，2017：268-269.

[25] 汪受传.汪受传儿科医案·鼻衄［M］.北京：中国中医药出版社，2020：26-29.

[26] 贺丽丽.汪受传教授治疗小儿乳蛾临床经验［J］.南京中医药大学学报，2016，32（01）：87-89.

[27] 虞舜，汪受传，韩新民，等.中医儿科常见病诊疗指南·小儿乳蛾［S］.北京：中国中医药出版社，2012：6-11.

[28] 汪受传.中华医学百科全书·中医儿科学·急乳蛾，慢乳蛾，石蛾［M］.北京：中国协和医科大学出版社，2017：132-134.

[29] 汪受传.汪受传儿科医案·乳蛾［M］.北京：中国中医药出版社，2020：29-34.

[30] Cots J M, Alos J I, Barcena M, et al. Recommendations for management of acute pharyngitis in adults［J］.Enferm Infec Microbiol Clin, 2016, 34（9）：585.

[31] 汪受传.中医药学高级丛书·中医儿科学·喉痹［M］.2版.北京：人民卫生出版社，2011：547-553.

[32] 汪受传.中华医学百科全书·中医儿科学·喉痹［M］.北京：中国协和医科大学出版社，

2017：134-135.

[33] 汪受传.中华医学百科全书·中医儿科学·急喉风［M］.北京：中国协和医科大学出版社，

2017：135-136.

[34] 汪受传.汪受传儿科医案·喉痹［M］.北京：中国中医药出版社，2020：35-36.

[35] 徐珊，汪受传.汪受传教授治疗小儿慢性咳嗽八法［J］.中医儿科杂志，2010；6（6）：1-3.

[36] 艾军，汪受传，韩新民，等.中医儿科常见病诊疗指南·小儿支气管炎［S］.北京：中国中医
药出版社，2012：12-16.

[37] 汪受传.中医药学高级丛书·中医儿科学·咳嗽[M].2版，北京：人民卫生出版社，2011：
553-560.

[38] 汪受传.汪受传儿科医案·咳嗽［M］.北京：中国中医药出版社，2020：41-47.

[39] 白凌军.汪受传教授论治咳嗽变异型哮喘经验[J].中医杂志，2008，49（8）：695.

[40] 魏肖云，汪受传.汪受传教授从风论治小儿咳嗽变异型哮喘经验[J].中华中医药杂志，2015，
30（7）：2403-2405.

[41] 张志伟，汪受传.儿童咳嗽变异性哮喘的中医药治疗进展[J].中医儿科杂志，2015，11（06）：
85-89.

[42] 汪受传.汪受传儿科学术思想与临证经验·咳嗽变异性哮喘从消风论治[M].北京：人民卫生出
版社，2014：80-83.

[43] 汪受传.汪受传儿科医案·风咳［M］.北京：中国中医药出版社，2020：48-54.

[44] 汪受传.小儿哮喘从消风豁痰论治[J].江苏中医药，2018，50（5）：1-4.

[45] 王文革.汪受传辨治小儿哮喘经验[J].中国中医药信息杂志，2009：16（4）：82.

[46] 董盈妹，赵霞，汪受传.汪受传三期论治小儿哮喘经验[J].中医杂志，2018，59（8）：646-
648.

[47] 赵霞，汪受传，韩新民，等.中医儿科常见病诊疗指南·小儿哮喘[S].北京：中国中医药出版
社.2012：22-26.

[48] 汪受传.汪受传儿科求新［M］.北京：中国中医药出版社，2020：116-121.

[49] 汪受传.汪受传儿科医案·哮喘［M］.北京：中国中医药出版社，2020：61-74.

[50] 汪受传，艾军，赵霞.小儿肺炎从热、郁、痰、瘀论治研究[J].中国中西医结合儿科学，2009，
1（1）：29-32.

[51] 汪受传，韩新民，任现志，等.小儿病毒性肺炎 480 例中医证候学特点研究 [J]. 南京中医药大学学报，2007，23（1）：14-19.

[52] 汪受传，韩新民，任现志，等.小儿病毒性肺炎痰热闭肺证治疗方法研究 [J]. 南京中医药大学学报，2004；20（2）：72-75.

[53] 林丽丽.基于寒热分型及呼吸道合胞病毒感染的小儿肺炎病证生物标志物研究 [D]. 南京：南京中医药大学，2018.

[54] 汪受传，赵霞，任现志，等.基于主症动态变化的病毒性肺炎疗效评价方法研究 [J]. 中华中医药杂志，2008；23（8）：66-70.

[55] 汪受传，赵霞，任现志，等.基于证候动态变化的病毒性肺炎疗效评价方法研究 [J]. 世界科学技术－中医药现代化，2008；10（5）：10-15.

[56] 汪受传，孙轶秋，卞国本，等.清肺口服液治疗小儿病毒性肺炎痰热闭肺证 507 例临床研究 [J]. 世界中医药，2016，11（9）：1649-1653，1658.

[57] 王文革.开肺化痰解毒法对腺病毒 3I、7b 感染人胚肺成纤维细胞部分细胞因子表达影响的研究 .[D]. 南京：南京中医药大学，2005.

[58] 陈超.金欣口服液调节 RSV 感染模型 TNF-α mRNA、SIgA 表达及干预融合病变的实验研究 [D]. 南京：南京中医药大学，2011.

[59] 戴启刚.金欣口服液对 RSV 诱导的 TLR7 信号转导通路的作用研究 [D]. 南京：南京中医药大学，2013.

[60] Lina Du, Tong Xie, Jianya Xu, et al. A metabolomics approach to studying the effects of Jinxin oral liquid on RSV-infected mice using UPLC/LTQ-Orbitrap mass spectrometry[J].J Ethnopharmacol，2015，174：25-36.

[61] 姚卫峰，翟园园，林丽丽，等.融合"成分－靶点－共有通路"网络和分子对接技术的清肺口服液抗新型冠状病毒肺炎的活性成分初探 [J]. 南京中医药大学学报，2020，36（2）：174-178.

[62] 何钰，许海燕，单建军，等.基于网络药理学探讨金欣口服液治疗新型冠状病毒肺炎的潜在作用机制 [J]. 南京中医药大学学报，2020，36（3）：295-299.

[63] 宗阳，姚卫峰，单进军，等.基于网络药理学和分子对接法探寻清宣止咳颗粒治疗儿童新型冠状病毒肺炎活性化合物 [J]. 世界中医药，2020，15（4）：477-483.

[64] 陈慧，汪受传.汪受传运用麻黄杏仁甘草石膏汤化裁治疗儿科肺系疾病验案 4 则 [J]. 江苏中医

药，2020，52（10）：51-54.

[65] Lili Lin, Li An, Hui Chen, et al. Integrated network pharmacology and lipidomics to reveal the inhibitory effect of Qingfei Oral liquid on excessive autophagy in RSV-induced lung inflammation[J]. Frontiers in Pharmacology, 2021, 12：1-19. doi：10.3389/fphar.2021.777689

[66] 林丽丽，冯璐，黄克，等 . 儿童病毒性肺炎分期防治的中医药研究进展及策略探析 [J]. 南京中医药大学学报，2021，37（6）：949-957.

[67] An Li, Lin Lili, Wang Shouchuan, et al. Plasma characteristic metabolites of pediatric community-acquired pneumonia in traditional Chinese medicine syndrome differentiation[J]. The Anatomical Record, 2021, 1-13.

[68] 汪受传，赵霞，韩新民，等 . 中医儿科常见病诊疗指南·肺炎喘嗽 [S]. 北京：中国中医药出版社，2012.17-21.

[69] 汪受传 . 汪受传儿科求新［M］. 北京：中国中医药出版社，2020：122-128，183-208.

[70] 汪受传 . 汪受传儿科医案·肺炎喘嗽［M］. 北京：中国中医药出版社，2020：54-61.

[71] 汪受传 . 中医药学高级丛书·中医儿科学·肺痈［M］. 北京：人民卫生出版社，1998：595-605.

[72] 汪受传 . 中华医学百科全书·中医儿科学·肺痈［M］. 北京：中国协和医科大学出版社，2017，144-145.

[73] 汪受传 . 汪受传儿科医案·鼾证［M］. 北京：中国中医药出版社，2020：37-41.

[74] 汪受传 . 补肺固表、调和营卫法治疗小儿反复呼吸道感染 [J]. 江苏中医药，2006；27（2）：11-12.

[75] 梁建卫，李江全，陈超 . 汪受传治疗儿童反复呼吸道感染经验 [J]. 山东中医杂志，2006；25（11）：771-772.

[76] 陶嘉磊，汪受传，袁斌 . 汪受传治疗儿童反复呼吸道感染临证经验 [J]. 中华中医药杂志，2021，36（1）：207-210.

[77] 张永春 . 汪受传教授补肺固表调和营卫法治疗儿童反复呼吸道感染肺卫不固营卫不和证经验总结及临床研究 [D]. 南京中医药大学，2011.

[78] 王力宁，汪受传，陈炜 . 中医儿科常见病诊疗指南·反复呼吸道感染［S］. 北京：中国中医药出版社，2012：27-30.

[79] 汪受传 . 汪受传儿科医案·反复呼吸道感染［M］. 北京：中国中医药出版社，2020：75-78.